小児超音波検査法
── 腹部編

Ⅰ　基　礎
Ⅱ　検査各論
　付録・各臓器の正常値

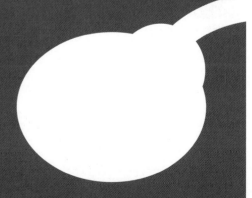

医療科学社

推薦の辞

　超音波診断装置は1949年、日本無線が世に送り出した魚群探知機を応用し1950年にJ.J.Wildらが体内の組織を識別する超音波装置の開発に着手、頭部の腫瘍などを診断する装置を開発しました。同年にG.D. Ludwingらが胆石の検出を試みましたが，腸のガスの問題などから悲観的な見解を報告しています。そのようななかで1955年には超音波ドプラ法が発表され、米国超音波医学界が発足、1961年に本邦でも超音波医学研究会が発足し、以後めざましい進歩を遂げ現在にいたっています。小児領域では2014年に日本小児超音波検査研究会も発足しています。

　超音波検査は被曝や侵襲がなく繰り返しおこなえるメリットがあり、特に小児領域では必要不可欠な検査となりました。しかし、その原理や方法がわからないまま検査をおこなうとそこに何が描出されているのかわからず、画像が鮮明でない場合には誤った診断につながります。また、リアルタイムに画像を見ないと描出された画像だけでは検査をおこなう人の力量により説得力に欠ける画像が示されるなどデメリットもあります。

　この小児超音波検査法の腹部編では基礎と各論に別けて解説し、画像が構成される原理が理解できます。その後、各論でプローブをあてるべき方向や角度から得られる画像をステップごとに描写し、今何を見ているかが詳細に図示してあります。初めて超音波機器に触れる医師、技師の方にも容易に画像が理解出来るよう解説してあり、自然に超音波検査の魅力に引き込まれる書物に仕上がりました。成人にない小児特有の疾患を多くの画像で示し、小児科や小児外科疾患診断のポイントが最後に☞ Point ☞として記述してあるところは特筆すべき点です。肝臓、胆嚢、膵臓疾患から小児泌尿器疾患、消化管疾患まで幅広く小児疾患をカバーしてあります。また、外傷におけるFASTまでその描出方法が示してあり、小児の超音波が聴診器と同じように誰でもどこでも施行できる入門書としてビギナーから経験者まで幅広くご活用いただければと思います。

2018年5月吉日

北川　博昭
　　　　聖マリアンナ医科大学　病院長　小児外科教授

自序

　当院では小児科、小児外科の臨床医と放射線科、放射線技師、超音波検査士等の画像検査に関与するスタッフとの間で小児画像カンファレンスを週に一度行っています。このカンファレンスでは臨床医の正確な診断をサポートするために、どのような画像検査を選択し、どのような情報が提供されるべきか、疾患概念や有効な画像モダリティ、その画像診断や鑑別診断等についての知識を共有する場となっています。私がこのカンファレンスに参加するようになって10年以上が経ちました。これまで多くの症例を経験させていただいて、今改めて思うことは超音波検査は小児の画像検査として非常に有用な検査であり、この検査を最大限に適切に活用することが被検者にとって有益です。

　超音波検査は被曝等の身体への影響もなく、前処置を行わない状況であっても装置とベットがあれば検査場所を選ばず施行可能であり、簡便に施行できる気軽な検査でありながら多くの画像情報が得られる非常に重要な検査となっています。小児に対する画像検査としては、被曝や沈静の必要のない点から他の画像モダリティと比較しても施行しやすい検査であり、疾患の初期評価、鑑別診断、除外診断、経過観察等と適応も幅広い画像検査であることは周知の事実です。しかし、超音波検査の検査者には一定の熟練が必要であり、事前に検査や機器操作、プローブ操作に対する習熟を必要とするため、技術的には決して簡単な検査ではないのも事実です。さらに、検査者の疾患概念に対する理解も重要で、疾患の特徴的な画像所見を予め把握していなければ、鑑別に有効な画像情報を記録することができません。このような理由から超音波検査を習熟していない検査者では十分な画像情報を得ることができず、この検査者依存性のために超音波検査の精度が大きく左右されてしまうところが最大の欠点だと思います。このような理由から、本来は超音波検査が有効な疾患であっても、CT検査等を代用してしまう場合も少なからず見受けられます。大人と違う小児の疾患に精通する超音波の検査者が多くないことも超音波検査が敬遠されてしまう原因であり、これは小生が本書籍を執筆した大きな理由でもあります。

　現在でも決して熟練したとは言い難いのですが、これまでご指導、ご鞭撻を頂いた多くの先生方に感謝の念を持つとともに、本書籍が小児の超音波検査に携わる先生方の一助となり、検査を受ける被検者にとって有意義なものとなれば、私にとって格別な喜悦であります。

2018年3月

岡村　隆徳

聖マリアンナ医科大学病院 超音波センター

小児超音波検査法 ── 腹部編
目　次

推薦の辞・II
自　序・III

I　基　礎 ── 1

① 検査を始める前に …… 3
1　検査者の準備 …… 3
2　超音波検査室の準備 …… 4
3　超音波検査装置の準備 …… 5

② ドプラ法の種類と特徴 …… 7
1　血流イメージング法 …… 7
2　連続波ドプラ法とパルスドプラ法 …… 8
3　ドプラの検査前調整 …… 8

③ アーチファクト …… 11
1　多重反射 …… 11
2　サイドローブによるアーチファクト …… 11
3　鏡面現象 …… 12
4　音響陰影 …… 13
5　音響増強 …… 13
6　外側陰影 …… 14
7　スライス幅によるアーチファクト …… 14
8　twinkling artifact …… 15
参考文献・15

II　検査各論 ── 17

① 肝　臓 …… 19
1　走査方法 …… 19
2　肝臓の大きさの評価 …… 25
3　肝実質の評価 …… 27
疾患別超音波検査
1. 脂肪肝 …… 28
2. 急性肝炎・急性肝不全 …… 34
3. 肝膿瘍 …… 38
4. 線毛性前腸性肝囊胞 …… 42
5. 肝海綿状血管腫 …… 46
6. 肝血管内皮腫 …… 50
7. 肝芽腫 …… 54
8. 肝細胞癌 …… 58
参考文献・62

2 胆嚢・胆道 …………………………… 63
- 1 走査方法 ……………………………… 63
- 2 胆嚢の大きさの評価 ………………… 67
- 3 胆嚢壁の評価 ………………………… 67
- 4 胆嚢内腔の異常陰影の評価 ………… 68
- 5 胆管拡張の評価 ……………………… 69

疾患別超音波検査
- 1. 胆石症 ………………………………… 70
- 2. 急性胆嚢炎 …………………………… 74
- 3. 胆嚢捻転症 …………………………… 78
- 4. 胆道閉鎖症 …………………………… 82
- 5. 膵・胆管合流異常 …………………… 86
- 6. 先天性胆道拡張症 …………………… 90

参考文献・94

3 膵　臓 …………………………………… 95
- 1 走査方法 ……………………………… 95
- 2 膵臓の大きさの評価 ………………… 99

疾患別超音波検査
- 1. 急性膵炎 ……………………………… 100
- 2. solid pseudo papillary neoplasm：SPN ……… 104
- 3. 膵悪性リンパ腫 ……………………… 106

参考文献・108

4 脾　臓 …………………………………… 109
- 1 走査方法 ……………………………… 109
- 2 脾臓の大きさの評価 ………………… 111
- 3 脾実質の評価 ………………………… 112

疾患別超音波検査
- 1. 脾血管腫 ……………………………… 114
- 2. 脾過誤腫 ……………………………… 116
- 3. 脾リンパ管腫（リンパ管奇形） …… 120
- 4. 脾膿瘍 ………………………………… 122
- 5. 多脾症候群・無脾症候群 …………… 126
- 6. 脾悪性リンパ腫 ……………………… 130

参考文献・134

5 泌尿器 …………………………………… 135
- 1 走査方法 ……………………………… 135
- 2 腎臓の大きさの評価 ………………… 140
- 3 膀胱壁肥厚の評価 …………………… 141
- 4 膀胱内腔の異常の有無 ……………… 142
- 5 尿管開口部の異常の有無 …………… 142
- 6 腎実質輝度、皮髄境界の評価 ……… 143
- 7 腎盂・腎杯の拡張の有無 …………… 144

疾患別超音波検査
- 1. 腎発生異常 …………………………… 146
- 2. 多嚢胞性異形成腎 …………………… 150
- 3. 腎回転・位置異常・癒合腎 ………… 154
- 4. 水腎症 ………………………………… 158
- 5. 尿路結石 ……………………………… 162

6. 腎盂尿管移行部狭窄 …………………… 164
   7. 重複腎盂尿管・異所開口尿管 ………… 166
   8. 尿管瘤 …………………………………… 168
   9. 尿瘤 ……………………………………… 170
   10. 尿膜管遺残 ……………………………… 174
   11. 急性腎盂腎炎・
       急性巣状細菌性腎炎・腎膿瘍 ………… 178
   12. 多発性囊胞腎 …………………………… 182
   13. 腎血管筋脂肪腫 ………………………… 186
   14. 腎芽腫瘍（Wilms 腫瘍） ……………… 188
   15. 出血性膀胱炎 …………………………… 192
   参考文献・196

6 副腎・後腹膜 …………………………197
   1　走査方法 ………………………………… 197
   2　副腎の大きさの評価 …………………… 199
   3　後腹膜の超音波検査 …………………… 200
   疾患別超音波検査
   1. 副腎出血 ………………………………… 202
   2. 神経節細胞腫 …………………………… 206
   3. 神経芽細胞腫 …………………………… 210
   4. 後腹膜奇形腫 …………………………… 214
   参考文献・218

7 消化管 …………………………………219
   1　走査方法 ………………………………… 219
   2　消化管壁層構造の評価 ………………… 230
   3　消化管壁肥厚の評価 …………………… 231
   4　消化管拡張や蠕動運動の評価 ………… 231
   疾患別超音波検査
   1. 急性胃粘膜障害 ………………………… 232
   2. 肥厚性幽門狭窄症 ……………………… 236
   3. IgA 血管炎 ……………………………… 240
   4. メッケル憩室炎 ………………………… 244
   5. 腸重積 …………………………………… 248
   6. 感染性腸炎 ……………………………… 252
   7. 急性虫垂炎 ……………………………… 258
   8. 偽膜性腸炎 ……………………………… 264
   9. 潰瘍性大腸炎 …………………………… 268
   10. クローン病 ……………………………… 272
   11. 腸間膜リンパ節炎 ……………………… 276
   12. 腸管膜囊腫・網膜囊腫 ………………… 280
   13. 重複腸管 ………………………………… 284
   14. 腸回転異常症・中腸軸捻転 …………… 288
   15. 腸閉塞 …………………………………… 292
   16. 消化管悪性リンパ腫 …………………… 296
   参考文献・300

8 子宮・卵巣 …………………………………… 301
1　走査方法 …………………………………… 301
2　子宮の大きさの評価 ……………………… 304
3　卵巣の大きさの評価 ……………………… 306
4　卵胞の大きさの評価 ……………………… 307
疾患別超音波検査
1. 子宮奇形 …………………………………… 308
2. 腟閉鎖症・処女膜閉鎖症 ………………… 312
3. 非対称性重複子宮 ………………………… 316
4. 卵巣出血 …………………………………… 320
5. 卵巣腫瘍 …………………………………… 324
6. 卵巣囊腫 …………………………………… 326
7. 卵巣囊胞腺腫（腺癌） …………………… 328
8. 卵巣奇形腫 ………………………………… 330
9. 顆粒膜細胞腫 ……………………………… 332
10. 卵巣・卵巣腫瘍茎捻転 …………………… 334
参考文献・338

9 外傷・FAST ………………………………… 339
1　FASTの走査方法 ………………………… 339
2　FASTの適応 ……………………………… 343
疾患別超音波検査
1. 肝損傷 ……………………………………… 344
2. 脾損傷 ……………………………………… 348
3. 膵損傷 ……………………………………… 352
4. 腎損傷 ……………………………………… 356
参考文献・360

10 その他 ……………………………………… 361
疾患別超音波検査
1. ナットクラッカー症候群（現象） ………… 362
2. 上腸間膜動脈（SMA）症候群 …………… 366
3. 思春期早発症 ……………………………… 370
4. 結節性硬化症 ……………………………… 374
5. 鼠径ヘルニア ……………………………… 378
6. ヌック水腫・卵巣滑脱型ヘルニア ………… 382
参考文献・386

付録・各臓器の正常値 ……………………… 387
1　肝臓の大きさ ……………………………… 387
2　胆囊の大きさ ……………………………… 388
3　膵臓の大きさ ……………………………… 389
4　脾臓の大きさ ……………………………… 389
5　腎臓の大きさ ……………………………… 390
6　消化管壁肥厚 ……………………………… 391
7　子宮の大きさ ……………………………… 391
8　卵巣の大きさ ……………………………… 392

索　引・393

総論 I

1. 検査を始める前に
2. ドプラ法の種類と特徴
3. アーチファクト

1 検査を始める前に

> 　超音波検査の被検者が10歳を超える程度の年齢であれば呼気、吸気、呼吸止めのコントロールも期待できるが、それ以下の年齢の場合は呼吸の協力が得られない状態で検査を行う可能性が高くなる。さらに新生児や未就学児の検査では、検査自体への協力が得られず、啼泣下や激しい体動下での検査、評価を強いられることもしばしばである。生後6か月以上の年齢では寝返りが可能になり、体動のためベッドから転落する危険性すらある。可能な限り安静が保たれている状態で目的部位の観察や、画像の記録を行うことが理想であるため、優先順位の高いところから検査を進めていく必要性がある。検査者にとっても被検者にとってもストレスを最小限に抑えるためには可能な限り短時間の検査で終了することが重要であり、そのためにはしっかりとした検査事前準備が大切になる。

1 検査者の準備

1) 機器装置の操作の習熟

　通常、良好な超音波画像を得るためには、デプス、ゲイン、フォーカス、ボディマーク、周波数、ドプラゲイン、ドプラ流速レンジ等、様々な調整を行いながら検査を進めることになるが、小児の超音波検査では余裕を持ってこれらの調整が行えないことも多い。実際に検査に使用する装置があまり使い慣れていないものであれば尚更であるが、検査を始める前にこれらの設定方法、ボタンの位置等を確認しておく。

2) 依頼内容の確認

　検査依頼内容、被検者の症状、起始・経過、血液検査情報、既往歴、家族歴等を確認し、超音波検査でどのような情報を収集し、どのような疾患を鑑別、除外するべきなのか、予め確認しておく。実際に検査が始まると余裕を持って検査を進められないことも少なくないため、優先順位の高い観察すべき項目や部位から観察、評価を進める。

3) 児の年齢の確認

　新生児から生後6か月程度の児の場合、啼泣下での検査になる可能性は十分にあるが、寝返りはまだできないため、ベッドからの転落の危険性は低く、体動も比較的小さい。
　生後6か月から3歳程度までの場合は検査協力が得にくく、体動も激しく、腕力も弱くはない。体動のため良好な画像が得られないこともしばしばあり、ドプラの評価が不能であることも少なくない。ベッドからの転落の危険性もあるため、無理をせず2人以上の検査者で検査を施行したり、保護者にも協力してもらって対応することが望ましい。3歳以上になると検査協力が得られることも多くなるが、退屈になると体動が出やすく、呼吸止めも不可能なことが多い。個人差もあるが就学児では大人と同様に検査を施行可能な場合が多い。
　2歳以上になると少しずつ会話ができるようになってくる。年齢に相応した話ができるように会話のネタを用意しておくことも有効である。未就学時では保育園や幼稚園、兄弟、友達、テレビアニメ、おやつ、好きな食べ物等々、就学時ではこれらに加えて学校、習い事、好きな科目、宿題、普段の遊び方

等々、児童が興味ありそうな話題を探して質問すると、それについて回答している間は体動少なく検査を進めることができる。また、コミュニケーションをとり続けることで検査に対する緊張や恐怖心が和らぎ、落ち着いて検査を進められるようになる場合もある。

2　超音波検査室の準備

1）検査室の環境

　新生児にはある程度の体温調節機能が備わっているが、体温調節可能温度域が狭いため環境温度に影響されやすく、低体温や高体温になりやすい。通常の小児の検査において検査室の室温に神経質になる必要はないが、新生児の検査の場合は室温が25℃前後となるように注意を払う必要がある。

　超音波検査室には超音波検査装置やベッドの他にも、RISやHIS等の端末PC、プラスチックグローブ、酒精綿、心電図の電極といった医療製品があることで、小児にとっては何をされるかわからない不安や圧迫感を与えることがある。しかも、超音波検査室の照明が薄暗くなっていると、明るい廊下から検査室に入った途端に泣き出してしまう場合もある。そのため、被検者を検査室へと誘導する際は検査室を明るく保ち、必要なタイミングで検査時に部屋を暗くする。

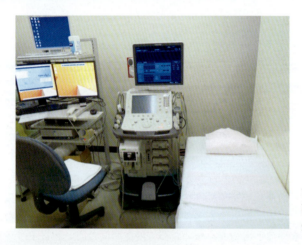

このような状況でベッドに寝かせようとするだけで、不安を感じさせる可能性がある。部屋を明るくしておいたり、会話しながら誘導したりするだけで不安を少なくできる場合がある。

2）気を紛らわすアイテム

　超音波検査は少なくても数分から数十分はかかるため、その間に児の気を紛らわすアイテムを準備しておく。ぬいぐるみや玩具、絵本、ポータブルDVD、タブレット等を用意しておき、児がこれらに興味を持っている間に検査を進めることで体動の少ない良好な画像を得ることができる。新生児や乳児の場合はおしゃぶりや哺乳瓶の口等を銜えると落ち着くことがあるが、衛生的な問題もあるため児の保護者がそれらを持っていれば利用させてもらう。当院では実際にミルクを哺乳瓶で哺乳しながらの検査を行うこともある。児が哺乳に夢中になり、体動がほとんどなくなるため操作がしやすくなることが多く、飲水法と同等の効果があるため画像描出という意味でも有用であることが多い。ただし、胆嚢収縮や消化管の蠕動亢進が評価の妨げになる場合は哺乳は行わない。

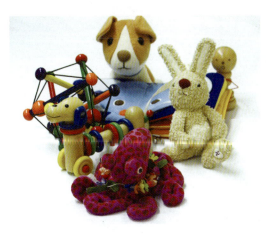

準備しておくアイテムは玩具以外でもタオルや枕等、児が興味を持ち心のであれば何でもよいが、これらのアイテムを手にしたまま啼泣することも予測されるため、金属や先端が尖っているものは避け危険性のないものを用意しておく。

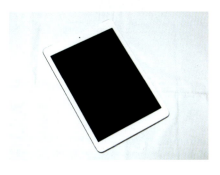

ポータブル DVD やタブレットで児の興味のある映画、テレビ番組、アニメ等の動画の視聴は非常に有効である。可能ならば是非導入をお勧めする。

3　超音波検査装置の準備

1) 探触子・プローブ

　対象部位が腹部の場合、詳細に評価を行うための 7.5 MHz 以上の高周波リニアプローブと全体像を把握するためのコンベックスプローブの 2 つを用意する。新生児〜1 歳児程度であれば高周波リニアプローブだけで腹部全体を観察可能であることも多い。新生児〜未就学児の検査の場合、用意するコンベックスプローブは大人用の一般的なもの（周波数 2〜5 MHz 程度）でもよいが、可能であれば小児用で周波数が 5〜7 MHz 程度と高めのコンベックスプローブが望ましい。体型にもよるが 9〜10 歳以上の児であれば大人の腹部用のコンベックスプローブと高周波リニアプローブを用意する。

2) 検査用プリセット

　腹部で使用するプリセットは大人のものをそのまま使用しても問題はない。ただし、被検者の体動が激しい状態で各設定の調整をすることは意外と大変で検査時間が長引く原因ともなるため、予め設定調整を確認しておくことが望ましい。デプス、ダイナミックレンジ、周波数等の B モード画像用の調整に加えて、使用する可能性のあるカラードプラ、パワードプラ、パルスドプラのゲイン、流速レンジ、カラーエリアの大きさ等を調整しておくことで検査を円滑に進めることができる。

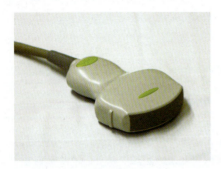

コンベックスプローブ
中心周波数 3.5 MHz

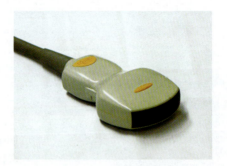

コンベックスプローブ
中心周波数 6 MHz

　画像左は成人の腹部にも用いられる一般的なコンベックスプローブである。小児の腹部に用いても問題はないが、体厚の薄い小児の場合は可能であれば画像右のような周波数のやや高いコンベックスプローブを用いると分解能の良い画像を得ることができる。

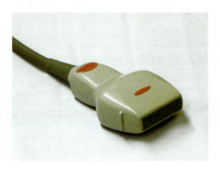

リニアプローブ
中心周波数 7.5 MHz

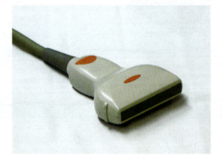

リニアプローブ
中心周波数 8 MHz

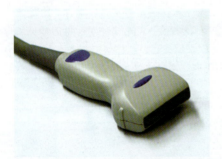

リニアプローブ
中心周波数 12 MHz

　対象領域が腹部の場合はコンベックスプローブと高周波リニアプローブを併用する。特に腹部の中でも比較的腹壁に近い位置に存在する胆嚢、胆道、消化管等の詳細な評価に高周波プローブは有用である。新生児や乳児では高周波プローブだけで腹部全体の詳細な評価が可能である場合が多い。

2 ドプラ法の種類と特徴

　超音波検査ではドプラを用いることで病変部や脈管等の血流情報をリアルタイムに評価することが可能である。実際には、脈管の走行、血流方向、血行動態、血流速度、炎症部位や腫瘤性病変の血流の多寡等の情報や、使い方によっては血流以外にも尿噴流や結石の有無等の情報も得ることもでき、病変や疾患の鑑別に非常に役立つ手法となっている。一般的に超音波検査装置に備わっているドプラ法はカラー表示エリア内部の血流情報をBモード画像に重ねて表示する血流イメージング法と、任意の部位の血流波形を経時的に記録する連続波ドプラ法、パルスドプラ法に分けられる。

1 血流イメージング法

　近年、血流イメージング法は各超音波検査装置メーカーが独自に開発したものも複数存在しているが、そのほとんどはカラードプラ法とパワードプラ法に分けられる。カラードプラではプローブに向かってくる血流とプローブから遠ざかる血流を異なる系統色で分け、流速が高い程明るく色付けされる。一目で血流方向を把握することができる特徴があるが、流速の遅い血流や超音波ビームに対して直行するように走行する血流に対して検出感度が悪い（図1）。一方、パワードプラは単一の色で表示され血流方向を知ることはできないが、カラードプラと比較して微弱な血流信号も感度良く描出できる特徴がある（図2）。

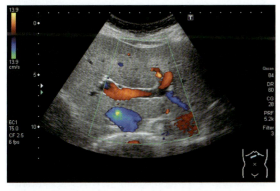

図1
画像左上のカラーバーを参照しプローブに向かう血流が赤〜黄の系統色、プローブから遠ざかる血流が青〜緑の系統色で表示されることがわかる。画像では門脈の血流形態が一目で把握できるが、門脈水平部の一部の超音波ビームと直行する部位で血流信号が乏しく描出されている。

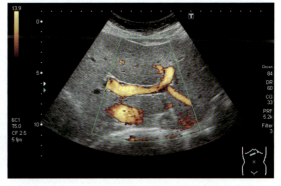

図2
パワードプラは単一の色で描出され、血流方向を知ることができない。この画像では、図1で血流信号が乏しく観察されている門脈水平部の一部に対してもドプラ信号が検出されており、血流信号に対する感度が良いことがわかる。

2　連続波ドプラ法とパルスドプラ法

　連続波ドプラ法は画像内の任意で設定した線上に存在する血流信号を解析し、経時的な血流波形を記録する手法である。プローブ内で超音波の照射を行う素子と受信を行う素子は別々であり、連続的に発生する超音波（連続波）を利用して血流計測を行う。連続波を用いているため高速な血流も評価可能であるが、深さに対する分解能がなく任意の線状のどの深さの血流信号かを知ることができない。通常、連続波ドプラはセクタプローブのみ使用可能であり、コンベックスプローブやリニアプローブでは使用不可能であるため、一般的に腹部領域で用いることはない。

　パルスドプラ法は任意で設定したサンプリングボリュームと呼ばれる枠内の血流波形を経時的に記録する手法である。パルス波を用いているため深さ方向の分解能があり、任意の点についての血流評価が可能であるが、測定可能な血流速度に限界がある。パルスドプラはセクタ、コンベックス、リニアのいずれのプローブでも使用可能である。

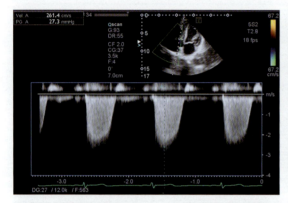

画像は心臓超音波検査にて三尖弁逆流の血流波形を計測している連続波ドプラである。画像の右上のBモード画像に表示されている線上全ての血流が波形として計測される。

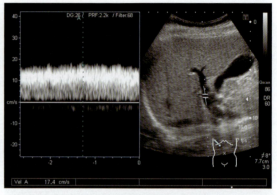

画像は門脈本幹の血流波形を計測しているパルスドプラである。門脈本幹内に設定されているサンプリングボリューム内部の血流信号だけを計測し、波形として描出される。

3　ドプラの検査前調整

　小児の超音波検査においてもドプラ法は有用な手法であるが、成人の場合と異なり、体動や啼泣、発声がある状況下では詳細な血流情報の取得が困難になる。このような状況下においてもドプラの血流情報を得るためには、ドプラを適切な設定で使用し、検査中に適宜調整を行う必要がある。

1）カラーエリアの調整

　カラーまたはパワードプラのボタンを押すとドプラ信号を収集する枠：カラーエリアが表示され、この内部のドプラ信号がBモード画像に重ねて表示される。このカラーエリアを横方向へ広げると、ドプラ計測に使用される超音波の走査線が増え、フレームレートが低下する（図3）。カラーエリアを縦（深部）方向へ広げると、深い位置の血流を評価するために繰り返し周波数（PRF）を上げる必要があり、その分フレームレートが低下する（図4）。つまり、カラーエリアは狭く設定した方がフレームレートがよく、広く設定するとその分フレームレートが低下する。

　小児の検査では体動等によるモーションアーチファクトが激しい画像の中で瞬間的に表示される血流信号を評価する必要があるため、高いフレームレートでの観察が望ましく、カラーエリアを大きくし過ぎないように注意する。

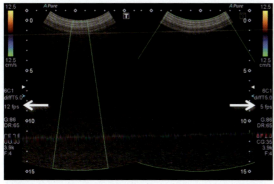 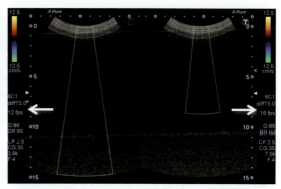

図3
他のドプラ条件は変えずにカラーエリアを横方向に変化させた画像。2つの画像のうちカラーエリアが狭い左画像は 12 fps であるのに対し、カラーエリアが広い右画像は 5 fps とフレームレートが半分以下に低くなっている。

図4
他のドプラ条件は変えずにカラーエリアを縦（深部）方向に変化させた画像。2つの画像のうちカラーエリアが深い部分まで伸びている左画像は 12 fps であるのに対し、カラーエリアが浅い部分に留まっている右画像は 16 fps とフレームレートが高くなっている。

2）カラーゲインの調整

　ドプラでは弱いドプラ信号を増幅させるカラーゲインが調整できる。まず使用するプローブに何もあてていない状態でドプラを表示する。カラーゲインを上げ続けるとカラーエリア内にクラッタノイズが表示され、ここから少しずつゲインを下げてノイズが表示されなくなった点が最も感度の高いゲインとなる。ただし感度が高いと体動によるアーチファクトが出現しやすいため、小児の検査では通常よりもカラーゲインをやや低めに設定する。

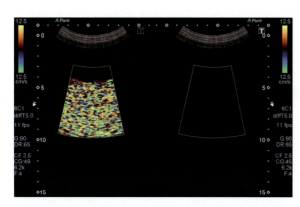

図5
カラーゲインを上げ続けクラッタノイズが描出されるようになった状態が左画像（カラーゲイン：49）である。この状態から徐々にカラーゲインを下げ、クラッタノイズが描出されなくなった状態が右画像（カラーゲイン：45）である。

3）流速レンジの調整

　ドプラを使用する際には、対象部分の血流速度に合わせた流速レンジに調整する。対象部分の血流速度に対して流速レンジの設定が速すぎる場合は、流速の速い部分しか表示されず詳細な血流の評価が困難になり、流速レンジの設定が遅すぎる場合は折り返し現象が出現しやすく、血流方向の把握が困難になる。そのためドプラの流速レンジを観察する対象部位の血流速度に適したレンジに調整する必要がある。実際には動脈系血流の評価の場合は 20～50 cm/s 程度、静脈や門脈血流の評価の場合は 10～20 cm/s 程度、腫瘍性病変、組織内部の血流の多寡の評価の場合は 3～10 cm/s 程度に調整する。

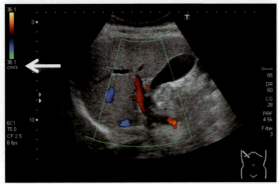

①流速レンジ 36.1 cm/s

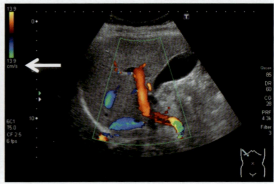

②流速レンジ 13.9 cm/s

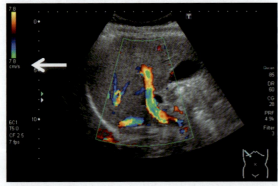

③流速レンジ 7.8 cm/s

　いずれも同一被検者の門脈血流を評価しているカラードプラ画像で、流速レンジだけを変化させて観察している。①では流速レンジが速すぎるため門脈血流の一部しか表示されていない。③では流速レンジが遅すぎるため、折り返し現象が発生し門脈中心部が青色に表示され、血流方向を見間違える可能性がある。②のように、対象部位の血流速度にあわせた流速レンジで評価を行うように注意する。

3 アーチファクト

超音波検査では頻繁に様々なアーチファクトが出現する。アーチファクトは虚像や障害陰影となり超音波画像の分解能低下につながる可能性があり、時として疾患や病変の見逃しに繋がる危険性がある。そのため、超音波の検査者はどのような状況下でどのようなアーチファクトが出現するのかを理解して検査を施行することが望ましい。また、中にはその特徴を利用して疾患の鑑別に有用な情報を得ることができるアーチファクトも存在するため、その理解は重要である。

1 多重反射

超音波を強く反射させる構造物がプローブ面に対して並行に存在する場合、超音波がその構造物内や探触子との間で反射を複数回繰り返す現象が起こる。その結果、反射波がプローブに戻ってくる時間が長くなり、Bモード画像上でその構造物の深部に虚像が描出されてしまうアーチファクトを多重反射という。多重反射は超音波が照射された直後の浅い領域で出現しやすい。多重反射を発生させる構造物のうち、小さな構造物から発生する多重反射はコメットエコーとも呼ばれ、診断上で有用な所見としても知られている。

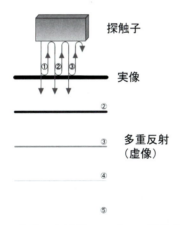
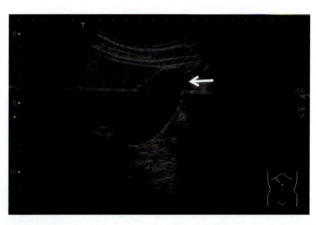

画像では皮膚から腹壁にかけての構造物がプローブ面と並行に存在し、腹壁から発生した多重反射が胆嚢底部に表示されている。多重反射の影響により隆起性病変や胆嚢壁の異常を見逃す可能性があり注意が必要である。体位変換を行ってみたり、超音波の入射点を変えたりすることで対象部位が描出される位置を変え、多重反射の影響を軽減することができる。

2 サイドローブによるアーチファクト

通常、超音波画像はプローブから垂直に照射された超音波であるメインローブからの反射波によって画像を構成しているが、このときプローブから斜め方向に照射される超音波であるサイドローブが発生している。このサイドローブからの反射波がプローブに戻ってくると、これがアーチファクトとして重ねて画像上に描出される。

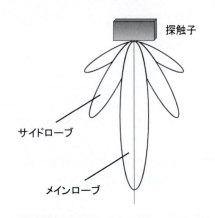
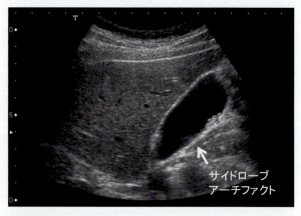

　画像ではサイドローブのアーチファクトにより胆嚢頸部に淡い低エコー領域が描出されている。胆砂、胆泥と判断を誤ったり、胆嚢壁病変を見逃す可能性があるため注意が必要である。異なる方向から同部位を観察することで、サイドローブによるアーチファクトがない状況で観察することができ、実像か虚像かの判断が可能になる。

3　鏡面現象

　照射された超音波に対して超音波を強く反射する構造物が斜めに存在する場合、一部の超音波がこの構造物によって反射する。この反射波の進行方向に存在する構造物から戻ってくる超音波を画像化してしまい虚像として描出されることがある。実像と虚像が鏡に映ったように描出されるため鏡面現象と呼ばれ、描出された虚像をミラーイメージと呼ぶ。

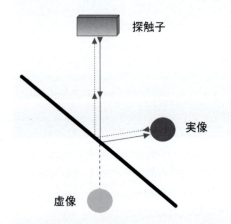
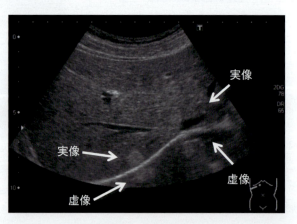

　画像では肝内の血管腫が高エコー腫瘤として描出され、同時に横隔膜の背側、肝外にも高エコー構造物が描出されている。横隔膜を挟んだ鏡面現象である。下大静脈についても横隔膜を挟んだ鏡面現象が確認できる。多くの場合、超音波の入射点を変えたり、多方向から観察することで、鏡面現象が消失し虚像と判断することができる。

4　音響陰影

　超音波を強く反射する構造物や、超音波を強く吸収する構造物が存在する場合、周囲の組織と比較してその構造物の後方に到達する超音波は弱くなるため、構造物の後方にエコーレベルの低い領域が出現する。これを音響陰影という。石灰化や結石、空気、強い線維化を伴う構造物等の背側に生じやすい。

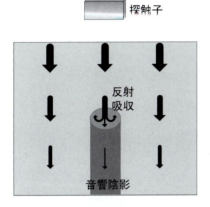
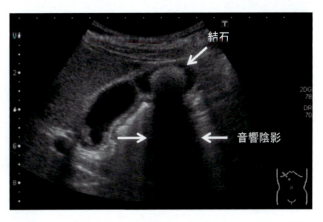

　画像では胆嚢結石の後方に音響陰影が出現している。音響陰影自体を消失、軽減させることはできないため、多方向から観察を行い音響陰影による死角がなくなるように観察を行う必要がある。本例の場合は体位変換をして結石自体を可動させることにより死角をなくすこともできる。

5　音響増強

　超音波を透過しやすく超音波減衰の少ない構造物が存在する場合、周囲組織と比較してその構造物の背側に到達する超音波は強いため、構造物の背側にエコーレベルの高い領域が出現する。これを音響増強という。液体貯留、嚢胞性病変、同様の細胞が密集して構成される腫瘍等の背側に生じやすい。

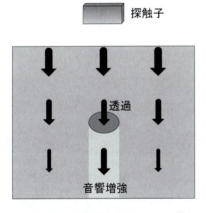
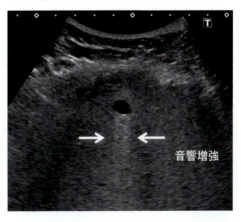

　画像では肝に嚢胞を認め、その背側に音響増強を認めている。嚢胞は肝実質よりも超音波の透過性が良いため、より多くの超音波が到達した結果が音響増強として表示されていると考えられる。

6　外側陰影

　辺縁が滑らかな円形、または類円形の構造物が存在する場合に生じる可能性のある陰影である。周囲組織の音速C1と類円形構造物の音速C2とすると、この2つの音速が異なる場合に超音波の屈折が生じ、屈折を生じる外側部分の後方に到達する超音波が弱くなりエコーレベルの低い領域が出現する。辺縁に凹凸がある構造物では出現しにくく、表面が平滑な構造物や被膜を持つ構造物で発生しやすいため、腫瘍等の鑑別に役立つ有効な所見でもある。

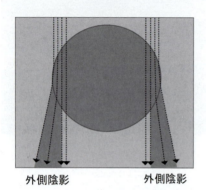

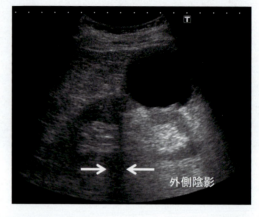

　左腎に類円形の腫瘍性病変を認め、両側に外側陰影が出現している。そのため、滑らかな形態をした腫瘍であることが推測される。

7　スライス幅によるアーチファクト

　プローブから照射された超音波はスライスの厚み方向に幅があり、その幅の中にある構造物は全て画像上に表示される。その為、臓器の辺縁部分等では対象とする臓器外の構造物が臓器内に同時に描出され、あたかも臓器内の異常のように描出されてしまうことがある。これをスライス幅によるアーチファクトと呼び、胆嚢や膀胱、脈管等の辺縁部分で出現しやすい。

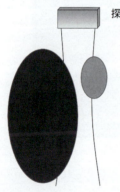
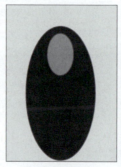
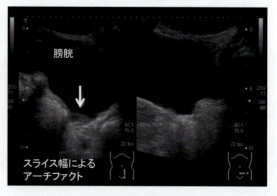

　縦断像（左画像）では膀胱壁の外の組織が膀胱内部に同時に描出され、sludgeが貯留しているように描出されている。横断像（右画像）では膀胱内に何も存在しないことが確認できる。

8 twinkling artifact

　twinkling artifact は結石等の反射体内で生じるランダムな反射をドプラで観察した際に生じるアーチファクトで、反射体の後方に線状に出現するドプラ信号として表示される。その発生機序としては反射体の粗糙な形態によるものが原因と考えられているが、装置のセッティングによるものと考察している文献もある[2]。尿路結石や胆道結石等の背側に出現するため、結石の鑑別に有用である。

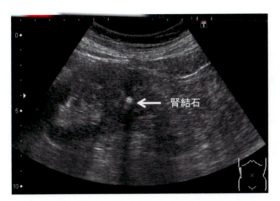 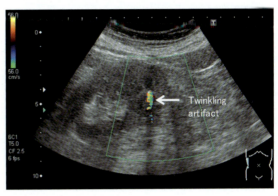

　左画像では右腎に結石を疑う高輝度の構造物が描出されている。この結石に対してドプラを用いると結石の背側に twinkling artifact が線状の血流信号として描出され、結石が存在する証明となる。腎内は血流が豊富であるため真の血流と見誤らないように流速レンジを 56 cm/s と速く設定しているが、その中でも twinkling artifact はモザイクで表示されている。

I 基礎　参考文献

1) 一般社団法人 日本超音波検査学会 編:超音波基礎技術テキスト.超音波検査技術 特別号, vol.37 No.7, 2012.
2) Kamaya A, et al: Twinkling artifact on color doppler sonography: Dependence on machine parameters and underlying cause. Am J Roentgenol 180: 215-222, 2003.

検査各論 II

1. 肝　臓
2. 胆嚢・胆道系
3. 膵　臓
4. 脾　臓
5. 泌尿器
6. 副腎・後腹膜
7. 消化管
8. 子宮・卵巣
9. 外　傷・FAST
10. その他

1 肝 臓

- 肝臓の超音波検査では先天性異常・形態異常の有無、腫瘤性病変の有無、肝の大きさ、実質輝度、実質の均質性の評価が基本になる。
- 体格にもよるが0〜2歳程度までは高周波リニアプローブで肝臓全域を詳細に評価可能である。体格の良い児やコンベックスプローブでの観察時に病変を見つけた場合は可能な限り高周波プローブでの評価も行う。
- 右肋間走査、肋骨弓下横走査、縦走査にて多方向から観察する。
- 仰臥位で十分に評価可能である場合が多いが、呼吸の協力が得られない年齢の児や手術等により肝が頭側へ変位している場合は左側臥位にすることで描出能の改善が得られる場合がある。

1 走査方法

1）右肋間走査

- 肝の高さで右肋間の角度に合わせてプローブをあて、プローブを扇走査することで肝臓の広い範囲を観察する操作方法である。
- 胸骨側から背側へと肋間を変えながら3〜4肋間で観察を行えば、肝右葉の概ね全体の描出が可能になる。
- 肋間走査は肝右葉の観察に適する。体型等によっては肝左葉内側区も描出できるが、肝左葉外側区の描出は困難である。
- 乳幼児等において検査協力が得られない場合は、右肋間走査で肝以外の観察できる臓器も評価を行う。胆嚢、胆道、右腎臓などの評価も可能である。
- 成人と比較して小児では化骨化していない領域が広いため、成人の場合よりも小児の方が描出しやすい。

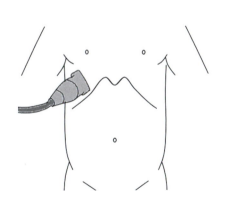
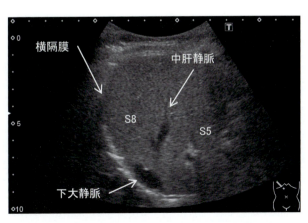

　右側の最も胸骨側の肋間から観察を始める。肋間の角度に合わせてプローブをあて、横隔膜が十分に観察できる高さに調整し、入射点を変えないように扇走査をして肝臓を観察する。画像では下大静脈から中肝静脈の分枝部が描出されている。

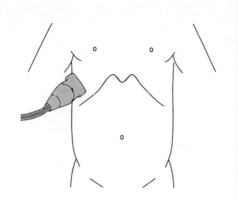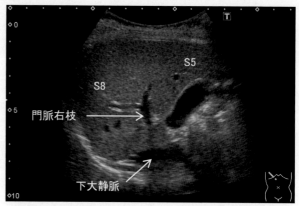

　上記の肋間より1肋間背側へと移動して扇走査を行う。この際、プローブの位置が頭尾方向にずれないようにし、横隔膜が明瞭に描出される高さで走査を行う。画像では門脈右枝、右枝前区域枝にかけてが描出されている。

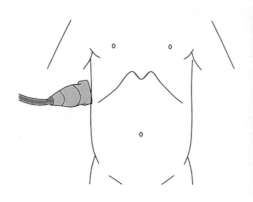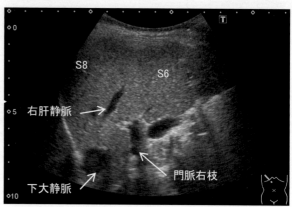

　さらにプローブをあてる肋間を背側へと移動し、背側から腹側へ斜め上を見上げるようにプローブ角度をとった状態から扇走査を行う。画像では下大静脈から分枝する右肝静脈が描出されている。

2）肋骨弓下横走査

- 肋骨弓下の角度に合わせてプローブをあて、肝臓の横断像を描出する走査方法である。
- 肋骨の下にプローブを潜り込ませるようにあて、頭側を見上げるようにプローブを寝かせた状態から入射点を変えず徐々にプローブを立てるように走査する。プローブが身体に対して90°になったら、プローブを立てたまま尾側へスライドする。
- 肋骨弓下横走査では肝臓を横断像で頭尾方向に観察を行うが、視野が狭く1回の走査で肝全体を観察できない。そのため、プローブをあてる位置を左葉外側区中心、左葉内側区中心、右葉中心というように横にずらしながら3～4回走査して肝全体を観察する。

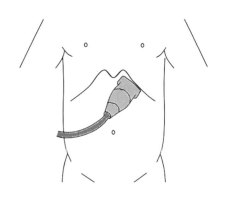 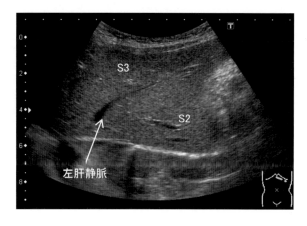

肋骨弓下正中の左側で頭側を見上げるように肝左葉外側区を描出し、横隔膜直下から描出を始める。徐々に尾側へと扇走査を行い頭尾方向へ左葉外側区全体を観察する。画像では左肝静脈が描出されている。

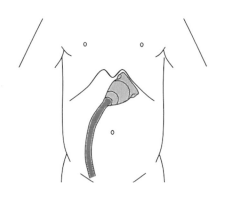 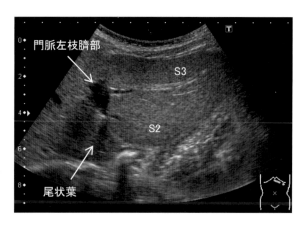

上記の肋骨弓下横走査から扇走査をし、身体に対してプローブを90°程度にたてる。プローブが90°になっても頭尾方向全体の観察が完了しない場合は、そのままプローブを尾側へとスライドして全体を観察する。画像は左葉外側区のやや尾側を描出し門脈左枝臍部から分枝する門脈枝を描出している。

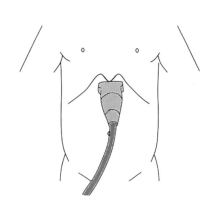 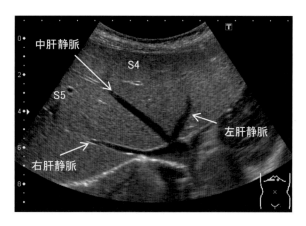

肋骨弓下でプローブをあてる位置を正中へとずらし、頭側を見上げ横隔膜直下の肝臓を描出してから扇走査を行い、肝左葉内側区を中心に観察を行う。画像では下大静脈から分枝する左肝静脈、中肝静脈、右肝静脈を描出している。

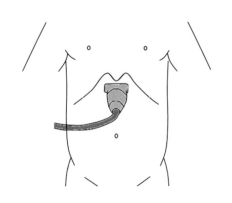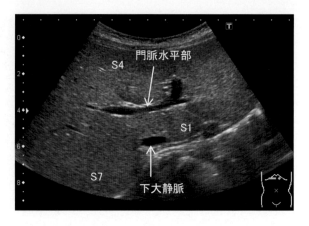

上記走査からプローブを身体に対して90°にたて、肝の尾側へと観察をすすめる。プローブが90°になっても頭尾方向全体の観察が完了しない場合は、そのままプローブを尾側へとスライドして全体を観察する。画像では門脈水平部から左枝臍部を描出している。

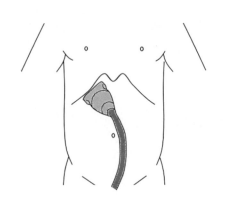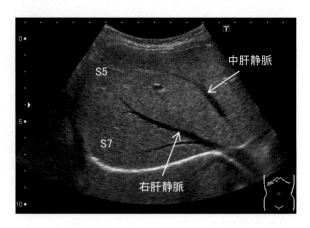

肋骨弓下でプローブをあてる位置を右側へとずらし、肝右葉を中心に観察する。肝の右端が入るような位置でプローブを頭側へあおり、横隔膜直下から扇走査を行い肝の尾側へと観察をすすめる。画像では肝右葉を中心に右肝静脈、中肝静脈が描出されている。

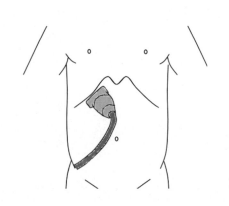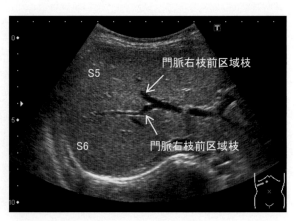

上記走査からプローブを身体に対して90°にたて、肝の尾側へと観察をすすめる。プローブが90°になっても頭尾方向全体の観察が完了しない場合は、そのままプローブを尾側へとスライドして全体を観察する。画像では門脈水平部から右前区域枝、右後区域枝の分枝部分を描出している。

3) 肋骨弓下縦走査

- 肋骨弓直下でプローブを縦にあてて肝臓の縦断像を得る走査方法である。
- 年齢や体型にもよるがプローブを垂直にあてても肝の横隔膜直下が描出できない場合がある。この場合はプローブをやや頭側に振り子状に見上げることで、横隔膜直下を含め肝を広く観察できるようになる。
- 心窩部正中が最も観察しやすく、ここからプローブを左右にスライドして肝全体を観察する。左右の肋骨にプローブがあたりスライドできなくなった場合は、プローブを左右に扇状に走査して肝全体を観察する。
- 肋骨弓下縦走査では肝直下に存在する胆嚢、胆道、膵、腎臓、腹部大動脈や下大静脈等といった他の臓器と肝との関連性も確認しやすい。

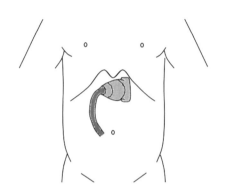
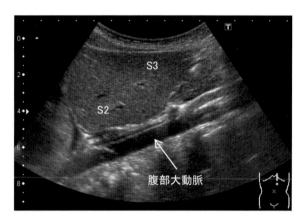

　肋骨弓下正中からやや左側でプローブを縦にあてると腹部大動脈の長軸が描出され、その腹側に肝臓が描出される。肝臓全体が描出されるような位置を保ちながら左右へプローブをスライドして肝臓を広く観察する。画像では腹部大動脈の腹側に左葉外側区が描出されている。

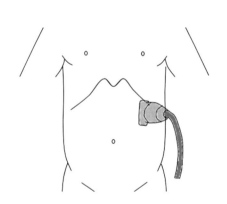
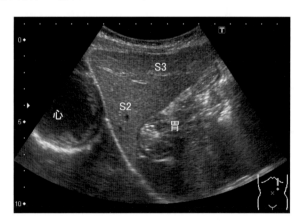

　肋骨弓下正中でプローブを縦にあて、左側へとプローブをスライドしていくと肋骨にあたりプローブをスライドできなくなる。その場合は肋骨にあたる位置で扇走査をし、肝の左端まで観察する。画像では左端に近い肝左葉外側区を観察している。

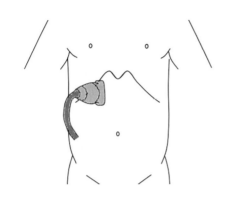 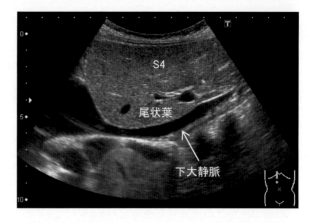

　肋骨弓下正中からやや右側でプローブを縦にあてると下大静脈の長軸が描出され、その腹側に肝臓が描出される。肝臓全体が描出されるような位置を保ちながら左右へプローブをスライドして肝臓を広く観察する。画像では下大静脈の腹側に左葉内側区や尾状葉が描出されている。

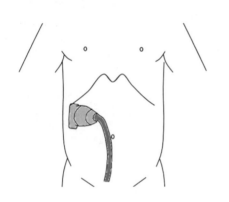 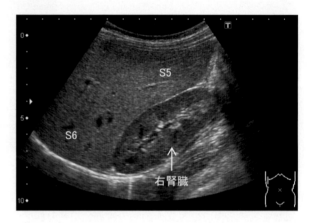

　肋骨弓下正中でプローブを縦にあて、右側へとプローブをスライドしていくと肋骨にあたりプローブをスライドできなくなる。その場合は肋骨にあたる位置で扇走査をし、肝の右端まで観察する。画像では肝右葉と右腎臓を描出している。

2　肝臓の大きさの評価

　小児において肝の大きさは成長とともに変化する。日本人の小児における正常肝臓の大きさについては横田らのデータが一般的によく用いられており、これと対比して肝臓の腫大の程度を評価する。実際には左葉と右葉についてそれぞれ評価を行う。

1) 肝左葉の計測

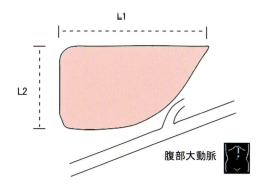

　心窩部縦走査の腹部大動脈が描出される断面で可能であれば吸気で息止めをする。描出される肝左葉の最大頭尾径：L1 と、これに直行する最大前後径：L2 を計測する。

肝左葉の大きさ：L (mm)
L = L1 + L2

2) 肝右葉の計測

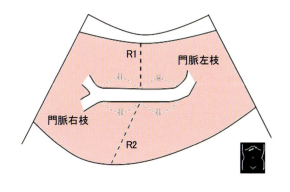

　肋骨弓下横走査において門脈水平部をできるだけ水平に描出し、可能であれば吸気で息止めをする。描出される門脈水平部で左枝臍部から右枝分枝部までの距離の中間点から肝前面までの最短距離：R1 と、中間点から右葉の最深部：R2 を計測する。

肝右葉の大きさ：R (mm)
R = R1 + R2

　計測された「L」と「R」について各年齢ごとの正常値と対比して肝腫大の有無について評価する。年齢ごとの正常値は以下**表1**のとおり。

表1　年齢別　肝臓の大きさの基準値[1]

年齢（男女共通）	L（mm）	R（mm）
0〜1か月	71.5 ± 8.6	55.7 ± 6.9
2〜5か月	75.4 ± 9.4	60.9 ± 5.3
6〜11か月	82.8 ± 8.2	65.0 ± 8.5
1歳	91.9 ± 11.1	75.5 ± 7.8
2歳	100.1 ± 11.1	81.4 ± 6.8
3歳	108.0 ± 9.7	88.1 ± 7.4
4歳	110.2 ± 9.2	84.7 ± 4.9
5歳	114.9 ± 9.5	91.5 ± 7.4
6歳	121.8 ± 8.3	93.5 ± 6.6
7歳	125.0 ± 7.3	94.1 ± 7.4
8歳	121.8 ± 8.3	99.4 ± 6.1
男児	L（mm）	R（mm）
9歳	133.6 ± 7.8	99.1 ± 9.5
10歳	128.4 ± 10.7	103.0 ± 6.8
11歳	132.5 ± 11.7	108.9 ± 7.3
12歳	138.6 ± 9.4	111.0 ± 10.9
13歳	144.0 ± 7.0	115.9 ± 9.3
14〜15歳	144.2 ± 17.0	125.6 ± 6.9
女児	L（mm）	R（mm）
9歳	121.2 ± 9.0	99.7 ± 8.8
10歳	129.1 ± 10.0	107.8 ± 10.4
11歳	131.8 ± 16.0	103.2 ± 12.4
12歳	134.9 ± 9.4	113.2 ± 8.7
13歳	135.6 ± 7.8	111.8 ± 10.7
14〜15歳	135.2 ± 12.2	110.0 ± 9.1

3 肝実質の評価

　小児の正常肝実質は均質で右腎皮質とほぼ同等かやや高いエコーレベルで描出される。新生児期では正常例においても腎皮質エコーレベルがやや高く描出されるため、出生直後から生後6か月程度までは、肝実質は右腎皮質と同等かやや低いエコーレベルで描出される。

　肝の辺縁は平滑、表面は整に描出される。

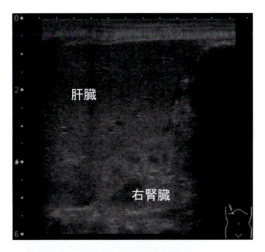

　画像は生後1か月女児の正常肝の超音波画像である。肝実質は均質に描出されている。
右腎皮質と比較すると、肝実質のエコーレベルはやや低く描出されている。
生後半年程度までは正常腎の皮質エコーレベルがやや高く描出されることがある。

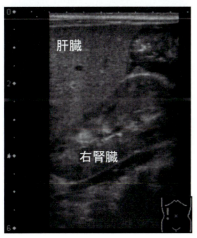

　画像は9か月女児の正常肝の超音波画像である。肝実質のエコーレベルは基本的に変化しないが、腎皮質エコーレベルが低く描出されるようになるため、肝実質は腎と比較して相対的にやや高いエコーレベルで描出される。

疾患別超音波検査

1. 脂肪肝

- 脂肪肝は肝に過剰な脂肪の蓄積がある病態をいい、組織学的には肝小葉に30％以上の脂肪浸潤を認める場合に脂肪肝という。
- 脂肪肝はアルコール性と非アルコール性に分類される。小児でみられる非アルコール性脂肪肝はさらに非アルコール性脂肪肝（non-alcoholic fatty liver disease：NAFLD）と非アルコール性脂肪性肝炎（non-alcoholic steatohepatitis：NASH）に分類される。
- NASHは将来的に肝に線維化をきたし肝硬変となり、肝細胞癌の発生母地になりうる。
- NAFLDやNASHに特異的な臨床症状はない。
- 肥満人口の増加に伴い小児の脂肪肝は増加傾向にある。また、小児においては肥満以外にも先天性代謝異常を原因とした脂肪肝も少なくない。

超音波所見

- 肝実質エコーレベルの上昇（高輝度肝：bright liver）
- 肝腎コントラスト
- 肝内脈管の不明瞭化（vascular blurring）
- 肝深部でのエコー減衰（deep attenuation）の増強

典型例画像

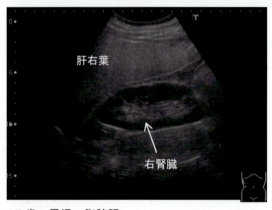

15歳・男児　脂肪肝

　肝実質に脂肪沈着を認める場合、正常の肝細胞よりも多くの反射、散乱が起こり肝実質エコーレベルは高くなる。通常、肝臓と腎皮質のエコーレベルはほぼ同等に描出されるが、脂肪肝の肝臓のエコーレベルを比較すると、肝実質のエコーレベルが著明に高く描出され肝腎コントラストを認める。脂肪肝では脂肪組織により超音波の散乱が起こるため、肝臓の深部に到達する超音波が少なくなり、深部からの反射波も少なくなる。そのため、肝臓の浅い位置と深い位置ではエコーレベルの明瞭な差が生じ、肝深部におけるエコー減衰が出現する。また、脂肪組織による散乱は多くの後方散乱を生じ、この後方散乱を原因とした分解能の低下によって肝内脈管の不明瞭化が出現する。脂肪肝では肝実質エコーレベルの上昇、肝腎コントラスト、肝深部でのエコー減衰、肝内脈管の不明瞭化の所見が全て認められる。

検査の進め方

✓ 肝実質エコーレベル上昇の有無を確認する

肝実質のエコーレベルは腎実質のエコーレベルと比較して評価を行う。腎実質と比べてエコーレベルが高く肝腎コントラストを認める場合は bright liver（高輝度肝）といえる。
慢性腎臓病等の腎実質輝度の異常を認める場合は、脾実質と輝度を比較してもよい。

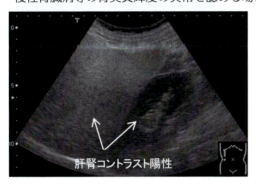

13歳　男児　脂肪肝
肝実質エコーレベルと腎実質エコーレベルを比較すると、明らかなエコーレベルの違いが確認でき、bright liver と判断できる。
エコーレベルは同じ深さで比較するようにする。

✓ 肝内脈管の不明瞭化の有無を確認する

脂肪肝の場合、脂肪による超音波の散乱が生じ、肝実質と脈管の境界が不明瞭化する。肝の浅部よりも深部の方が著明に確認できることが多い。

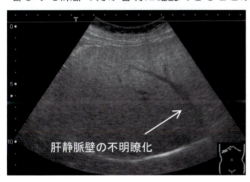

13歳　男児　脂肪肝
肝内に走行する中肝静脈を描出している。中肝静脈の壁は不明瞭化しており、肝深部の方がその所見は著明である。

✓ 肝深部でのエコー減衰の有無を確認する

脂肪による超音波の散乱が生じ、肝深部へ到達する超音波が減少し、深部のエコーレベルが低くなる。肝の浅部と深部でエコーレベルを比較して、深部が低ければ肝深部エコー減衰と判断する。

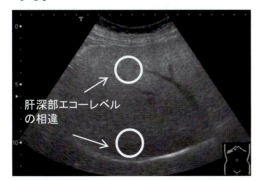

13歳　男児　脂肪肝
肝浅部ではエコーレベルが高く、肝深部ではエコーレベルが低く、肝深部エコー減衰が認められる。肝深部では分解能の低下を伴っており、超音波の散乱による所見と考えられる。

実際の症例

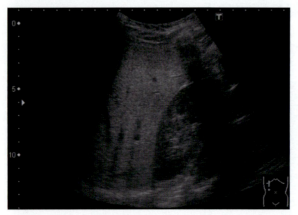

14歳　女児　bright liver

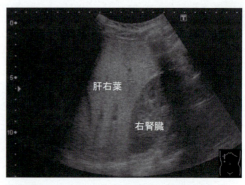

肝実質エコーレベルは上昇し、肝腎コントラストを認めている。bright liver の所見である。肝の浅部と深部を比較してもエコーレベルの変化はほぼない。

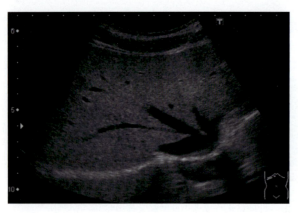

14歳　女児　bright liver

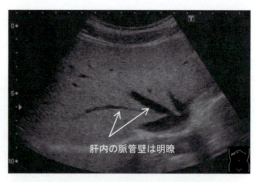

上記と同症例。肝内の脈管の不明瞭化も認めていない。bright liver の所見だけであり、US画像だけでは脂肪沈着による輝度上昇と断定はできない。

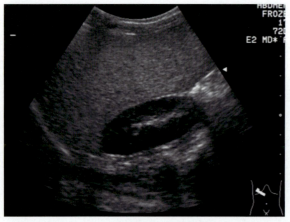

3歳　女児　シトリン欠損症（脂肪肝）

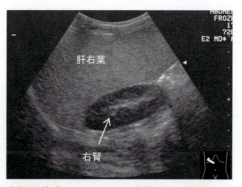

遺伝子検査にてシトリン欠損症と診断されている児。bright liver の所見を呈している。シトリン欠損症は先天性代謝異常によって小児期から脂肪肝をきたす可能性のある疾患である。

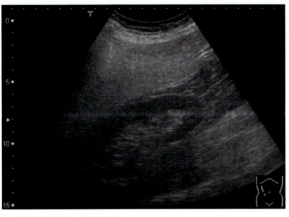

14歳　男児　脂肪肝

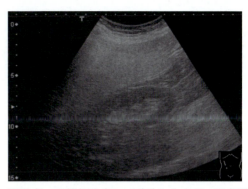

肥満症、肝機能障害にて受診した症例。肝実質輝度は著明に上昇し、肝腎コントラストを伴っている。

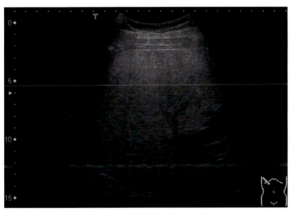

14歳　男児　脂肪肝

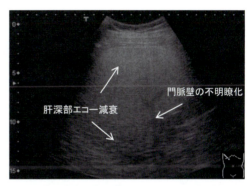

上記と同症例。肋間走査で肝のエコーレベルは、浅部で高く、深部で低く描出されている。描出されている門脈壁の著明な不明瞭化も伴っており、脂肪肝と考える。

☞ Point ☞

- 乳幼児において脂肪肝が認められる場合は、先天性代謝異常が存在する可能性がある。脂肪肝をきたす代表的な疾患として、シトリン欠損症、コレステロールエステル蓄積症、脂肪酸代謝異常症、Wolman病等がある。
- 脂肪以外にも肝への沈着物によって肝実質エコーレベルが上昇することがあるため、Bモード画像上でbright liverだけが確認できる例では脂肪肝と断定できない。bright liverに加えて、肝内脈管の不明瞭化、肝深部のエコー減衰を伴っている場合は脂肪肝が強く疑われる。

実際の症例

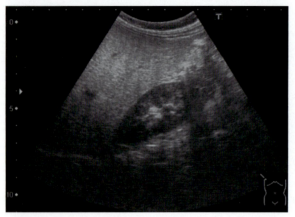

3歳　女児　ヘモクロマトーシス
（白血病による輸血歴あり）

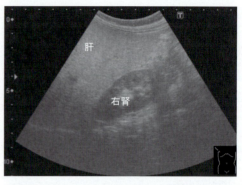

肝実質エコーレベルは上昇し、肝腎コントラストを認めているが、CT、MRIで脂肪肝は否定的であった。白血病の治療に伴い多量の輸血を長期間行っており、ヘモクロマトーシスが疑われた。

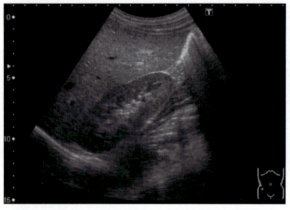

14歳　男児　Ⅰ型糖原病

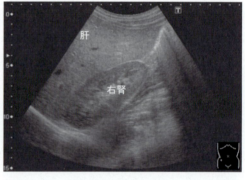

以前よりⅠ型糖原病の診断がされている症例。肝実質エコーレベルは軽度上昇、肝腎コントラストを認め、brignt liverの所見である。US画像だけで軽度の脂肪肝と鑑別することは困難である。

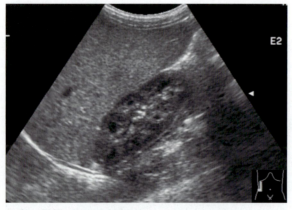

6歳　男児　Wilson病

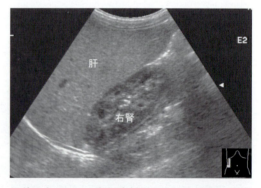

以前よりWilson病と診断されている症例。肝実質エコーレベルの軽度上昇を認め、肝腎コントラストを伴い、bright liverの所見である。US画像上において軽度の脂肪肝との鑑別は困難である。

> **Point**

脂肪肝以外で bright liver を呈する代表的な疾患としては以下のものがあげられる。

- ウイルソン病（Wilson 病）：ウイルソン病は先天性の銅代謝異常であり、常染色体劣性遺伝で遺伝する。肝臓と中枢神経を含む全身臓器に銅が蓄積する疾患である。肝硬変の原因疾患となる。
- ヘモクロマトーシス：生体内における鉄の制御、調節が崩壊し諸臓器や細胞に過剰に沈着することで、組織障害や臓器機能不全を引き起こす病態をいう。遺伝子異常に基づく遺伝性と、輸血や大量飲酒などの鉄の過剰摂取が原因となる二次性に分けられる。
- 糖原病：糖代謝の経路に関与する酵素の異常によって発症する疾患群をいう。糖のグリコーゲンへの変換やグリコーゲンの代謝に対する先天的異常による。肝や腎、消化管に著明なグリコーゲンの沈着を認める。
- アミロイドーシス：アミロイドーシスは異常タンパク質であるアミロイドが全身の様々な臓器に沈着し機能障害を起こす病態をいう。複数の臓器にアミロイドが沈着する全身性アミロイドーシスと、限局する臓器にアミロイドが沈着する限局性アミロイドーシスに分けられる。

2. 急性肝炎・急性肝不全

- 急性肝炎は肝炎ウイルスの初感染が原因で肝障害を生じ、急性の肝機能障害を引き起こす疾患群をいい、原因ウイルスとして、A、B、C、D、E 型の肝炎ウイルスの他に EB ウイルスやサイトメガロウイルス等があげられる。
- 肝不全症候を呈さずに感冒様症状のみで改善する例も少なくないが、急性肝炎から急性肝不全へと移行する場合があり、この場合は予後不良である。
- 急性肝不全は初発症状出現から 8 週以内にプロトロンビン時間が 40％以下ないしは INR 値 1.5 以上を示すものと定義されている。
- 急性肝炎時の胆嚢、胆道浮腫の原因として、細胞浮腫に伴う門脈圧亢進を原因とした胆嚢静脈の鬱滞と、アルブミン生成不全に伴う胆汁の浸透圧の変化の 2 つが考えられている。

超音波所見

- 肝腫大、脾腫
- 胆嚢壁の浮腫性肥厚
- 門脈周囲高エコー領域の肥厚
- 急性肝炎では実質は均質、急性肝不全では不均質化を認める
- 肝門部に複数の反応性リンパ節腫大を認める

典型例画像

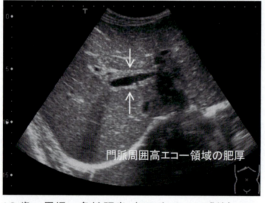
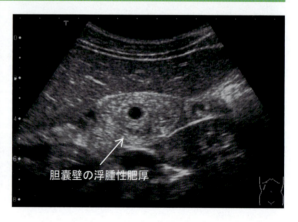

12 歳　男児　急性肝炎（EB ウイルス感染）

　急性肝炎の US 所見で最も特徴的な所見は胆嚢壁の浮腫性肥厚であり、逆に胆嚢壁に浮腫性肥厚を認める場合は急性肝炎を念頭において検査をすすめる。また、胆道浮腫に伴い門脈周囲の高エコー領域が肥厚することが多いが、厚みに対する定量的評価は難しく主観的な評価になる。急性肝炎では肝腫大、脾腫も認めるが正常上限程度の場合も少なくないため、胆嚢や胆道の浮腫の所見に乏しい軽度の急性肝炎では、US 画像所見が乏しく鑑別が困難になる場合も少なくない。急性肝不全の場合は急性肝炎の所見に加えて実質の不均質化が起こり、肝の萎縮が認められる場合もある。

検査の進め方

肝腫大、脾腫の有無を評価する

急性肝炎では肝臓、脾臓ともに腫大を認めることが多い。急性肝炎が疑われる場合は脾臓の大きさ、肝の右葉、左葉の大きさを計測し、年齢別の正常値と対比して肝腫大、脾腫の評価を行う。

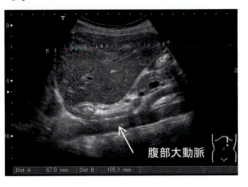

12歳　男児　急性肝炎
心窩部縦走査にて肝左葉の大きさを計測している。
L：67.0 ＋ 105.1 ＝ 172.1 と算出され
12歳男児の正常値 138.6 ± 9.4 mm と比較して著明な左葉腫大と判断できる。本症例では右葉腫大、脾腫も認めた。

胆嚢壁の状態を観察する

急性肝炎では胆道系の浮腫性変化を認めることが多い。特に胆嚢壁では著明な壁肥厚を認め、壁内に複数の線状の無エコー域が確認できれば浮腫性変化を疑う。

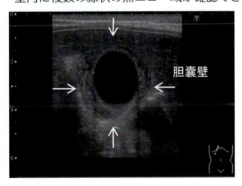

6歳　男児　急性肝炎
胆嚢壁の厚みは 7.6 mm と計測され、胆嚢壁はびまん性に著明な壁肥厚を認めている。内膜面は整に保たれ、胆嚢壁内には線状の無エコー領域が確認でき、典型的な浮腫性肥厚の所見を呈している。

門脈周囲の高エコー域を観察する

通常、門脈周囲には薄い高エコー領域が確認できるが、急性肝炎に伴い門脈周囲の浮腫性変化が加わると高エコー領域が著明に肥厚する。

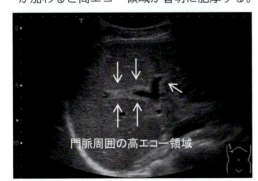

14歳　男児　急性肝炎
門脈の腹側、背側のいずれにおいても高エコー領域が厚く観察されている。門脈周囲高エコー領域の肥厚については定量的評価が困難な側面があるが、門脈の走行に沿って広い範囲で肥厚を認める場合は強く浮腫性変化を疑う。

実際の症例

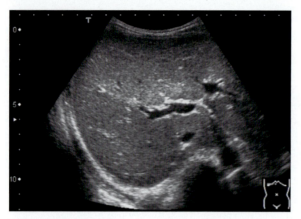

7歳　男児　急性肝炎（EBウイルス感染）

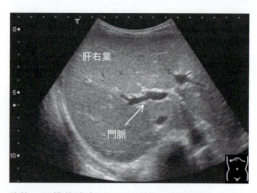

発熱、肝機能障害にてUS施行。肝の大きさは右葉、左葉ともに正常上限程度であった。門脈周囲高エコー領域に明らかな肥厚は認めず、肝に特異的な所見は指摘できていない。

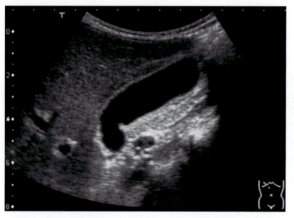

7歳　男児　急性肝炎（EBウイルス感染）

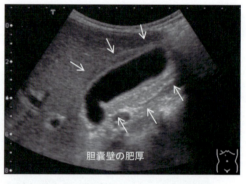

上記と同症例。胆嚢壁はびまん性に肥厚し、浮腫性肥厚を疑う所見であった。肝に明らかな所見は認めなかったものの、胆嚢壁の所見から急性肝炎疑いとした。

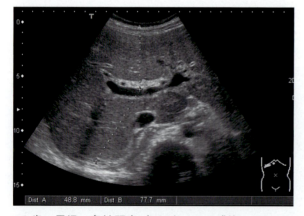

12歳　男児　急性肝炎（EBウイルス感染）

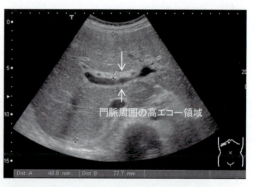

画像からR：48.8 ＋ 77.7 ＝ 126.5と算出され、12歳男児の正常値111.0 ± 10.9と比較して、軽度肝腫大と判断した。門脈水平部周囲の高エコー領域は著明な肥厚を認めている。

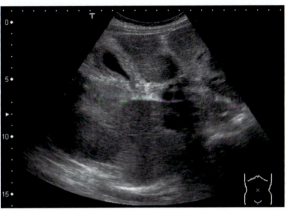

12歳　男児　急性肝炎（EBウイルス感染）

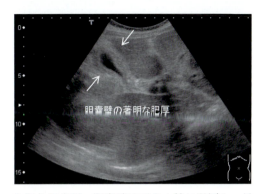

上記と同症例。胆嚢壁はびまん性に肥厚し、最大厚径は8.2 mmであった。胆嚢壁の浮腫性肥厚が疑われる所見で、肝の所見と合わせて考えると典型的な急性肝炎の所見と考えられる。

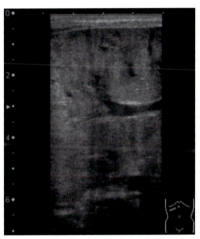

日齢7　男児　急性肝不全

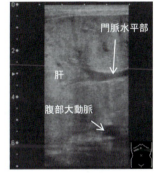

出生直後よりサイトメガロウイルス感染に伴う急性肝炎が疑われていた。約一週間後の画像では肝の大きさは正常範囲内であったが、肝全体に不均質な領域が広がっていた。プロトロンビン時間の著明な低下を認めており、急性肝不全と診断されている。

Point

- 急性肝炎の軽症例では画像所見が乏しく、鑑別困難な場合も少なくない。
- 肝機能障害が6か月以上持続する場合は慢性肝炎と呼ばれる。
- 急性肝炎は厳密には感染により引き起こされるものをいうが、同様の急性肝障害を呈する病態として自己免疫性、川崎病、薬剤性、原因不明のもの等がある。
- 急性肝不全には上記の急性肝炎以外が原因の例も含まれる。
- 従来から使われていた劇症肝炎の定義には病理上で肝臓の炎症像を必須としていたため、肝炎以外を原因とする重症肝機能不全を表す言葉としては問題を抱えていた。これに対し2011年に厚生労働省科学研究費補助金「難治性の肝・胆道疾患に関する調査研究」班により「急性肝不全」が定義された。

疾患別超音波検査

3. 肝膿瘍

- 肝膿瘍は肝臓外から細菌、真菌、原虫などの病原体が侵入し、肝臓内に膿が貯留した病態の総称である。
- 病因により（細菌による）化膿性、アメーバ性、真菌性に大別される。また、原因によらず膿瘍の数により孤立性（限局性）と多発性にも大別される。
- 孤立性肝膿瘍は治療に反応することが多く予後も良好であるが、多発性肝膿瘍の場合では難治性となる場合が多い。
- 成人と比較して小児においては比較的稀な疾患ではあるが、外科的治療後や、悪性腫瘍や白血病等の化学療法中、免疫抑制剤の長期投与等といった免疫不全状態の例で肝膿瘍を合併することがある。

超音波所見

- 被膜は認めない
- 形状不整、内部不均質で経時的に内部エコーの変化を認める
- 真菌性肝膿瘍では境界不明瞭で淡い低エコー腫瘤として描出されることが多い
- アメーバ性は孤立性、真菌性は多発性が多く、化膿性はどちらの場合もある
- 肝膿瘍内部はドプラにて乏血性であることが多い

典型例画像

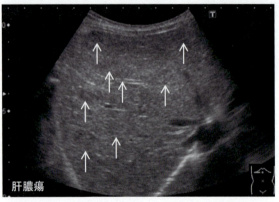 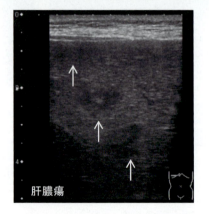

2歳　男児　真菌性肝膿瘍（白血病化学療法中）

　肝膿瘍は被膜を伴わない腫瘤性病変として観察されるが、内部エコーは病期によって変化を認める。小児において比較的多い免疫抑制状態での肝膿瘍は真菌感染による多発肝膿瘍であることが多く、この場合は淡い低エコー腫瘤として描出されることが多い。細菌による化膿性肝膿瘍では感染初期に内部が比較的均質な充実性パターン（solid pattern）、融解壊死に伴う領域や膿瘍腔が散在する混合パターン（mixed pattern）、多くの領域が液体成分に置き換わった囊胞パターン（cystic pattern）の順に推移するため、臨床経過を考慮しながら鑑別をすすめる。小児においては原因が明確であることが多く、外科的治療の既往、化学療法や免疫抑制剤の使用による免疫抑制状態、薬剤使用歴、海外渡航歴等も重要な情報となる。

検査の進め方

肝内に腫瘍性病変を検索する
真菌性肝膿瘍以外では比較的明瞭で数 cm 程度の肝膿瘍である場合が多く、発見は容易である場合が多い。一方、真菌性肝膿瘍では不明瞭な低エコーで大きさも 10 mm 程度のことがあり、検索には注意が必要である。

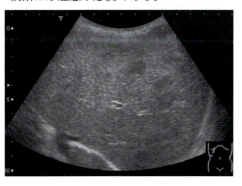

2 歳　男児　真菌性肝膿瘍
肝内に複数の淡い低エコー結節を認めている。恐らく 15〜20 個程度の結節が存在していると考えられるが、明瞭に確認できるのは半分程度であり、高周波リニアプローブも併用して検索すべきである。

腫瘍性病変を評価する
肝膿瘍は経時的変化が確認できれば強く疑うことができるが、鑑別に苦慮することも少なくない。初回検査時は被膜の有無、内部の不均質さ、ドプラによる血流信号の有無から鑑別をすすめる。

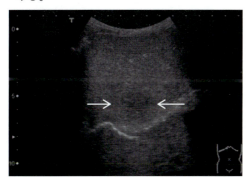

7 歳　女児　化膿性肝膿瘍
胆道閉鎖症にて手術歴がある。数日間の発熱、肝胆道系酵素異常を認め胆管炎が疑われ、施行した超音波検査で肝膿瘍を疑う腫瘍性病変を認めた。境界不明瞭、内部不均質、ドプラにて乏血性であり肝膿瘍が鑑別にあがった。

肝膿瘍の原因を検索する
小児の肝膿瘍の場合は原因を特定できることが多く、外科的治療の既往や免疫不全状態がある場合は肝膿瘍の原因となりうる。これらの原因がない場合は腹腔内の炎症性疾患の有無についても検索する。

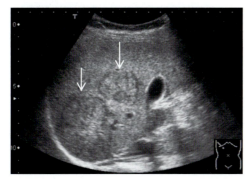

16 歳　女性　化膿性肝膿瘍
発熱、CRP 上昇にて施行した超音波検査にて B モード上は肝膿瘍（solid pattern）として矛盾しない腫瘍性病変を認めた。手術歴や薬剤使用歴はなかったが、2 週間前に東南アジアへと渡航歴があり、肝膿瘍を疑う所見と考えた。

実際の症例

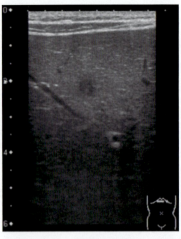
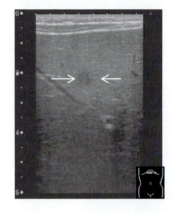

白血病にて化学療法中にβ-Dグルカンの上昇を認め、超音波検査施行。肝S4に約6 mmの被膜のない腫瘤を認め、境界不明瞭、内部不均質な低エコーで描出された。

2歳　男児　真菌性肝膿瘍（白血病化学療法中）

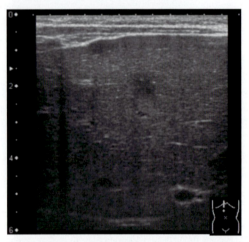
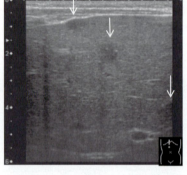

上記と同症例。肝内には腫瘤性病変が散見され、いずれも同様の所見を呈していた。長期間の免疫不全状態もあることから真菌性多発性肝膿瘍が疑われた。後日、血液培養にてカンジダが検出された。

2歳　男児　真菌性肝膿瘍（白血病化学療法中）

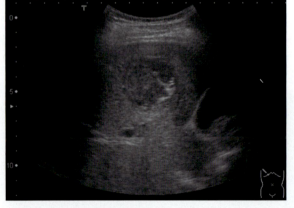
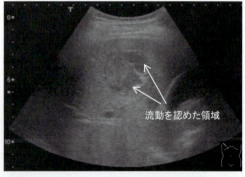

患者は東南アジア人であり、発熱してから1週間程経過を見ていたが解熱が得られず受診した。肝内の腫瘤性病変は約37×34 mm、検査時に腫瘤内の一部で液体の流動が確認できたため肝膿瘍（mixed pattern）を強く疑った。

16歳　女性　化膿性肝膿瘍

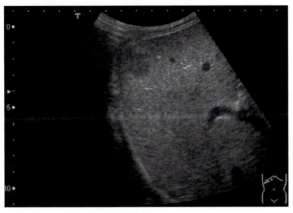

7歳　女児　化膿性肝膿瘍

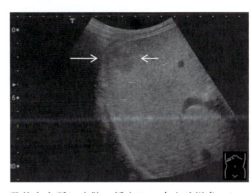

発熱を主訴に来院、採血にて白血球増多、CRP上昇を認め、超音波検査が施行された。肝S5に約32×30×28 mmの腫瘤性病変を認めた。被膜は認めず、内部は不均質であった。

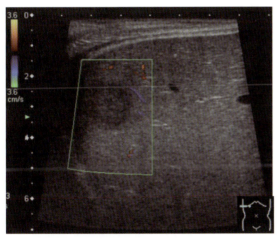

7歳　女児　化膿性肝膿瘍

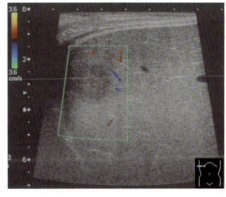

上記と同症例。ドプラでは乏血性に描出され、Bモード画像上は海綿状血管腫も鑑別にあがる所見と考えたが、臨床経過から肝膿瘍を第一に疑った。原因は不明であったが、1年以内に穿孔性急性虫垂炎の手術歴があった。

☞ Point ☞

- 小児に比較的多い免疫機能不全状態での肝膿瘍では、10 mm程度の淡い低エコー領域として描出されることが多く、可能な限り高周波プローブを用いて肝内の腫瘤性病変を検索する。
- 化膿性肝膿瘍の内部エコーは、比較的均質な低エコーの「solid pattern」、低、無エコーが混在し不均質な「mixed pattern」、広い範囲が無エコー域に置き換わる「cystic pattern」と推移するのが典型例の所見である。
- 肝膿瘍の感染経路としては、a. 胆管閉塞や逆流による経胆道性、b. 敗血症等の免疫不全状態による経動脈性、c. 消化管の炎症や結腸癌による経門脈性、d. 胆嚢炎や腹膜炎等からの直接感染、e. 肝損傷や転移による二次感染、f. 医原性、g. 突発性に分けられる。

4. 線毛性前腸性肝嚢胞

- 線毛性前腸性肝嚢胞（ciliated hepatic foregut cyst）は比較的稀な先天性の良性肝嚢胞で、胎生期の前腸由来と考えられている。
- 線毛性前腸性嚢胞は組織学的にその内面を線毛性上皮細胞で覆われているのが特徴的であり、線毛上皮から分泌される粘液によって嚢胞性腫瘤を形成し、内部に石灰化成分や血液を有する場合もある。
- 多くが無症状であり、他の目的で施行された画像検査等で偶発的に発見されることが多い。
- 90％以上が肝S4の肝被膜直下に発生し、そのほとんどが類円形で孤立性である。
- 多くは無症候性で臨床的意義は低いが、稀に緩徐に増大し腹痛を訴える例がある。また、その場合は嚢胞内から扁平上皮癌が発生する場合がある。

超音波所見

- 類円形、孤立性の肝嚢胞
- ほとんどが肝S4に発生
- 通常は無エコーだが、出血等を反映し低エコーで描出される場合もある

典型例画像

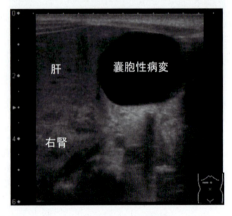 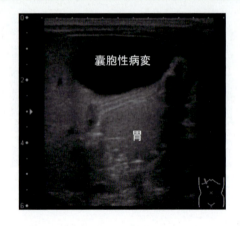

日齢2　女児　線毛性前腸性肝嚢胞

　線毛性前腸性肝嚢胞は発生学的に前腸に由来するため、身体の正中近傍に発生し、肝では正中である肝左葉内側区の発生が多い。線毛性前腸性肝嚢胞の壁や内容物は通常の嚢胞とは異なるが、US画像上では被膜が描出できるのみであるため通常の肝嚢胞と同様に被胞化された無エコーの腫瘤として描出される。多くが類円形、孤立性で、通常の嚢胞と比較すると低エコーで描出される割合がやや多いが、画像上は通常の嚢胞と線毛性前腸性肝嚢胞との区別は困難である。小児、特に乳幼児の場合は肝S4に孤立性嚢胞を認めた場合は線毛性前腸性肝嚢胞の可能性が高い。

検査の進め方

 ### 肝内の囊胞性病変の有無を確認する

線毛性前腸性肝囊胞は孤立性、類円形であることが多く、内部は無エコーで比較的容易に確認できることが多い。内部エコーを伴う場合があるが描出が困難である場合は少ない。

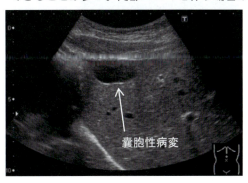

14歳　女児　線毛性前腸性肝囊胞疑い
肝 S4 に約 32×26×22 mm の囊胞性病変を認めた。形状は類円形、内部は無エコーで描出され、肝内にはこの他に囊胞性病変は認めなかった点も考慮すると、線毛性前腸性肝囊胞が鑑別にあがる。

 ### 囊胞性病変の位置、内部の正常を確認する

線毛性前腸性肝囊胞はそのほとんどが肝 S4 の被膜直下に存在する。また肝 S4 から肝外へ突出するような形態を示す場合もある。

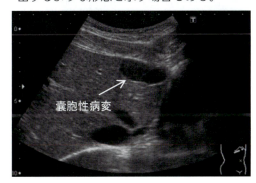

14歳　女児　線毛性前腸性肝囊胞疑い
上記と同症例。肝 S4 の囊胞性病変は被膜直下に位置していることが確認できた。類円形、孤立性で S4 被膜直下にする囊胞性病変であるため、線毛性前腸性肝囊胞が強く疑われる所見といえる。

 ### 内部エコーを伴う場合は、ドプラを用いて血流の評価を行う

内部エコーを伴うものや出血を伴うものでは、しばしば充実性腫瘤との鑑別が問題になる。そのためドプラにて腫瘤内部に血流信号がないことを確認しておく。

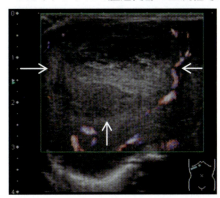

日齢13　女児　線毛性前腸性肝囊胞
B モード画像だけでは肝芽腫等も鑑別から外せない超音波画像である。腫瘤の辺縁部分に血流を認めているが、腫瘤内部には全く血流を認めていない。少なくとも多血腫瘤は否定的と考えることができる。

実際の症例

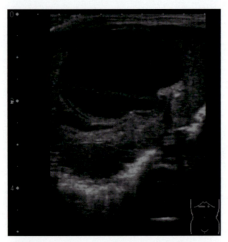

日齢6　女児　線毛性前腸性肝嚢胞

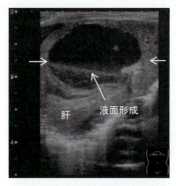

持続する貧血の原因検索目的でUS施行、肝S4を中心とする嚢胞性病変を認めた。嚢胞内部には液面形成を認め、嚢胞内出血が疑われる所見であった。

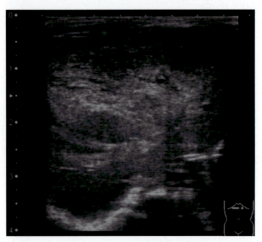

日齢13　女児　線毛性前腸性肝嚢胞

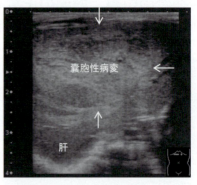

上記と同症例。経過観察目的にて施行したUSで既知の嚢胞性病変の内部はエコーレベルの上昇、不均質化を認め、出血後の凝血に伴う変化と考えられた。嚢胞内出血による貧血の可能性が高く、摘出術が施行された。

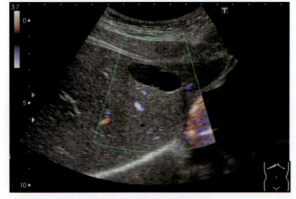

14歳　女児　線毛性前腸性肝嚢胞疑い

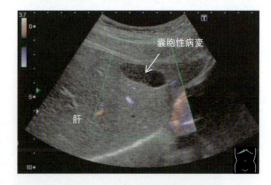

腹痛精査で施行した超音波検査で、肝S4に偶発的に嚢胞性病変を認めた。肝S4に孤立して認められる嚢胞性病変であり線毛性前腸性肝嚢胞を鑑別にあげ、経過観察時には増大傾向の有無や内部エコーの変化を念頭におく必要がある。

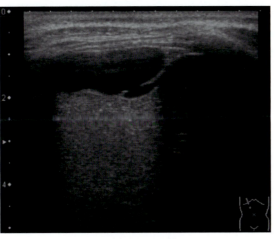

11歳　女児　線毛性前腸性肝嚢胞

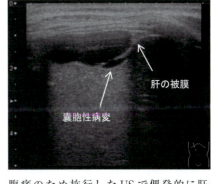

腹痛のため施行したUSで偶発的に肝S4に嚢胞性病変を認めた。嚢胞は肝被膜の外側へと突出するように存在しており、内部は明瞭な無エコーで描出されていた。

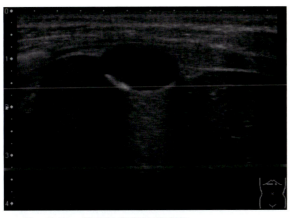

11歳　女児　線毛性前腸性肝嚢胞

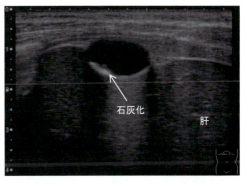

上記と同症例。少し位置を変えると嚢胞内部に音響陰影を伴う石灰化と思われる高輝度構造物が描出された。肝内にその他の嚢胞性病変は認めず、嚢胞内に石灰化を伴った線毛性前腸性肝嚢胞を疑った。

☞ Point ☜

- 線毛性前腸性肝嚢胞の嚢胞壁は内側から順に被膜上皮、上皮下結合織、平滑筋層、線維性被膜の4層構造が特徴的であるが、これらをUSで描出、分解することは困難である。
- 線毛性前腸性嚢胞は肝の他に頸部、口腔、縦隔、肺、膵、食道、胃に発生することが知られている。

5. 肝海綿状血管腫

- 肝海綿状血管腫（cavernous hemangioma）は様々な大きさの血管腔からなる非上皮性腫瘤で、境界は明瞭、割面はスポンジ状であり、被膜はない。
- 成人も含めると肝の良性腫瘍の中で最も多く、通常単発性で多発性は約10〜15%程度である。あらゆる年齢層でみられ、やや女性に多い。
- 大きさは数mmのものから肝全体を占めるものまで様々である。
- 臨床意義は少なく無症状のものが多いが巨大な血管腫では腫瘍内の出血をきたすことがある。また、腫瘍内の血栓形成により血小板や凝固因子が消費され消費性血液凝固障害（Kasabach-Merritt症候群）を引き起こすことがある。

超音波所見

- 形状は円形、楕円形〜不整形まで様々
- 内部エコーは高エコー〜低エコー、均質〜不均質と様々
- marginal strong echo
- 腫瘤内部のエコーレベルの変化を認める
  （chameleon sign、wax and wane sign、disappearing sign）
- 血流信号は乏しく描出されることが多い

典型例画像

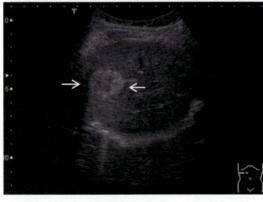 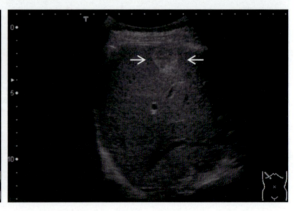

14歳　女児　肝海綿状血管腫

　海綿状血管腫は腫瘍径2cm以下では均質で高エコーに描出されることが多いが、2cmを超えると高低エコーが混在し不均質に描出される傾向にある。形状は類円形〜不整形まで様々であるが、被膜は認めず、肝との境界部分に細かな凹凸が認められる。海綿状血管腫の外縁部分を縁取るように線状の高エコーを認めることがあり、marginal strong echoと呼ばれる血管腫の特徴的所見である。海綿状血管腫はUS画像上にて内部のエコーレベルが変化することが知られており、内部エコーの変化を記録できれば肝海綿状血管腫と鑑別できる。腫瘍内のエコーレベルの変化が体位変換による場合はchameleon sign、経時的に変化する場合はwax and wane sign、用手的に圧迫を加えて変化する場合はdesappearing signと呼ばれる。

検査の進め方

✓ 肝内に腫瘤性病変を検索する

海綿状血管腫の内部エコーは高エコーから低エコーまで様々である。肝と同等のエコーレベルの場合もあり、その場合は腫瘤に気付きにくいため慎重に腫瘤の検索を行う。

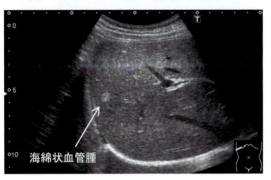

12歳　女児　肝海綿状血管腫
肝右葉に認めた海綿状血管腫の画像である。腫瘤に被膜は認めず内部は均質な高エコーで描出され、辺縁部には全周性に細かな凹凸が確認できる。海綿状血管腫の典型的な画像といえる。

✓ 腫瘤内部の血流信号を評価する

海綿状血管腫の典型例ではドプラにて内部に点状の血流信号が散見される程度であるが、血管腫内部の血流速度が速く豊富な血流信号が確認できる例もある。

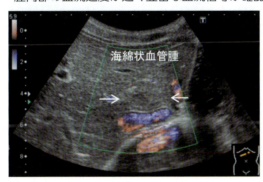

14歳　女児　肝海綿状血管腫
海綿状血管腫内の血流信号は少ないながらも既存の脈管形態とは異なり、点状の血流信号が散見され典型的なドプラ画像を呈している。

✓ 時間をあけて観察する、体位変換をしてみる

肝内の腫瘤性病変について、エコーレベルの変化が確認できれば肝海綿状血管腫と判断できる。一度観察を行った後、数分経ってから観察する、体位変換してみる、プローブで圧迫してみる、等によって腫瘤内のエコーレベルの変化が確認できることがある。

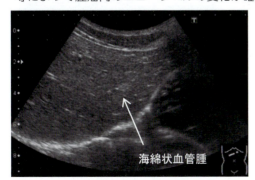

10歳　女児　肝海綿状血管腫
S4に海綿状血管腫を疑う淡い高エコー腫瘤を認めている。海綿状血管腫はエコーレベルが変化することがあるため、逆に肝実質と同等のエコーレベルとなり、確認できなくなることがある。

実際の症例

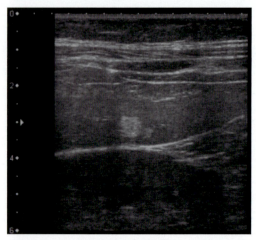

12歳　女児　肝海綿状血管腫

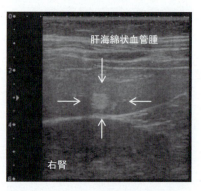

肝右葉の高エコー腫瘤を高周波リニアプローブで観察している。大きさ約 8 mm 程度の腫瘤で、不整形、辺縁に軽度の凹凸を認め、被膜は認めない。肝海綿状血管腫の典型的な所見を呈している。

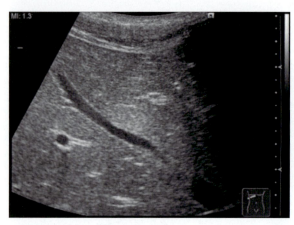

13歳　女児　肝海綿状血管腫

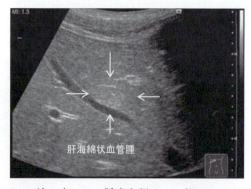

S4 に淡い高エコー腫瘤を認め、一部で marginal strong echo を疑う線状の高エコーも確認できる。内部は肝実質よりもエコーレベルがやや高い程度であるため、安易に観察していると見逃す可能性がある。

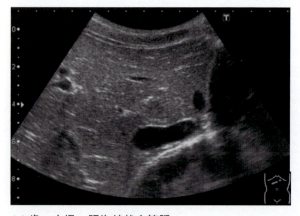

14歳　女児　肝海綿状血管腫

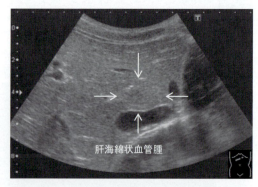

腫瘤内部は肝とほぼ同等であるため、見逃さないように注意深く検索を行う必要がある。腫瘤周囲の marginal strong echo に気付ければ海綿状血管腫を疑うことができる。

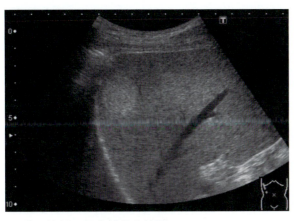

15歳　女児　肝海綿状血管腫

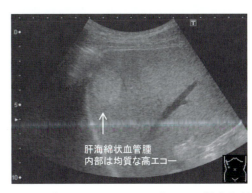

肝S8に約34×32×28 mmの高エコー腫瘤を認めた。境界明瞭、類円形、被膜は認めず、内部は均質な高エコーで描出され肝海綿状血管腫が疑われる所見と考えた。

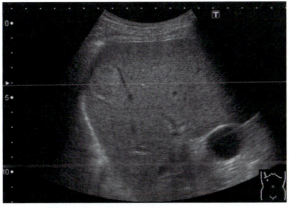

15歳　女児　肝海綿状血管腫

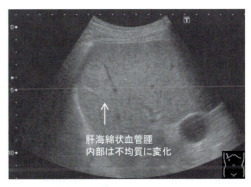

上記と同症例。肝の他の領域や他の臓器の評価を行った後、再度S8の腫瘤を観察すると、腫瘤内部が不均質に変化していた。経時的な海綿状血管腫内のエコーレベルの変化を認め、wax and wane signであり、海綿状血管腫と判断できた。

👉 Point 👈

- 肝海綿状血管腫は小児においては頻度の高い腫瘤ではないが、肝血管内皮腫と混同しないように理解、把握しておくことが大事である。
- 国際血管腫・血管奇形学会（ISSVA）による分類で体表領域における血管腫と血管奇形について明確に分類された。この分類では各臓器における分類はWHO分類に基づくとされているため肝海綿状血管腫と呼ばれているが、肝海綿状血管腫は腫瘍ではなく静脈奇形の一種であると考えられている。

疾患別超音波検査

6. 肝血管内皮腫

- 肝血管内皮腫（infanitile hemangioendothelioma）は小児肝腫瘍の 13 ～ 22％ を占める良性の血管原生腫瘍である。
- 50 ～ 85％ は生後 6 か月以内に発症し、男女比は 1：2 で女児に多い。
- 典型例では生後 6 か月以内に発症し、生後 6 か月 ～ 1 歳程度で一過性に増大する。その後 10 歳程度までにかけて徐々に退縮する。
- 50％ 以上の症例で皮膚の血管腫を合併する。
- 単発性の肝血管内皮腫は比較的少なく、多発性腫瘍の場合が多い。
- 巨大な血管内皮腫では腫瘍内の出血をきたすことがある。また、腫瘍内の血栓形成により血小板や凝固因子が消費され消費性血液凝固障害（Kasabach-Merritt 症候群）を引き起こすことがある。

超音波所見

- 腫瘤に被膜は認めない
- 腫瘤内部は低エコー～高エコー、混在エコーと様々
- 形状は円形・楕円形～不整形と様々
- 腫瘤内に豊富な拍動性血流信号を伴う

典型例画像

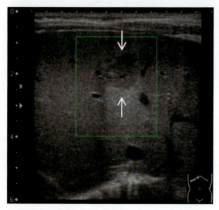

3 か月　男児　正常例

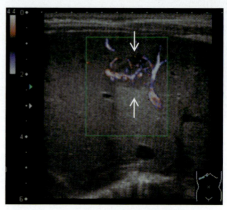

0 歳 3 か月　男児　血管内皮腫

　乳児の肝血管内皮腫は比較的頻度の高い良性腫瘍で多発性腫瘍の場合が多い。被膜は認めず境界は明瞭、円形・楕円形～不整形、内部は低エコー～高エコーと、その超音波所見は様々であり、B モード画像所見は海綿状肝血管腫と類似する。ドプラでは腫瘍内部に豊富な拍動性血流信号が描出されるのが特徴的である。腫瘍内血流の評価は鑑別に有用な情報となるため US では啼泣下であっても血流信号の描出に努める。一般的に生後 6 か月以内に発症し、1 歳程度までに一過性の増大を認めた後、数年かけて徐々に退縮する。そのため経過観察では経時的に腫瘤の径の変化を確認することが重要である。

検査の進め方

肝内に腫瘤性病変を検索する
血管内皮腫は被膜を認めない。内部は腫瘤が小さい程均質、大きい程不均質な傾向にあり、低エコーから高エコーまで様々である。単発性腫瘤のこともあるが多発性腫瘤のことが多い。

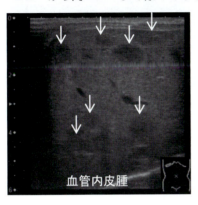

日齢7　男児　肝血管内皮腫
肝内に多数の腫瘤を認め、いずれも被膜は認めず境界明瞭、内部は均質な低エコーで描出されている。年齢、US所見のいずれから考えても血管内皮腫は鑑別にあげるべきである。

腫瘤内部の血流信号を評価する
血管内皮腫は内部に豊富な拍動性血流信号を認めることが多い。啼泣下でパルスドプラによる評価が困難であってもカラードプラ上で拍動性血流信号が確認できることが多い。

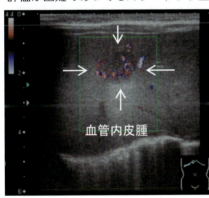

0歳3か月　男児　肝血管内皮腫
腫瘤内部に豊富な血流信号を認めている。本画像も啼泣下のものであるが、血管内皮腫は非常に血流豊富であるため、ドプラで持続的に観察していると豊富な血流信号を記録できることが多い。

肝以外の腹部臓器内に血管腫を検索する
血管内皮腫は肝内に複数存在することが多い。また、肝以外にも血管腫を認めることがあるため、肝以外の腹部臓器全体の腫瘤性病変の有無について検索する。

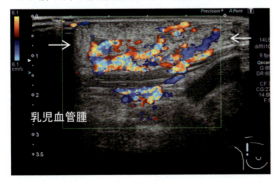

0歳5か月　男児　乳児血管腫
肝内に複数の結節を認め、加えて胸部の皮膚にも乳児血管腫、または先天性血管腫を疑う結節が複数確認できた。皮膚の血管腫を疑う結節を伴っていることからも、肝腫瘤は血管内皮腫の可能性が高いと考えた。

実際の症例

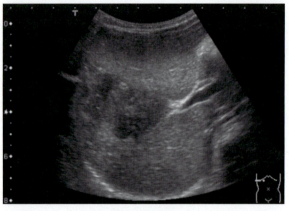

0歳6か月　男児　肝血管内皮腫

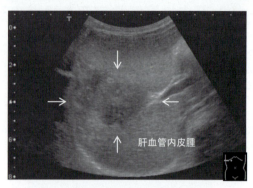

胎児エコーで軽度の水腎症を認めており、経過観察の超音波検査で偶発的に肝腫瘍が発見された。腫瘍は被膜を認めず不整形、内部不均質で豊富な血流信号を伴い、血管内皮腫が鑑別にあがった。MRIや造影CT検査も施行され、血管内皮腫疑いとなった。

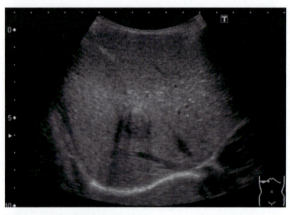

2歳　男児　肝血管内皮腫

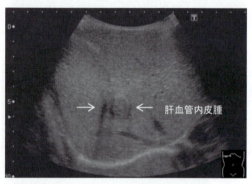

上記と同症例。2歳時の経過観察の超音波画像である。腫瘤に対しては無治療であったが、腫瘍は著明な縮小傾向を示していた。

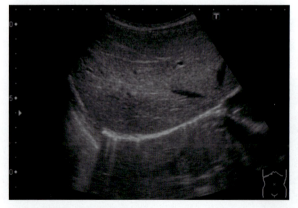

9歳　男児　肝血管内皮腫

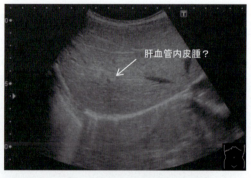

上記と同症例。9歳時の経過観察の超音波画像では肝実質の不均質な領域は確認できるものの、明らかな腫瘤性病変は指摘できなくなっていた。

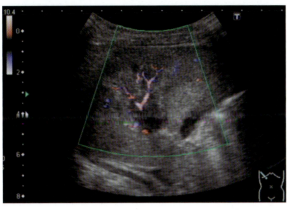

0歳11か月　男児　肝血管内皮腫

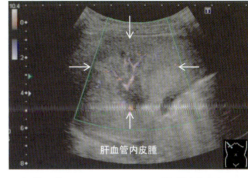

肝右葉に約65×58×40 mmの単発腫瘤を認めた。腫瘤は被膜を認めず不整形、境界不明瞭、内部不均質、カラードプラにて腫瘤内部の豊富な拍動性血流信号が確認でき、肝血管内皮腫を疑う所見と考えた。

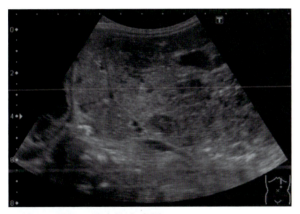

日齢5　男児　肝血管内皮腫

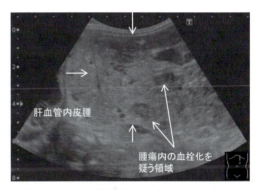

胎児エコーで肝腫瘍が指摘され、出生後のUSでは肝下面から腹腔内へと突出する内部に血栓化を伴う巨大腫瘤を認めた。血小板減少が持続、Kasabach-Merritt症候群の危険性があると判断され、摘出術が施行された。

☞ Point ☞

- 肝臓、皮膚の他にも、肺、消化管、膵臓、胸腺、脳に血管腫病変を合併することがある。
- 肝血管内皮腫は良性腫瘍であるが巨大腫瘤でKasabach-Merritt症候群を引き起こした場合は時として致命的となる。
- Bモード画像の超音波所見は海綿状肝血管腫と類似するが、chameleon sign等の腫瘤内部の輝度の変化を認めることはない。
- 肝血管内皮腫は時として血清α-フェトプロテイン（AFP）が高値を示すことがあり、この場合は肝芽腫との鑑別が問題になる。

7. 肝芽腫

- 肝芽腫（hepatoblastoma）は小児期で最も多い肝の悪性腫瘍であり、そのほとんどは5歳までに発症し、全体の2/3は2歳までに発症する。
- 肝芽腫は通常、肝内の単発性腫瘤として発症するが、20％程度の症例においては多発性、またはびまん性腫瘤として発症する。
- 初発症状は腹部腫瘤、腹痛、発熱が多く、食思不振、体重減少、貧血を認めることもある。
- 腫瘍マーカーとして血清α-フェトプロテイン（AFP）がほぼ全例で高値を示し、血小板増多、高コレステロール血症もしばしばみられる。
- 肝芽腫の病期分類として PRETEXT 分類（Pretreatment Extent of Disease System）がある。PRETEXT 分類の違いによって治療方針が異なるため、分類の評価を念頭においた検査が非常に重要になる。

超音波所見

- 多くは単発腫瘤（20％程度が多発、またはびまん型）
- 形状は類円形、多角形、境界明瞭で被膜を有する
- 大きい腫瘤であるほど内部は不均質
- 腫瘤内に豊富な血流信号を認める

典型例画像

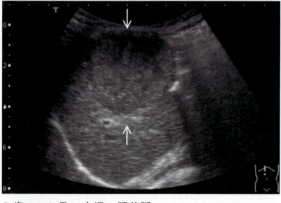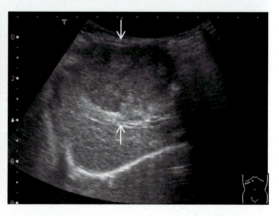

0歳11か月　女児　肝芽腫

　肝芽腫は類円形で境界明瞭、被膜を有し、内部は不均質で肝実質よりもやや低エコーで描出されることが多い。初回発見時は巨大肝腫瘤であることが多く、一般的に腫瘤の有無についての確認は容易である。腫瘤内部には豊富な拍動性血流が認められるため、Bモード画像は HCC の所見に類似する。超音波画像のみで肝芽腫と肝細胞癌の鑑別は困難であることも少なくないが、肝芽腫はほとんどが5歳以下で発症する。一方、肝細胞癌は10歳以降での発症が多いため、臨床で鑑別が問題となることはあまりない。肝芽腫は小児肝腫瘍の中でも最も頻度が高い腫瘍であるため、肝に腫瘤性病変を認めた場合は必ず肝芽腫を念頭において検査をすすめる。

検査の進め方

 ### 肝内に腫瘤性病変を検索する

肝芽腫の初回発見時は数〜十数 cm 程度の比較的大きな腫瘤として発見されることが多く、腫瘤の発見自体は容易であることが多い。

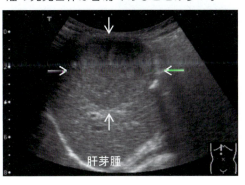

0歳 11 か月　女児　肝芽腫
肝右葉前区域に約 55×51×47 mm の腫瘤性病変を認めている。境界明瞭な類円形の腫瘤であり、腫瘤に気付くのは比較的容易である。腫瘤の B モード所見や年齢から考慮して肝芽腫が疑われる。

 ### 腫瘤内部の血流信号を評価する

肝芽腫は多血腫瘤であり腫瘤内部に豊富な血流信号を認める。肝芽腫は比較的大きな腫瘤として存在するため、腫瘤の周囲を取り囲むような血流信号も確認できることが多い。

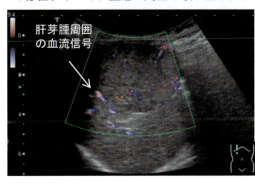

0歳 11 か月　女児　肝芽腫
画像でドプラの流速レンジは 9.4 cm/s と高めの設定であるが、それでも腫瘤内部に豊富な血流信号を認めている。乳幼児の検査では啼泣により血流評価が困難になる場合も多く、適宜流速レンジを調整する必要がある。

 ### 腫瘍の存在する範囲を確認する。

門脈、肝静脈、腫瘤の位置関係を把握し、肝腫瘤が肝臓のどの範囲に存在しているのかを確認する。その際、腫瘤の脈管内への進展の有無についても確認しておく。

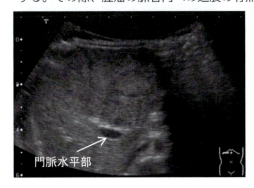

0歳 11 か月　女児　肝芽腫
腫瘍は門脈左枝臍部の右側に、門脈水平部よりも腹側に、門脈右枝前区域枝より左側に存在していた。左葉内側区に限局していると推察され、PRETEXT I 期の肝芽腫を疑う。

実際の症例

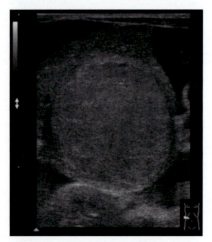

0歳10か月　女児　肝芽腫

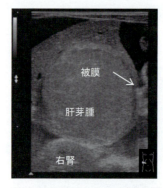

低体重出生児、心室中隔欠損症にて経過観察中であった。その他の奇形精査目的で施行したUSで肝右葉後区域に約36×32 mmの腫瘤性病変を認めた。

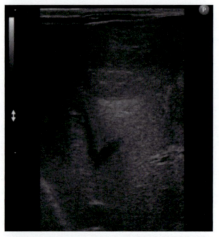

0歳10か月　女児　肝芽腫

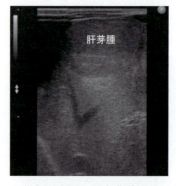

上記と同症例。肝右葉前区域にも同様の腫瘤を認めた。腫瘤は境界明瞭、被膜を認め内部は肝よりも低いエコーレベルで描出された。左葉外側区、内側区には腫瘍は確認できずPRETEXT Ⅱ期の肝芽腫と考えられた。

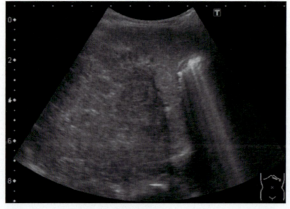

0歳9か月　男児　肝芽腫

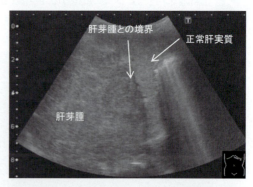

腹部膨満感を主訴に来院、USが施行された。左葉外側区では最外側部分に正常肝組織が確認できる以外は全て腫瘤に置換されていた。

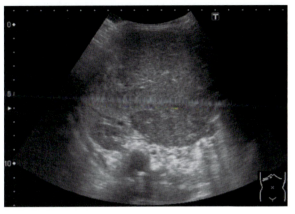

0歳9か月　男児　肝芽腫

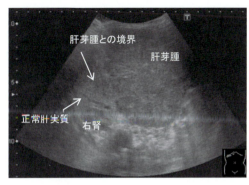

上記と同症例。腫瘤は左葉内側区、右葉前区域、右葉後区域の全ての領域において確認できた。PRETEXT Ⅳ期の肝芽腫と考えられた。

図1　PRETEXT分類（文献26）より改変）

Ⅰ期	連続3区域腫瘍なし	
Ⅱ期	連続2区域腫瘍なし	
Ⅲ期	連続2区域の正常区域なし	
Ⅳ期	正常区域なし または肝門部病変	

肝左葉を外側区と内側区、右葉を前区域と後区域に分け、腫瘍が存在する範囲によってⅠ期からⅣ期に分類する。
Ⅰ期：腫瘍は1区分のみに浸潤し、隣接する肝臓3区分に腫瘍は存在しない。
Ⅱ期：腫瘍は隣接する2区域に浸潤し、残りの隣接する2区分には腫瘍は存在しない。
Ⅲ期：腫瘍は隣接する3区分または隣接しない2区分に浸潤し1区分、または隣接しない2区分には腫瘍は存在しない。
Ⅳ期：腫瘍は4区分全てに浸潤し腫瘍のない区分はない、または肝門部病変を認める。

☞ Point ☜

- 低体重出生児は肝芽腫の発生が通常の約20倍程度と高率であることが知られている。
- 小児において肝に腫瘍を認めた場合は肝芽腫を念頭において検査をすすめる。肝芽腫を疑った場合はPRETEXT分類を念頭においた治療方針が施行されることを考慮し、クイノー分類のどの領域に腫瘤が存在するかを可能な限り把握しておく。

8. 肝細胞癌

- 肝細胞癌は肝原発の悪性腫瘍で、小児の場合は肝臓にB型慢性肝炎、糖原病、胆汁うっ滞性肝硬変、ヘモクロマトーシス等の基礎疾患を有していることがほとんどである。
- 小児の肝悪性腫瘍としては肝芽腫に次いで多い。
- 一般的に肝細胞癌を発症しても臨床症状は認めないことが多い。
- 肝細胞癌は一般的に5歳以上に発症し、多くが10歳以降の発症である。
- 80％以上の症例で血性α-フェトプロテイン：AFPの上昇を認める。
- 肝細胞癌の画像所見は肝芽腫と類似する。

超音波所見

- 境界明瞭で被膜を有する（結節型）
- 腫瘍の境界が不明瞭なことがある（塊状型、びまん型）
- mosaic pattern（nodule in nodule：tumor in tumor）
- basket pattern

典型例画像

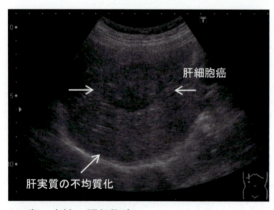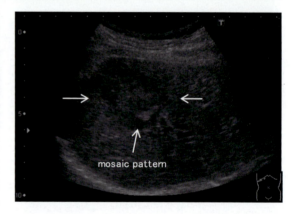

21歳　女性　肝細胞癌

　小児の肝細胞癌の超音波所見は成人のものと相違はない。肝細胞癌は肉眼的形態により結節型、塊状型、びまん型があり、結節型では被膜を有し境界明瞭であるが、比較的大きな腫瘍にみられる塊状型、びまん型では肝実質との境界が不明瞭な部分が存在する。腫瘍内部には分化度の違いを反映したエコーレベルの違う領域が存在し、これを反映した高、等、低エコーが混在している所見をmosaic patternと呼ぶ。高分化な肝細胞癌では超音波検査で血流信号を確認できない場合も少なくないが、脱分化した古典的肝細胞癌では腫瘍周囲を取り囲み腫瘍内へと供給される豊富な拍動性血流がドプラで確認できることがあり、この所見はbasket patternと呼ばれる特徴的な所見である。

検査の進め方

 背景の肝の状態を評価する

小児の肝細胞癌の場合、ほとんど症例で肝に基礎疾患を有する。検査前に肝の基礎疾患の有無を確認し、超音波所見にて肝実質の不均質化、肝縁の鈍化、凹凸の有無等の所見から、肝炎や肝の線維化の有無について評価する。

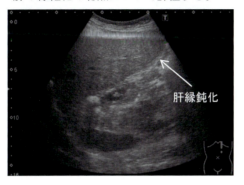

14歳　女児　B型慢性肝炎
肝実質は不均質に描出され、肝縁の鈍化を伴っている。B型肝炎ウイルスキャリアであり、超音波所見も考慮すると慢性肝炎、肝線維症を伴っている可能性が高い。

 肝内に腫瘤性病変を検索する

基礎疾患を有する肝に腫瘤を認めた場合は肝細胞癌を念頭において検査をすすめる。肝細胞癌は全周性に被膜を有し境界明瞭で描出される結節型、部分的に境界不明瞭な塊状型、全周性に境界不明瞭なびまん型があり、境界不明瞭な場合があるため注意して検索する。

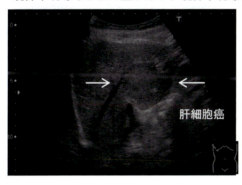

21歳　女性　肝細胞癌
もともとB型慢性肝炎が知られており、経過観察中に肝に腫瘤性病変を認めた。そのため、腫瘤性病変を認めた段階で肝細胞癌を念頭において検査をすすめた。

 腫瘤自体の評価を行う

腫瘤を認めた場合は、腫瘤の数、大きさ、位置、被膜の有無、内部エコー、血流の多寡を評価し、肝細胞癌の鑑別をすすめる。

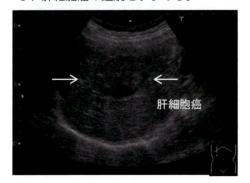

21歳　女性　肝細胞癌
肝S5の約41×38×36 mmの腫瘤には被膜が確認でき境界明瞭、類円形、腫瘤内部は低エコー領域と高エコー領域が混在して描出され、mosaic patternの所見を呈している。背景肝実質も不均質で肝細胞癌を疑う所見である。

実際の症例

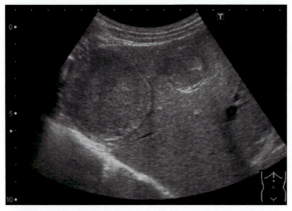

26歳　男性　肝細胞癌

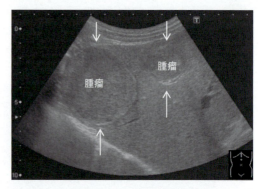

出生時、垂直感染にてB型肝炎ウイルスキャリアとなり、1年に一度US検査で経過観察を行っていた。26歳時のUS検査で肝に2つの腫瘍性病変を認めた。

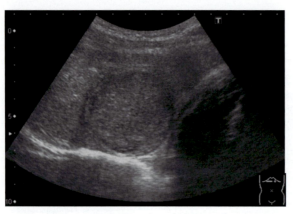

26歳　男性　肝細胞癌

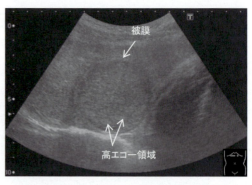

上記と同症例。大きい方の腫瘍は約56×55×51 mm、類円形、境界明瞭、全周性に被膜を有する腫瘍として描出されている。内部には一部高エコーで描出される領域も確認できる。

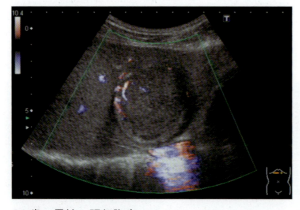

26歳　男性　肝細胞癌

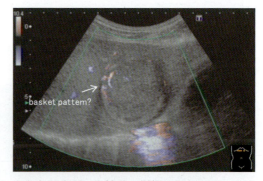

上記と同症例。心拍動の影響がありドプラの流速レンジはやや速めに設定しているが、腫瘍を取り囲むように走行し腫瘍内へと流入する拍動性血流信号が確認でき、basket patternを疑う所見と考えた。

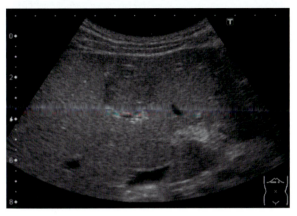

26歳　男性　肝細胞癌

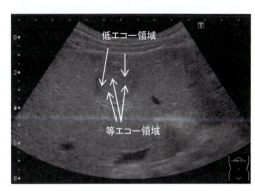

上記と同症例。小さい方の腫瘤は約26×24×24 mm、全周性に被膜を有する境界明瞭な類円形の腫瘤で、内部には低エコー領域と等エコー領域が混在し不均質に描出された。

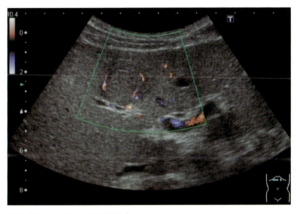

26歳　男性　肝細胞癌

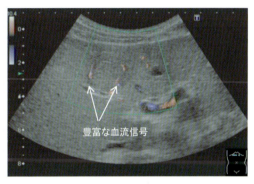

腫瘤性病変の内部には明らかなbasket patternには描出されないものの、豊富な血流信号が確認できた。2つの腫瘤共に古典的肝細胞癌を疑った。

> ☞ **Point** ☞
> - 本邦における2000年以降の小児B型慢性肝炎の感染経路は約80%が母子感染、約10%が家族内感染であり、小児C型感染はほぼ全例が母子感染である。
> - 本邦では1986年以降、母子感染予防対策が導入され、小児のHBVキャリアは激減している。
> - 肝細胞癌は肝芽腫と画像所見が類似するが、好発年齢が異なるため実際の診療の現場で鑑別が問題となることは少ない。
> - mosaic patternは腫瘍内部に分化度の違う領域が混在する肝細胞癌の特徴的所見であるため、比較的小さな肝細胞癌、高分化型肝細胞癌では認められない。
> - 高分化型肝細胞癌や脱分化直後の肝細胞癌では腫瘍周囲に高エコー領域が描出されるbright loop patternと呼ばれる特徴的所見がある。

II　検査各論　① 肝　臓　参考文献

1) 横田京子, ほか：超音波断層像による小児の肝計測. 超音波医学, 27: 973-980, 2000.
2) 北見昌広：小児超音波の基準値と正常像. 小児科診療, vol.76 No.10: 1511-1518, 2013.
3) 金川公夫, 河野達夫：小児超音波診断のすべて, メジカルビュー社, 2015.
4) 日本肥満学会：小児肥満症診療ガイドライン 2017. ライフサイエンス出版, 2017.
5) 虻川大樹：小児の NAFLD と NASH. 小児内科, 44: 917-921, 2011.
6) 日本肝臓学会 編：NASH/NAFLD の診療ガイド 2010. 文光堂, 2010.
7) 大浦敏博, ほか：シトリン欠損症. 小児科診療, (6)：805-811, 2016.
8) 原田大, ほか：ウイルソン病（Wilson病）. 肝胆膵, 73 (6)：963-969, 2016.
9) 川井夫規子 他．超音波組織性状診断に関する研究－ヒト鉄沈着肝の周波数依存減衰およびエコー輝度の検討－. J Med Ultrasonics Vol.24 No.1, 1997.
10) 桶谷真：ウイルス肝炎の疫学－劇症肝炎：治療学, vol.44 no.9, 2010.
11) 佐藤彰宏：肝炎－劇症肝炎. 肝胆膵, 43 (6)：1142-1143. 2001.
12) 持田智：急性肝炎・劇症肝炎の最近の動向と診断・治療. Medical practice vol.27 No1, 2010.
13) 持田智, ほか：我が国における「急性肝不全」の概念．診断基準の確立：厚生労働省科学研究費補助金（難治性疾患克服研究事業）「難治性の肝・胆道疾患に関する調査研究」班, ワーキンググループ -1, 研究報告, 肝臓, 52: 393-398, 2011.
14) 加村毅：細菌性・アメーバ性肝膿瘍. 肝胆膵, 第 49 巻 5 号 849-852, 2004.
15) 荒川泰行：肝膿瘍、肝寄生虫. 総合臨床 2007（vol.56）増刊 データで読み解く内科疾患. 376-381.
16) Moyer.M, et al: Hepatic abscess: Pediatric Infectious Disease. Principles and practice, 2nd, 953-969, 2002.
17) Pereira, F, et al: Pathology of pyogenic liver abscess in children. Pediatr Dev Pathol, (2)：537-543, 1999.
18) 万波智彦, ほか：線毛性前腸性肝嚢胞（ciliated hepatic foregut cyst）の一例：本邦報告例 24 例の検討. 日本消化器病学会雑誌, 105（2）：235-243, 2008.
19) 内田広夫：幽門狭窄症. 小児科診療, 74（4）669-672. 2011.
20) Forman HP: A rational approach to the diagnosis of hypertrophic pyloric stenosis: do the results match the claims? J Pedeatr Surg 25: 262-266. 1990.
21) 中沼安二：肝臓の病理形態の理解と診断 肝臓へのアプローチ－海綿状血管腫－. 肝胆膵, 71（2）：349-351, 2015.
22) 山本奈都子 ほか：肝海綿状血管腫－非典型例を中心に－. 消化器画像, 3: 11-15, 2001.
23) Stocker JT: Hepatic tumors in children. Clin Liver Dis. 5: 259-281, viii~ix, Review, 2001.
24) 宮坂実木子, ほか：腹部腫瘤. 総合臨牀, 54: 1149-1161, 2005.
25) 野坂俊介：肝血管内皮腫. すぐわかる小児の画像診断, 第 1 版, 秀潤社, p284-285, 2003.
26) 小児肝癌に対する JPLT-2 プロトコール 臨床第 II 相試験. 平成 18 年 4 月作成（研究代表者　檜山英三）.
27) 宮嵜治：画像による悪性腫瘍の病期診断 2010－小児－. 臨床画像, Vol.26, No.4 増刊号 198-211, 2010.
28) 池田均, ほか：低出生体重児と肝芽腫：疫学研究から基礎研究へ. 日本周産期・新生児医学会雑誌, 41: 699-702, 2005.
29) 辻本文雄：小児超音波診断. 臨床画像, vol.27, 220-243, 2011.
30) Komatsu H, et al: Transmission route and genotype of chronic hepatitis B virus infection in children in Japan between 1976 and 2010: a retrospective, multi-center study, 2014.
31) 田尻仁：厚生労働科学研究費補助金 難治・がん等疾患分野の医療実用化研究事業 小児期のウイルス性肝炎に対する治療法の標準化に関する研究 平成 25 年度総括・分担研究報告書, 2014.
32) 白木和夫：わが国における B 型肝炎母子感染防止の経緯と universal vaccination の必要性について. 小児感染免疫, Vol.21 No.2, 2009.

2 胆嚢・胆道系

- 胆道のUS検査では胆嚢の評価と胆管の評価が基本になる。
- 体格にもよるが0〜2歳程度までは高周波リニアプローブで胆道全域を詳細に評価可能である。
- 胆嚢の評価としては、胆嚢の形態異常の有無、胆嚢の大きさ、壁肥厚の有無、内腔の異常陰影の有無の評価を行う。
- 胆管の評価としては、肝内、肝外胆管について形態異常の有無、拡張の有無、壁肥厚の有無、内腔の異常陰影の有無の評価を行う。
- 右肋間走査や、正中から右側にかけての肋骨弓下走査にて多方向から観察を行う。
- 仰臥位でも十分に評価可能である場合が多いが、消化管ガスの影響が強い場合等で描出が不良な場合、左側臥位にすることで明瞭に描出されるようになることがある。

1 走査方法

1-1 胆嚢

1)右肋間走査

- 肝下面が描出される高さで右肋間の角度に合わせてプローブをあて、プローブを扇走査することで胆嚢を描出、観察する操作方法である。
- ほとんどの胆嚢は肋間から描出できるが、肝が肋骨弓よりも尾側まで存在する場合は肋間からの描出ができない場合もある。
- 呼吸止めの協力が得られる場合は呼気の方が描出しやすい。
- 右肋間からの胆嚢の描出、観察は、啼泣下での検査の場合や呼吸止めが不可能な場合等によって肋骨弓下から描出困難な場合に特に有効である。

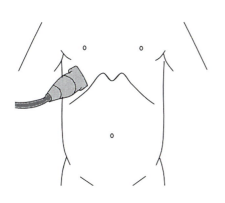
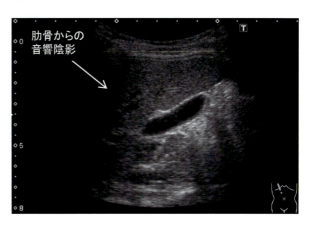

5歳 男児 正常例

胆嚢床がある中肝静脈の尾側を意識しながら肋間の角度に合わせてプローブをあて胆嚢を検索、胆嚢が描出されたら角度を調整し胆嚢長軸像を描出する。画像では通常の右肋間走査から角度調整を行っているため、頭側に肋骨からの音響陰影が確認できる。

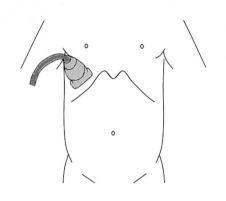
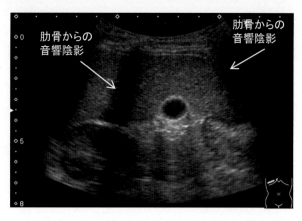

5歳　男児　正常例
　肋間から胆嚢が描出できる場合は、肋骨の角度に対して90°にプローブをあて、胆嚢短軸像を描出する。画像では肋骨の音響陰影の間に胆嚢の短軸像が描出されている。

2) 右肋骨弓下走査

- 右肋骨弓下に胆嚢を描出し、胆嚢の角度に合わせて胆嚢長軸像、胆嚢短軸像を描出する走査方法である。
- 呼吸止めの協力が得られる場合、吸気で息止めを行うと観察しやすくなる。
- 胆嚢床は中肝静脈の尾側に位置するため、中肝静脈の走行を確認しそのまま尾側へと観察をすすめると胆嚢が描出される。
- 右肋骨弓下走査により胆嚢の描出が不良である場合は、仰臥位から左側臥位とすることで胆嚢が明瞭に描出されるようになることがある。

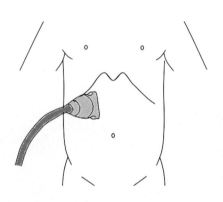
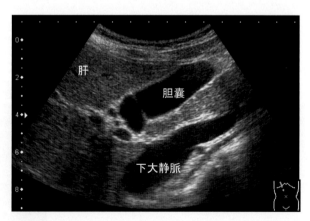

7歳　女児　正常例
　右肋骨弓下縦走査で胆嚢長軸像を描出している。長軸像が描出できたらプローブを左右に水平移動させ胆嚢全体を観察する。

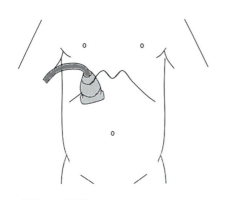
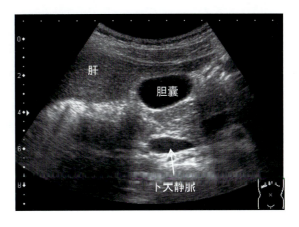

7歳　女児　正常例

肋骨弓下縦走査にて描出された長軸像からプローブを90°回転させ、胆嚢短軸像を描出する。短軸像が描出されたらプローブを上下に移動させ胆嚢全体を観察する。

1-2　胆 管

1）肋骨弓下走査

- 肋骨弓下横走査、縦走査により肝内胆管、肝外胆管を描出する走査方法である。
- 肝内胆管は肝内の門脈枝に並走する管腔構造物として描出される。肝内胆管以外にも動脈も走行しているため、ドプラを用いて血流を認めない管腔構造物が描出されれば肝内胆管であるが、小児の場合は非常に細く確認できない場合も多い。
- 左右肝管は門脈水平部の腹側に並走するように描出される。
- 左右肝管は肝門部で合流し、さらに尾側で胆嚢管と合流して総胆管となるが、胆嚢管との合流部は確認できないことが多い。
- 総胆管は門脈本幹の腹側でやや右側を走行する管腔構造物として描出される。門脈本幹の腹側やや左側には固有肝動脈が走行しているので胆外胆管と見誤らないように注意する。
- 総胆管は膵頭部内を走行しファーター乳頭部へと開口するため、膵頭部が明瞭に描出可能な場合は膵内胆管を同定し、肝側へと観察をすすめてもよい。
- 仰臥位で描出不良な場合は左側臥位とすることで明瞭に描出されるようになる場合がある。

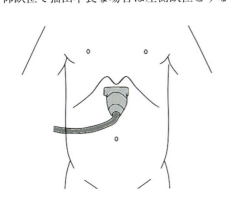
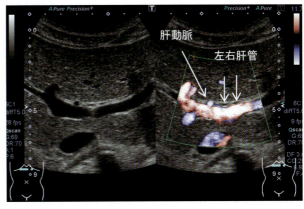

12歳　女児　正常例

肋骨弓下正中横走査で門脈水平部を描出し、その腹側をドプラを用いながら血流信号を伴わない管腔構造物を確認し、左右肝管を同定している。近傍に動脈も走行しているため、混同しないように注意する。

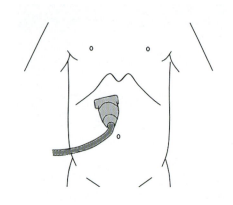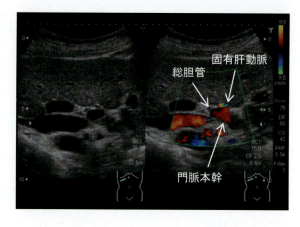

12歳　女児　正常例
　肋骨弓下横走査にて門脈本幹の短軸像を描出し、その腹側に2つの管腔構造物が確認できる。門脈本幹の腹側のやや右側に肝外胆管が、やや左側に固有肝動脈が描出されている。

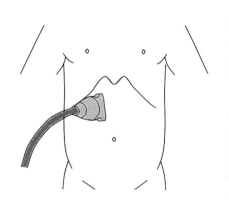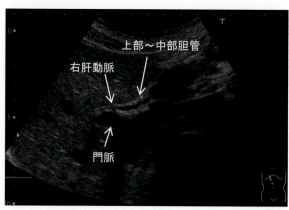

12歳　女児　正常例
　確認できた肝外胆管の位置で肋骨弓下縦走査に変え、胆管の長軸像を描出する。上部から中部胆管はファーター乳頭方向へ進むに従い少しだけ左側に向かって斜めに走行する。

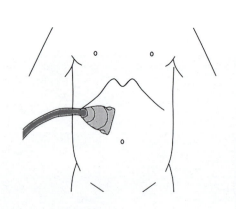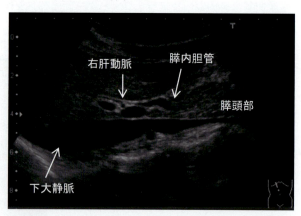

12歳　女児　正常例
　さらに尾側へとプローブをずらし、下部胆管へと観察をすすめる。中部から下部胆管にかけてはファーター乳頭側へと進むに従い、少しだけ右側に向かって斜めに走行する。上部胆管から下部胆管にかけては走行する角度が異なるため全体像を1枚の長軸で明瞭に描出するのは難しい。

2　胆嚢の大きさの評価

　胆嚢の形態は洋なし状を呈しており、内部は無エコーで描出される。胆嚢の大きさは個人差が大きいこともあり、緊満様を呈しているかも合わせて評価する。新生児や乳幼児においては、通常数時間おきに哺乳を行っているため食後胆嚢として描出されることが多い。

　空腹時、胆嚢が拡張した状態での各年齢における胆嚢の径の基準値は以下のとおりである[1]。

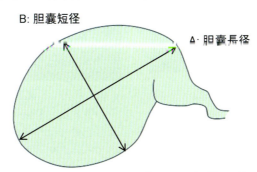

	A：胆嚢長径	B：胆嚢短径
新生児～乳幼児	1.3～3.4 cm（平均 2.5 cm）	0.5～1.2 cm（平均 0.9 cm）
2～16歳	2.9～8.0 cm（平均 5.0 cm）	1.0～3.2 cm（平均 1.8 cm）

3　胆嚢壁の評価

　正常の胆嚢壁の厚みは3 mm未満であり、胆嚢壁の厚みが3 mm以上ある場合は胆嚢壁肥厚とする。
　正常胆嚢でも食後胆嚢では胆嚢壁肥厚を認めるため、最終飲食からどのくらい時間が経っているかを確認し胆嚢壁肥厚の評価を行う。特に新生児や乳幼児の場合は頻繁に哺乳を行っていることが多いため最終哺乳を確認する。胆嚢壁に浮腫性肥厚を認める場合は、胆嚢壁内に low echoic layer と呼ばれる線状の無エコー領域が描出されることがある。胆嚢壁肥厚を認めた場合は、胆嚢壁全体でびまん性に肥厚を認めるのか、限局した壁肥厚を認めるのかを確認する。

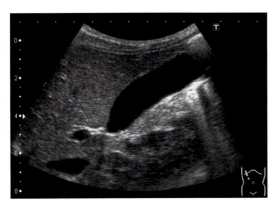

5歳　男児　正常胆嚢
　正常の胆嚢壁は3 mm以下で描出される。空腹時に拡張した胆嚢壁をコンベックスプローブで観察すると、胆嚢壁に厚みは確認できず線状に描出されることが多い。

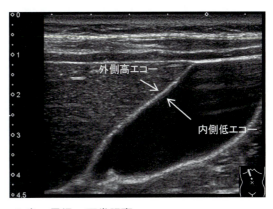

8歳　男児　正常胆嚢
　高周波リニアプローブ等により明瞭に描出される場合は胆嚢壁に粘膜（m）、固有筋層（mp）、漿膜下層（ss）の線維層を反映した内側低エコーと、漿膜下層（ss）の脂肪層および漿膜を反映した外側高エコーが確認できることがある。

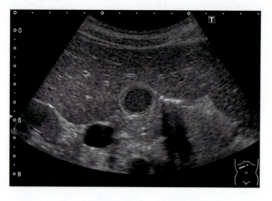 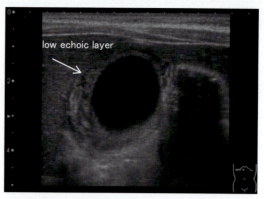

14歳　女児　胆嚢壁肥厚（慢性胆嚢炎）

　正常胆嚢壁は通常 3 mm 未満であるが、食後胆嚢、胆嚢炎、胆管炎、膵・胆管合流異常等の疾患に伴い胆嚢壁が 3 mm 以上に肥厚することがある。画像は胆石発作を複数回繰り返している慢性胆嚢炎の胆嚢壁肥厚（壁厚 3.5 mm）である。

4歳　男児　胆嚢壁浮腫性肥厚（急性肝炎）

　急性肝炎、急性胆嚢炎、胆嚢捻転等の病態により胆嚢壁に浮腫性変化を認める場合は、画像のように著明に肥厚した胆嚢壁内に low echoic layer と呼ばれる線状の無エコー領域が確認できることが多い。

4　胆嚢内腔の異常陰影の評価

　空腹時、胆嚢内腔には胆汁が貯留しており無エコーで描出されるため、胆嚢壁を意識しながら無エコー領域内部に描出される異常構造物を検索する。異常構造物を認めた場合はその大きさや形態、内部のエコーレベルや血流信号の有無を確認する。さらに、可能であれば体位変換を行い可動性の有無についても確認を行う。

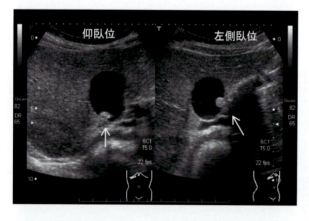

9歳　女児　胆嚢結石

　胆嚢内に異常構造物が確認できる。左側臥位にすると胆嚢内で可動する様子が確認できたため、腫瘍性病変は除外、胆嚢結石を疑うことができた。

5 胆管拡張の評価

　総胆管を含む肝外胆管は加齢に伴い徐々に太くなる。最も太く描出される胆管の径を計測し、年齢別の正常胆管径と比較して胆管拡張の有無を評価する。

表1　超音波検査による肝外胆管拡張の年齢別参考値[2]

年齢	基準値	上限値	拡張の診断
0歳	1.5 mm	3.0 mm	3.1 mm以上
1歳	1.7 mm	3.2 mm	3.3 mm以上
2歳	1.9 mm	3.3 mm	3.4 mm以上
3歳	2.1 mm	3.5 mm	3.6 mm以上
4歳	2.3 mm	3.7 mm	3.8 mm以上
5歳	2.4 mm	3.9 mm	4.0 mm以上
6歳	2.5 mm	4.0 mm	4.1 mm以上
7歳	2.7 mm	4.2 mm	4.3 mm以上
8歳	2.9 mm	4.3 mm	4.4 mm以上
9歳	3.1 mm	4.4 mm	4.5 mm以上
10歳	3.2 mm	4.5 mm	4.6 mm以上
11歳	3.3 mm	4.6 mm	4.7 mm以上
12歳	3.4 mm	4.7 mm	4.8 mm以上
13歳	3.5 mm	4.8 mm	4.9 mm以上
14歳	3.6 mm	4.9 mm	5.0 mm以上
15歳	3.7 mm	5.0 mm	5.1 mm以上
16歳	3.7 mm	5.1 mm	5.2 mm以上
17歳	3.7 mm	5.2 mm	5.3 mm以上
18歳	3.8 mm	5.3 mm	5.4 mm以上
19歳	3.8 mm	5.4 mm	5.5 mm以上
20歳代	3.9 mm	5.9 mm	6.0 mm以上
30歳代	3.9 mm	6.3 mm	6.4 mm以上
40歳代	4.3 mm	6.7 mm	6.8 mm以上
50歳代	4.6 mm	7.2 mm	7.3 mm以上
60歳代	4.9 mm	7.7 mm	7.8 mm以上
70歳代以上	5.3 mm	8.5 mm	8.6 mm以上

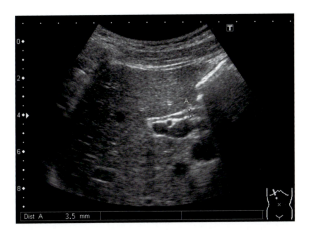

10歳　男児　正常例
　門脈の腹側を走行する総胆管の径を計測している。最大径は3.5 mmであり、10歳正常例は上限値が4.5 mmであるため、正常範囲内と判断できる。

疾患別超音波検査

1. 胆石症

- 胆石症は肝内胆管、肝外胆管、胆嚢といった胆道内に結石を生じる疾患で、小児の胆石症は基礎疾患を有する場合を除いては比較的稀な疾患である。
- 基礎疾患を有する場合は乳幼児でも胆石症が認められる場合がある。
- 胆石症を合併する疾患として、胆道拡張症、膵・胆管合流異常、遺伝性球状赤血球症、溶血性貧血、抗菌薬の使用（CTRX）、高カロリー輸液等が知られている。
- 第3世代セフェム系抗菌薬CTRX：セフトリアキソンは、その排出経路が胆道であることから胆石症を合併するが、経過が一般的な胆石症とは異なることから偽胆石と呼ばれる。
- 胆嚢頸部の結石の嵌頓により急性胆嚢炎を引き起こすことがある。また、肝外胆管の嵌頓により胆道拡張や胆管炎を引き起こすことがある。

超音波所見

- 胆嚢、胆管内の結石
- 結石から音響陰影を認めることがある
- debris（浮遊エコー）、sludge（胆泥様エコー）を伴うことがある

典型例画像

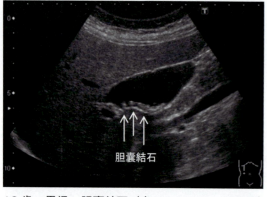
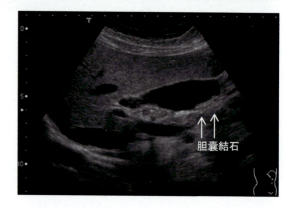

13歳　男児　胆嚢結石（高コレステロール血症）

　胆道の結石は胆管内や胆嚢内の異常構造物として描出される。典型例は高エコーで描出され音響陰影を伴うが、結石の組成成分によっては肝と同等程度のエコーレベルであったり、音響陰影を伴わなかったりする。そのため、USではリアルタイム性を生かし体位変換等により可動性が確認できれば胆石症が強く疑われる。胆石症では胆道内の結石以外でもdebris（浮遊エコー）やsludge（胆泥様エコー）を認めることがある。小児の胆石症は基礎疾患を有する例が多く、その場合には胆石症の原因の排除が困難であるため、急性胆嚢炎を念頭においた経過観察が重要になる。

検査の進め方

胆嚢、胆道内に異常構造物を検索する

肝外胆管、肝内胆管、胆嚢内腔に胆砂、胆泥、結石を検索する。小さなものでも気付けるように胆管や胆嚢壁を意識しながら内腔を検索する。

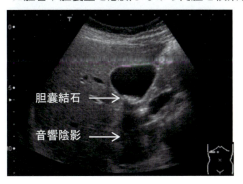

13歳　男児
胆嚢結石（高コレステロール血症）
胆嚢内に複数の結石を認め、音響陰影を伴っている。胆嚢内に異常構造物を検索する際、胆嚢に対する短軸像で頸部から底部に走査をすると内腔全体が確認しやすい。

可動性を確認する

体位変換を行い、異常構造物の可動性が確認できれば結石が疑われる。また、気付きにくい小さな結石や少量の sludge が存在する場合、体位変換等により浮遊や可動を認めるため、病変自体も気付きやすい。

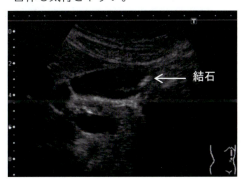

11歳　女児
胆嚢結石（遺伝性球状赤血球症）
胆嚢内に複数の結石を認めた。仰臥位では頸部から体部に存在していたが、左側臥では胆嚢底部へと移動したため、胆石を疑った。

胆管拡張や胆嚢腫大の有無を評価する

胆管径や胆嚢長径を計測し、年齢に相応する正常値と対比して胆管拡張や胆嚢腫大の有無について評価を行う。また、胆嚢の緊満様の所見や胆管の拡張についても確認し、胆嚢炎の有無について確認する。

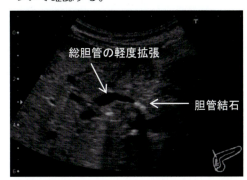

1歳　女児　肝外胆管結石（偽胆石）
以前より胆嚢内に偽胆石を認めていた。CTRX の使用中止から5日後に施行した US 検査で結石は下部胆管へと移動していた。結石より肝側の肝外胆管では軽度の胆管拡張を伴っていた。

実際の症例

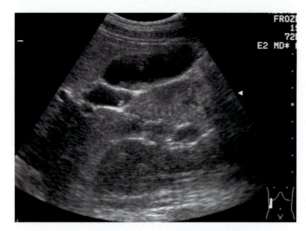

11歳　女児　胆嚢結石（遺伝性球状赤血球症）

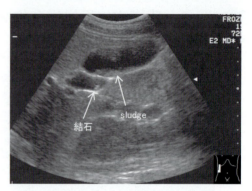

以前より遺伝性球状赤血球症と診断されている症例。11歳時に施行した腹部US検査で胆嚢結石と胆嚢内のsludge貯留を指摘された。

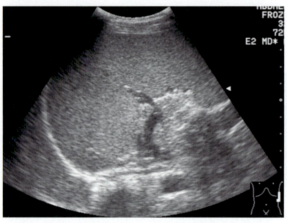

11歳　女児　脾腫（遺伝性球状赤血球症）

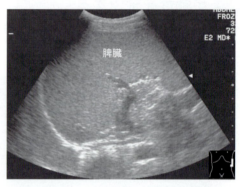

上記と同症例。溶血性貧血や遺伝性球状赤血球症では、著明な脾腫を合併する。本例も脾臓の大きさは122×48 mmと著明な脾腫を認めていた。

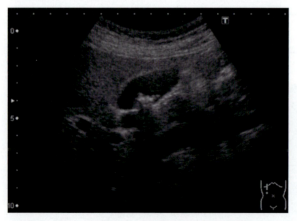

14歳　女児　胆嚢結石（遺伝性球状赤血球症）

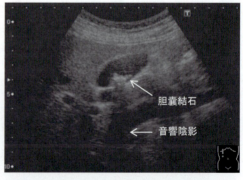

上記と同症例。3年後の経過観察では結石の径が大きくなり、その数も増加していた。遺伝性球状赤血球症では急性胆嚢炎の合併も少なくない。

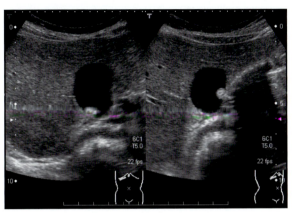

9歳　女児　胆嚢結石（原因不明の高脂血症）

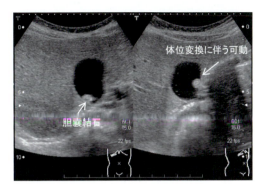

胆嚢内に約8 mmの結石を認めているが、エコーレベルはそれほど高くなく、音響陰影を伴っていない。体位変換に伴い可動する様子が確認できたため胆嚢結石を疑った。

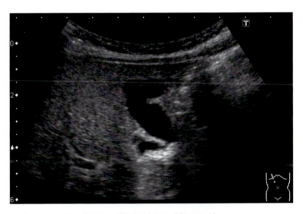

0歳6か月　男児　胆嚢結石（偽胆石）

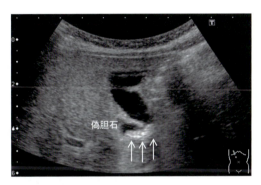

肺炎のためCTRXを使用中に胆道系酵素異常を認め、施行したUSで胆嚢結石を認めた。偽胆石が疑われCTRXの使用を中止、その7日後の超音波検査では胆嚢、肝外胆管内結石は確認できなくなっていた。

Point

- 胆石症の原因が不明な場合は偽胆石の可能性を考慮し抗菌薬の使用歴を確認する必要がある。偽胆石はCTRX：セフトリアキソンの使用中止に伴い短時間で排石されるのが一般的である。
- 遺伝性球状赤血球症では高率に胆石症を合併し、急性胆嚢炎を引き起こす例も少なくない。そのため、結石が認められない例でも胆道系の経過観察が行われることがある。

疾患別超音波検査

2. 急性胆嚢炎

- 胆嚢内の胆汁の通過障害により胆汁成分の変化が生じ引き起こされる胆嚢粘膜の障害や、胆嚢内圧上昇による血流障害を原因として発症する機械的・化学的炎症である。
- 本来、胆嚢炎の初期は細菌感染が関与する病態ではないが、時間経過とともに胆汁内細菌陽性率は増加し、感染が加わると病態が重篤化する。
- 急性胆嚢炎の病理分類では粘膜面に炎症が限局するカタル性、壁内に膿瘍を形成する化膿性、壊死を伴う壊疽性に分類される。
- 原因の90％は胆嚢結石による胆嚢管閉塞であり、無石胆嚢炎は10％程度である。
- 成人と比較して小児の急性胆嚢炎は比較的稀であり、年齢別では10歳以降に多い。
- 右季肋部を圧迫することで深吸気時の痛みのため呼吸が止まる徴候はMurphy's signと呼ばれ、急性胆嚢炎の特徴的な所見である。

超音波所見

- 胆嚢の腫大、緊満
- 胆嚢壁の肥厚（3 mm以上）、壁不整像、low echoic layer
- 胆嚢結石、debris（浮遊する低エコー）、sludge（胆泥様エコー）
- sonographic Murphy's sign

典型例画像

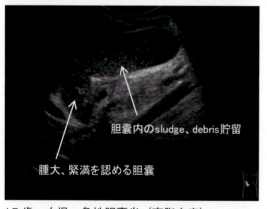
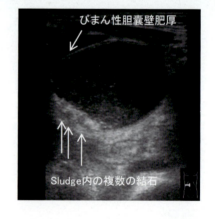

15歳　女児　急性胆嚢炎（高脂血症）

　急性胆嚢炎では胆嚢は腫大するが、胆嚢の大きさには個人差があるため計測上は正常範囲内のこともある。その場合でも胆嚢が緊満様を呈する場合は腫大と考える。約90％の症例に胆嚢結石を認める。つまり基礎疾患を有し胆石症が確認された症例では急性胆嚢炎を合併する可能性が高くなる。胆嚢壁は3 mm以上で肥厚と考えるが、病態の進行の程度により胆嚢壁の所見が異なる。胆嚢壁の血流障害が長時間存在すると粘膜下浮腫に相当する壁内の低エコー層low echoic layerが見られ、胆嚢壁の壊死と共に粘膜面の不整像が観察されるようになる。US検査時、胆嚢を描出した状態でそのまま胆嚢に圧迫を加え、圧痛点と一致することが確認できればsonographic Murphyh's sign陽性であり、急性胆嚢炎を疑う所見である。

検査の進め方

 ### 胆嚢の大きさ、形態を確認する

胆嚢の長径を計測し、年齢別正常値と対比して胆嚢腫大の有無を評価する。胆嚢の大きさが正常範囲内であっても緊満様を呈する場合は腫大と考える。また、圧痛点に一致するか、sonographic Murphy's sign 陽性であるかを同時に評価する。

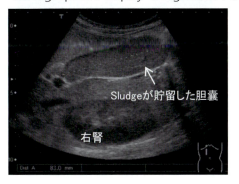

9歳　女児
急性胆嚢炎（遺伝性球状赤血球症）
胆嚢長径は 83 mm と計測され、胆嚢は緊満様を呈しており、明らかな胆嚢腫大と考えた。この状態で胆嚢に圧迫を加え、圧痛部位と一致することが確認できれば sonographic Murphy's sign 陽性であり、急性胆嚢炎の可能性が高い。

 ### 胆嚢内の結石、sludge、debris の有無を確認する

胆嚢内に無エコー以外で描出される構造物を検索する。胆嚢内に異常構造物を認めた場合は、左側臥位や座位等への体位変換を行い可動性も確認する。

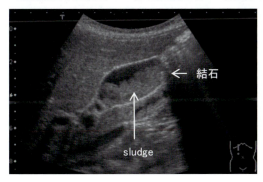

6歳　女児
胆嚢結石、sludge（遺伝性球状赤血球症）
胆嚢内には著明な sludge 貯留を認め、尾部には sludge に埋もれるように結石が確認できる。このように sludge が貯留している例では、sludge 内部に存在する結石も注意深く確認する必要がある。

 ### 胆嚢壁の状態を確認する

急性胆嚢炎を発症し胆嚢粘膜下浮腫を生じると壁内の低エコー層 low echoic layer がみられる。さらに病態が進行し胆嚢壁の壊死を伴う場合は胆嚢壁の菲薄化や粘膜面の不整像が観察されるようになる。胆嚢周囲に液体貯留を伴う場合は胆嚢壁穿孔の可能性も考慮する。

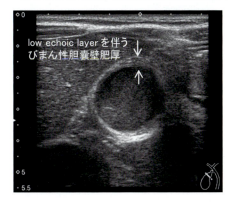

10歳　女児
急性胆嚢炎（遺伝性球状赤血球症）
急性胆嚢炎を疑い、胆嚢壁を高周波リニアプローブで観察している。胆嚢壁はびまん性に肥厚し、浮腫性変化を反映した low echoic layer が確認できる。胆嚢壁の菲薄化や内膜面の不整像は確認できず、壊死を疑う所見は指摘できない。

実際の症例

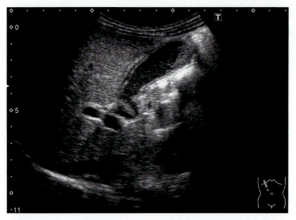

8歳　女児　胆嚢結石、sludge（遺伝性球状赤血球症）

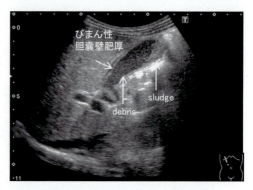

以前から遺伝性球状赤血球症と診断され、6歳時から胆嚢内に debris を認めていた。8歳時の US 検査では debris に加え sludge も出現していたが、胆嚢腫大や腹痛は認めていなかった。

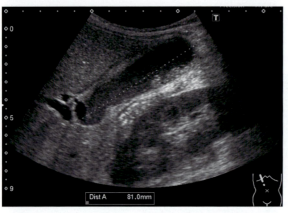

10歳　女児　急性胆嚢（遺伝性球状赤血球症）

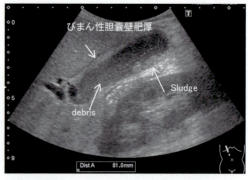

上記と同症例。10歳時に腹痛を訴え施行した US では胆嚢内に debris、sludge、結石を認めた。胆嚢は腫大し緊満様を呈し、sonographic Murphy's sign も陽性であった。

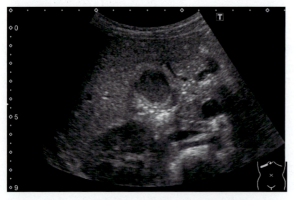

10歳　女児　急性胆嚢（遺伝性球状赤血球症）

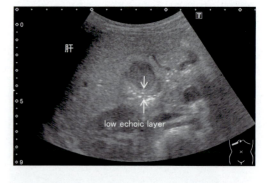

上記と同症例。胆嚢壁は最大約 5 mm とびまん性に肥厚し、low echoic layer と思われる低エコー領域を伴っていた。急性胆嚢炎と診断され、胆嚢摘出術が施行された。

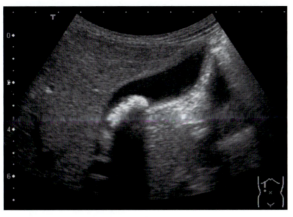

8歳　男児　急性胆嚢炎

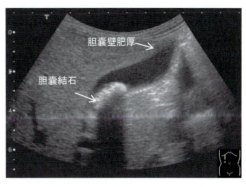

出生時より原因不明の高ビリルビン血症を指摘されていた。8歳時に腹痛を訴え施行したUSで胆嚢結石を認めた。胆嚢腫大や緊満は認めなかったが症状の改善に乏しく、胆嚢炎の診断のもと胆嚢摘出術が施行された。

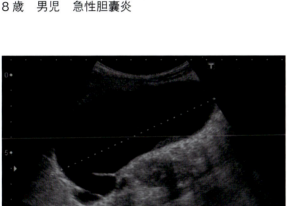

4歳　男児　川崎病、胆嚢水腫

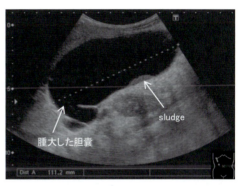

原因不明の発熱を認め施行したUSで胆嚢の腫大とsludgeの貯留を認めたが、結石やdebrisは認めず、sonographic Murphy's signも陰性であった。後日、川崎病と診断され胆嚢腫大は川崎病に伴う胆嚢水腫と診断された。

☞ Point ☞

- 川崎病は主に4歳以下の乳幼児に発症する急性熱性発疹性疾患であり、川崎病の急性期に胆嚢が腫大する胆嚢水腫を合併することが数多く報告されている。この場合、US所見では胆嚢の腫大や内部のdebrisエコーを伴うことがあり急性胆嚢炎と所見が類似するため注意が必要である。
- 急性胆嚢炎の胆嚢内には膿汁、フィブリン、凝血塊、壊死物質などが胆泥様（sludge）に観察されたり、胆嚢内に浮遊した状態（debris）で観察されることが多い。

疾患別超音波検査

3. 胆嚢捻転症

- 胆嚢捻転症は胆嚢頸部や胆嚢管の捻転により血行障害をきたし、急激な壊疽性変化を起こす疾患である。
- 胆嚢捻転症は先天性要因として遊走胆嚢が存在する例において、体位変換、排便、出産、胆汁鬱滞、外傷等の後天的要因が加わることにより発症する。
- 胆嚢捻転症は多くが高齢者であり、小児においては比較的稀な疾患である。
- 胆嚢管、または胆嚢頸部が180°以上捻転し自然解除の可能性がないものを完全型、180°未満の捻転で自然解除の可能性があるものを不完全型とする Carter の分類がよく知られている。
- 症状として、急激な腹部痛、黄疸、発熱の欠如、嘔気、嘔吐を認めることが多い。

超音波所見

- 胆嚢腫大
- 胆嚢の位置異常(胆嚢底部の偏移)
- びまん性の胆嚢壁浮腫性肥厚
- 胆嚢壁血流の虚血変化
- 胆嚢管の途絶、頸部の狭小化を認めることがある

典型例画像

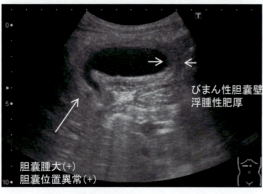
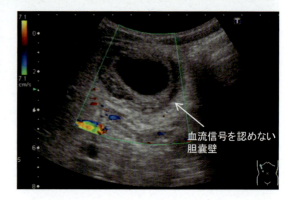

8歳　男児　胆嚢捻転症

　胆嚢捻転症では胆嚢管、または胆嚢頸部の捻転により胆嚢は腫大し、血流障害を伴うため胆嚢壁はびまん性に浮腫性肥厚を認める。遊走胆嚢が存在しているため、胆嚢の位置異常や胆嚢底部の偏移を伴っていることが多い。臨床症状や画像所見は急性胆嚢炎と類似し、鑑別に苦慮することも少なくないが、胆嚢捻転症では血流障害に伴いドプラにおいて胆嚢壁は乏血性に描出されることが多く、血流信号が亢進する急性胆嚢炎とは異なる所見を呈する。また、胆嚢捻転症では胆石の合併率が低いことも急性胆嚢炎とは異なる。捻転を反映して胆嚢管や胆嚢頸部の連続性が確認できないこともあるが、US で描出困難であることも少なくない。

検査の進め方

胆嚢の位置を確認し、胆嚢長径を計測する

胆嚢が正常の位置に描出されず、胆嚢軸の偏移や胆嚢の位置異常（胆嚢底部の偏移）を認める場合、また、胆嚢腫大を認める場合は胆嚢捻転の可能性がある。

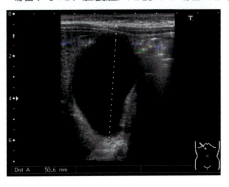

3歳　男児　胆嚢水腫（川崎病）
原因不明の軽度の腹痛を訴えて超音波検査施行。胆嚢長径は約51 mmと腫大していた。胆嚢は肝下面の胆嚢床に正常に位置しており、胆嚢の位置異常も認めなかった。

胆嚢壁の浮腫性肥厚の有無を確認する

胆嚢捻転では血流障害により、捻転部より底部側での著明な胆嚢壁の浮腫性肥厚を認める。胆嚢壁の著明な肥厚や浮腫に伴う low echoic layer の有無を確認する。

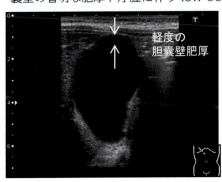

3歳　男児　胆嚢水腫（川崎病）
胆嚢壁のびまん性肥厚（最大厚約3 mm）を認めているが、肥厚は全体的に軽度であり浮腫を疑う low echoic layer も確認できない。胆嚢壁の肥厚所見からは胆嚢捻転は否定的である。

ドプラを用いて胆嚢壁の血流の有無を確認する

胆嚢捻転症では捻転部より底部側でわずかな血流が確認できる場合もあるが、血流信号を検出できないことが多い。ドプラにて胆嚢動脈や胆嚢壁に明瞭に血流信号が確認できない場合は胆嚢捻転の可能性がある。

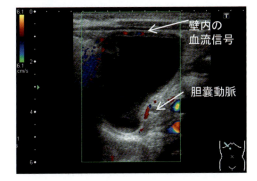

3歳　男児　胆嚢水腫（川崎病）
画像ではドプラにて胆嚢、胆嚢周囲の血流を評価している。胆嚢動脈や胆嚢壁全体に明瞭に血流を認めている。パルスドプラでは胆嚢壁に拍動性血流も確認でき、胆嚢捻転症は否定的と考えた。

実際の症例

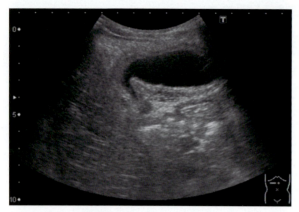

8歳　男児　胆嚢捻転症

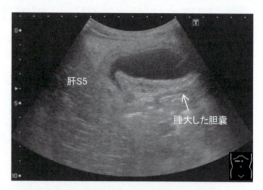

急激な腹痛を主訴に US 検査を施行。胆嚢は長径約 82 mm と腫大していた。画像は右側肋弓下横走査であるが、胆嚢底部が腹部正中へと偏移している様子が確認できる。

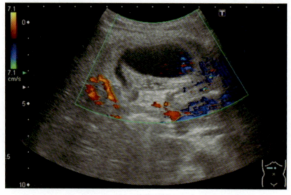

8歳　男児　胆嚢捻転症

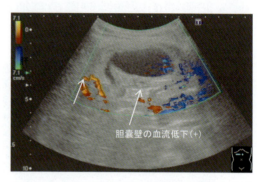

上記と同症例。ドプラにて胆嚢壁の血流を確認している。胆嚢頸部から底部にかけて壁内の血流信号が確認できず、血流障害の可能性がある。

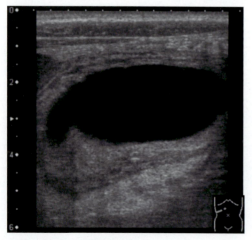

8歳　男児　胆嚢捻転症

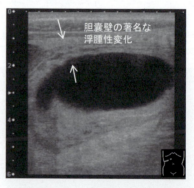

上記と同症例。高周波リニアプローブにて胆嚢を描出している。胆嚢壁はびまん性に著明な肥厚（最大約 9 mm）を認め、low echoic layer を伴っている。

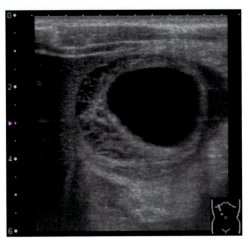

8歳　男児　胆嚢捻転症

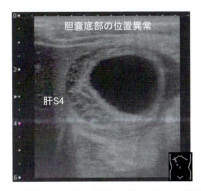

上記と同症例。肋弓下縦走査にて胆嚢短軸像を描出している。胆嚢は肝下面に沿って胆嚢底部はほぼ腹部正中に位置しており、胆嚢軸の偏移を疑う所見と考えた。胆嚢捻転症の典型的な超音波所見を呈した症例である。

☞ Point ☞

- 遊走胆嚢は胆嚢と胆嚢管が間膜により肝下面に付着する Gross Ⅰ型と、胆嚢管のみ肝下面に付着している Gross Ⅱ型に分けられる。Gross Ⅱ型が完全型胆嚢捻転をきたしやすいといわれている。
- 胆嚢捻転症は急速に症状が増悪するため緊急手術の適応となりうる病態であるが、急性胆嚢炎等の疾患との鑑別が難しく診断に苦慮することも多い。
- 胆嚢の虚血が確認されれば胆嚢捻転症が強く疑われるため、超音波所見で胆嚢捻転症が疑われる場合は速やかに造影 CT 検査へと移行できるようにする。

疾患別超音波検査

4. 胆道閉鎖症

- 胆道閉鎖症は肝外胆管に完全閉塞をきたす疾患で、発症すると急速に胆汁性肝硬変へと進展するため初期評価として施行される US 検査の重要性は大きい。
- 胆道閉鎖症の原因は不明であるが、先天性疾患ではなく肝外胆道を中心とした炎症性変化により閉塞をきたすと考えられている。
- 男女比は 1：2 で女児に多く、新生児期、または乳児期に発症する。
- 主症状は黄疸、灰白色便と濃褐色の尿である。黄疸を原因とするビタミン K 吸収障害に伴う出血傾向により頭蓋内出血や消化管出血をきたし発見される例もある。
- 胆道閉鎖症は生後早期に閉塞性黄疸をきたす代表的疾患で、新生児肝炎、Alagille 症候群、先天性胆道拡張症との鑑別がしばしば問題となる。

超音波所見

- 胆嚢の萎縮（胆嚢長径 15 mm 以下）、または描出不良
- triangular cord sign
- 肝動脈の拡張（径 1.5 mm 以上）
- 進行例では胆汁性肝硬変を認める

典型例画像

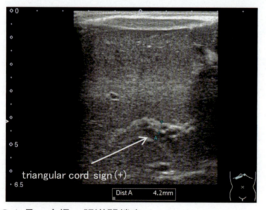 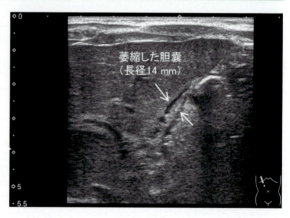

2 か月　女児　胆道閉鎖症

　胆道閉鎖症では門脈本幹から左枝、右枝への分枝部の腹側に結合織塊が存在する。US では門脈腹側の高エコー領域として描出され、この厚みが 4 mm を超える場合は triangular cord sign 陽性であり胆道閉鎖症が疑われるが、この sign が陰性であっても胆道閉鎖症の除外にはならない。また、胆道閉鎖症では胆嚢は萎縮しているか、描出されない。胆嚢が描出されても十二指腸への胆汁流出が不能であるため、哺乳を行ったとしても胆嚢の収縮が認められない。胆道閉鎖症では肝動脈の拡張を認めることがある。これらの所見が複数確認できる場合は胆道閉鎖症を疑う。肝外胆管の閉塞を直接確認できればよいが、生後数か月の児であるため、肝門部からファーター乳頭部までの肝外胆管全体を確認することが困難であることが多い。

検査の進め方

胆嚢を観察する
胆嚢の萎縮、または胆嚢が描出不良の場合は胆道閉鎖症が疑われる。1歳以下の正常胆嚢は長径で1.3 cm以上であり、胆嚢長径が1.5 cmに満たない場合は胆嚢の萎縮を疑う。

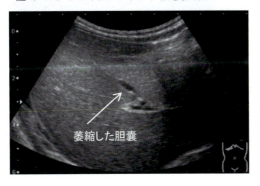

2か月　女児　胆道閉鎖症
中肝静脈の足側で胆嚢床と一致する部位に無エコーで描出される膨錘状の構造物を認めている。計測された長径は12 mmで、胆嚢萎縮を疑う所見である。

triangular cord signの有無を確認する
胆道閉鎖症では門脈本幹が左右に分枝する部位の腹側に結合織塊が存在することがある。USでは結合織塊は高エコーで描出され、門脈水平部の腹側に描出される高エコー領域の厚みが4 mm以上ある場合は、triangular cord sign陽性であり胆道閉鎖症が強く疑われる。

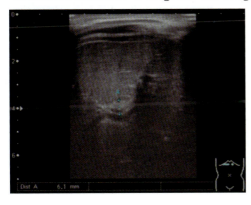

1か月　男児　胆道閉鎖症
門脈水平部の腹側に高エコー領域が確認でき、その厚みは最大6.1 mmと計測されている。triangular cord sign（＋）であり、胆道閉鎖症が強く疑われる。

固有肝動脈の拡張の有無を確認する
胆道閉鎖症では肝動脈が拡張することが知られており、固有肝動脈レベルで径が1.5 mm以上の場合は肝動脈拡張の可能性がある。

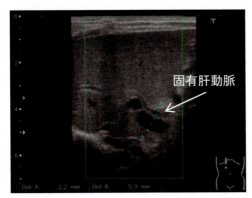

1か月　男児　胆道閉鎖症
固有肝動脈径は2.2 mmと計測されている。胆道閉鎖症も鑑別にあがるが、固有肝動脈の拡張は急性肝炎等の疾患でも認められることがあり、胆道閉鎖症に特異的な所見ではない。

実際の症例

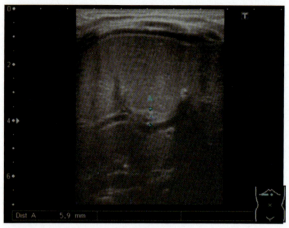

0歳1か月　男児　胆道閉鎖症

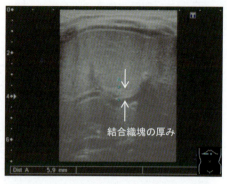

門脈水平部の腹側に描出される高エコー領域の厚みは5.9 mm、triangular cord sign（＋）であり、胆道閉鎖症が疑われる。本症例では胆嚢は同定できなかった。

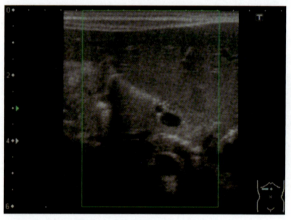

0歳1か月　男児　胆道閉鎖症

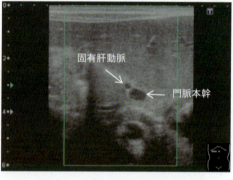

上記と同症例。門脈本幹の腹側に固有肝動脈を描出している。計測すると径は2.2 mmと拡張していた。通常、門脈本幹の腹側やや左側に描出される総胆管も確認できず、胆道閉鎖症を疑った。

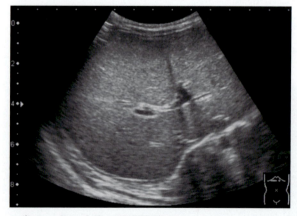

0歳2か月　女児　胆道閉鎖症

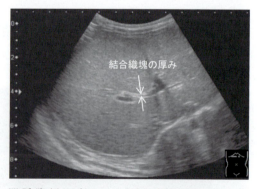

門脈腹側の高エコー域の厚みは1.4 mmとtriangular cord sign（－）であった。triangular cord signの特異度は高いが感度は高くないため、signが認められないからといって胆道閉鎖症の除外はできない。

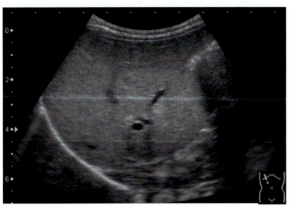

0歳2か月　女児　胆道閉鎖症

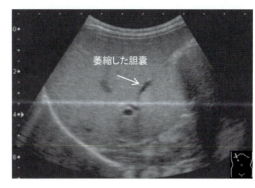

上記と同症例。胆嚢は萎縮し、長径は14 mmであった。ミルクを飲んだ後に再度観察しても胆嚢の形態に変化は認めなかったため、胆道閉鎖症の可能性があると考えた。

☞ Point ☞

- わが国では一般的に肝外胆管の全貌をより詳細に分類できる胆道閉鎖症病型分類（図1）が用いられる。
- 一部の肝外胆管が確認できる胆道閉鎖症も存在するため、部分的に肝外胆管が確認できたからといって胆道閉鎖症の除外にはならない。
- 80％以上が肝門部が閉塞するⅢ型であり、10％程度は肝側の胆管が開存しているⅠ型である。
- 胆道閉鎖症は手術以外に救命は得られず、生後2か月以内の外科的治療が望ましい。胆道閉鎖症の予後は不良で、2か月以内の外科治療が施行されても20歳までの自己肝生存率は50％以下である。
- 胆汁うっ滞性肝硬変になれば生体肝移植の適応となる。
- 0歳児は通常数時間おきに哺乳を行うため、検査前に哺乳を行っていないか確認する。哺乳していない場合、可能であれば哺乳を行い胆嚢の大きさの変化についても評価を行う。

図1　胆道閉鎖症病型分類

A 基本型分類	B 下部胆管分類	C 肝門部胆管分類
Ⅰ型　総胆管閉塞　Ⅰ cyst	a 総胆管開存　a1　a2	α 拡張肝管（1mm以上）
Ⅱ型　肝管閉塞	b 総胆管索状閉塞　b1　b2	β 微小肝管（1mm以下）
Ⅲ型　肝門部閉塞	c 総胆管欠損　c1　c2	γ bile lake
	d 特殊型	μ 索状肝管
		ν 結合織塊
		o 無形性

5. 膵・胆管合流異常

- 膵・胆管合流異常は解剖学的に膵管と胆管が十二指腸壁外で合流する先天性の形成異常であり、胆管に拡張を認める例（先天性胆道拡張症）と、拡張を認めない例がある。
- 狭義の先天性胆道拡張症では必ず膵・胆管合流異常症を合併する。
- 乳頭部括約筋（Oddi 括約筋）の作用が膵・胆管の合流部に及ばないため、膵液と胆汁の相互逆流が起こる。
- 胆道への膵液逆流に伴い、胆道全体の粘膜に過形成を認める。また、正常例と比較して胆道癌（胆嚢癌、胆管癌）の発症率が高いことが知られている。
- 膵液と胆汁が混ざることによりプロテインプラグ：蛋白栓が形成されることがある。
- 主な症状は腹痛、嘔吐、黄疸、発熱等があるが、無症状の場合もある。

超音波所見

- 胆嚢、胆管の内側低エコー部の肥厚
- プロテインプラグの形成
- 先天性胆道拡張症を合併することがある
- 胆管癌、胆嚢癌の発症率が高い

典型例画像

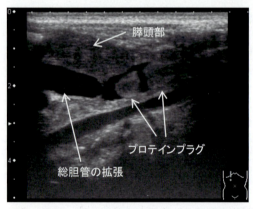 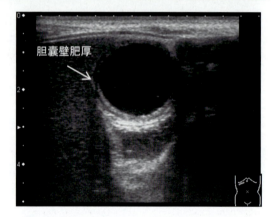

3歳　男児　膵・胆管合流異常（先天性胆道拡張症）

　膵管、胆管の合流後の共通管が長い場合では、US 上でも十二指腸壁外で膵管と胆管が合流している様子が確認できる症例もあるが、一般的には US 画像上で膵管と胆管の壁外合流が確認できない例が多い。そのため胆管や胆嚢の内膜の過形成（内側低エコーの肥厚）やプロテインプラグの形成といった膵液と胆汁の相互逆流に伴う二次的変化を捉えることで、膵・胆管合流異常を疑うことができる。先天性胆道拡張症を伴う例では総胆管や肝内胆管の拡張から膵・胆管合流異常の存在に気付きやすいが、胆管の拡張を認めない胆管非拡張型膵・胆管合流異常では異常所見に気付きにくい。小児の場合は急性膵炎の原因にもなりうるため、胆道結石等の膵炎の原因となる疾患が確認できない場合は膵・胆管合流異常を念頭において検査をすすめる。

検査の進め方

 ### 総胆管や肝内胆管の拡張の有無を確認する

総胆管の径を計測し年齢別正常胆管径と対比して総胆管の拡張の有無を確認する。拡張を認める場合は先天性胆道拡張症が疑われる所見であり、すなわち膵・胆管合流異常を疑う所見である。

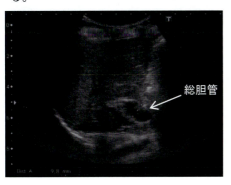

5歳　男児　先天性胆道拡張症
肋間から肝門部を観察している。肝内胆管の拡張は認めていないが、総胆管は紡錘状の拡張を認めており、先天性胆道拡張症を疑う所見である。胆道拡張症を疑うということは膵・胆管合流異常を疑うということである。

 ### 胆管や胆嚢の粘膜過形成の有無を評価する

膵液が胆管へと逆流することで胆道粘膜に慢性炎症が生じ胆道粘膜の過形成を認める。胆道粘膜の過形成は、胆管や胆嚢の内側低エコーのびまん性肥厚として描出される。

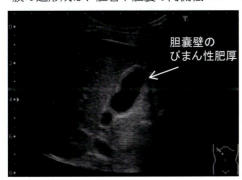

5歳　男児　膵・胆管合流異常
胆嚢にびまん性の内側低エコーの肥厚を認めており、胆嚢粘膜の過形成の可能性がある。胆管でも壁肥厚が認められれば、粘膜過形成の可能性が高い。

 ### プロテインプラグの有無を確認する

膵液と胆汁が混ざることによりプロテインプラグが形成されることがある。プロテインプラグは胆管内の異常構造物として描出され、結石、sludge、debris様の陰影として描出される。

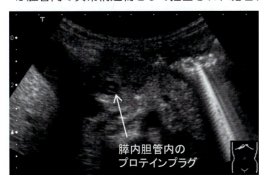

3歳　男児　膵・胆管合流異常
画像では膵頭部を走行する膵内胆管の内部に異常構造物が描出されており、プロテインプラグを疑う所見である。胆管内に結石や沈殿物を認めた場合はプロテインプラグを念頭におき検査をすすめる。

実際の症例

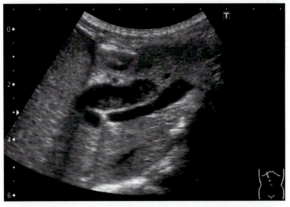

3歳　男児　先天性胆道拡張症、膵・胆管合流異常

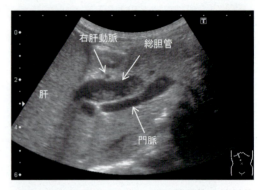

門脈の腹側に描出されている肝外胆管は紡錘状に拡張している。最大径は約16 mmと門脈よりも太く、内腔にはプロテインプラグを疑う陰影を認めている。

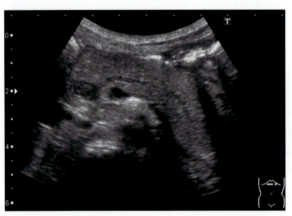

3歳　男児　先天性胆道拡張症、膵・胆管合流異常

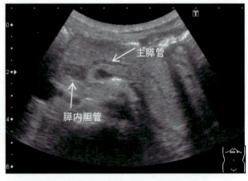

上記と同症例。肋骨弓下横走査で総胆管を確認しながら足側へと観察をすすめると、膵内胆管と主膵管が合流しているように描出された。

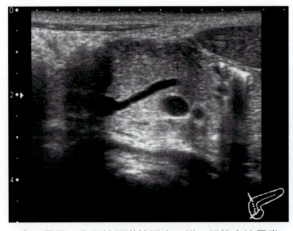

3歳　男児　先天性胆道拡張症、膵・胆管合流異常

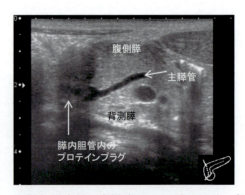

上記と同症例。高周波リニアプローブに変更し、胆管と主膵管の合流部分を観察している。プロテインプラグを認めている胆管へと膵管が連続し、共通管を形成している様子が確認でき、膵・胆管合流異常が確認できた。

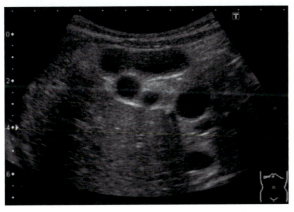

5歳　男児　先天性胆道拡張症、膵・胆管合流異常

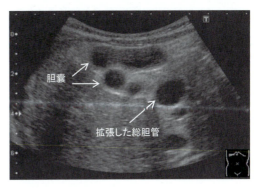

総胆管は最大径約 18 mm と拡張していたが、肝内胆管の拡張は認めなかった。総胆管壁や胆嚢壁がびまん性に肥厚している様子が確認できる。

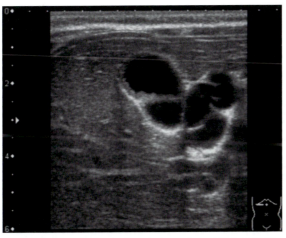

5歳　男児　先天性胆道拡張症、膵・胆管合流異常

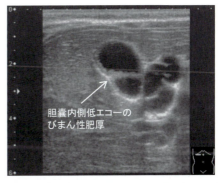

上記と同症例。高周波リニアプローブで確認すると、胆管壁や胆嚢壁の内側低エコーが肥厚している様子が確認でき、胆道粘膜の過形成を疑った。

Point

- 膵・胆管合流異常は ERCP や術中胆道造影等の直接胆道造影で膵液と胆汁の相互逆流を確認することで確定診断が得られる。US では共通管が長い例等において、膵管と胆管の壁外合流が確認できれば膵・胆管合流異常と診断されるが、一般的には壁外合流か否か確認困難な例が多い。
- 膵・胆管合流異常では胆道癌（胆嚢癌、胆管癌）の発症率が高く、正常例の約 200 倍ともいわれている。成人の先天性胆道拡張症例の 20％以上で胆道癌の発症がある。
- 通常、膵管の内圧は胆管よりも高く、膵液の胆管への逆流が起こるため、プロテインプラグは胆管内で観察されることが多い。
- 膵・胆管合流異常の発癌メカニズムとして、膵液の胆道系への逆流による慢性炎症に伴う過形成や、胆道粘膜上皮の障害と修復の繰り返しを基盤にして発癌すると考えられている。

疾患別超音波検査

6. 先天性胆道拡張症

- 先天性胆道拡張症は総胆管を含む肝外胆管が限局性に拡張する先天性の形成異常をいい、狭義の先天性胆道拡張症は膵・胆管合流異常を合併するものをいう。肝内胆管の拡張を伴うものもある。
- 先天性胆道拡張症の分類として広く知られている戸谷分類がある。膵・胆管合流異常があるもの、ないものの両者が含まれる戸谷分類の中で、膵・胆管合流異常症が合併する戸谷Ⅰa型、Ⅰc型、Ⅳ-A型が狭義の先天性胆道拡張症になる。
- 主な症状として腹痛、嘔吐、黄疸、発熱がある。腹痛、黄疸、腹部腫瘤が三主徴といわれてきたが、3つ全てが揃う例は少ない。
- 先天性胆道拡張症では膵・胆管合流異常症を伴うため、胆道癌の合併率が高い。

超音波所見

広義の先天性胆道拡張症
・総胆管を含む肝外胆管の限局性の拡張
狭義の先天性胆道拡張症
・総胆管を含む肝外胆管の限局性の拡張
・膵・胆管合流異常の合併所見

典型例画像

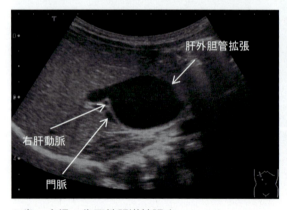
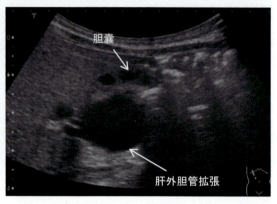

2歳　女児　先天性胆道拡張症

　先天性胆道拡張症で認められる総胆管を含む肝外胆管の限局性の拡張は、胆道の形成異常によるものであり、胆道の狭窄や閉塞は存在しない。そのため胆道全域が拡張するわけではなく、拡張を認める領域と認めない領域が混在する。肝外胆管に著明な拡張を認めても肝内胆管や胆嚢が正常であれば先天性胆道拡張症を強く疑うことができる。狭義の先天性胆道拡張症では膵・胆管合流異常症の合併があるため、胆道拡張の所見に加え膵・胆管合流異常症の超音波所見を伴う。特に膵・胆管合流異常症では胆道癌の合併率が高いことが知られており、胆道癌の有無は常に念頭において検査をすすめる。

検査の進め方

肝外胆管、肝内胆管の拡張の有無を評価する

肝内胆管、左右肝管、肝外胆管の最大径を計測し、胆道全体の形態を把握する。また各年齢別正常胆管径と対比し、肝外胆管の拡張の有無を評価する。

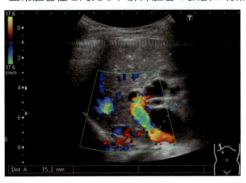

2か月　男児　先天性胆道拡張症
ドプラを用いて門脈の腹側に肝外胆管を描出している。肝外胆管の最大径は約 15 mm、紡錘状に拡張している。この肝外胆管の形態から先天性胆道拡張症が強く疑われる。

胆嚢の腫大の有無を評価する

先天性胆道拡張症では胆嚢に明らかな腫大や緊満は認めないことが多い。胆嚢の腫大や緊満がある場合は胆道系の狭窄や閉塞をきたす疾患も念頭において検査をすすめる。

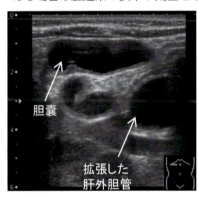

2か月　男児　先天性胆道拡張症
腹壁直下に胆嚢の長軸像が描出されている。長径は約 42 mm と正常範囲内であった。同時に描出されている肝外胆管と比較すると、肝外胆管が著明に拡張している様子がわかる。

膵・胆管合流異常に伴う所見を検索する

膵・胆管合流異常症に伴う胆道粘膜の過形成、胆道癌（胆嚢癌、胆管癌）の有無、胆道結石、プロテインプラグの有無について検索を行う。

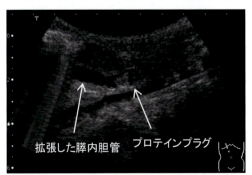

3か月　男児　先天性胆道拡張症
総胆管は最大約 12 mm と拡張し、膵内胆管内にはプロテインプラグを疑う陰影を認めた。胆道結石による通過障害も鑑別にあがるが、胆嚢、肝内胆管が正常に描出されれば先天性胆道拡張症が疑われる。

実際の症例

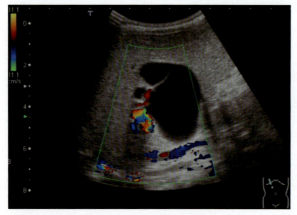

0歳10か月　男児　先天性胆道拡張症

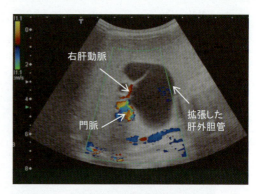

ドプラにて門脈、右肝動脈を確認し、その腹側に拡張した肝外胆管を認めている。総胆管の最大径は約28 mmと著明に拡張している。

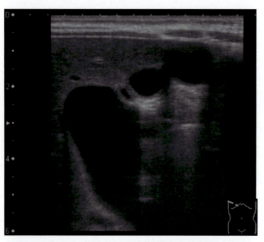

0歳10か月　男児　先天性胆道拡張症

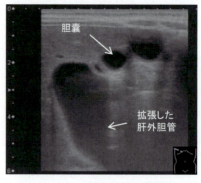

上記と同症例。胆嚢は長径約29 mmと正常範囲内であった。少なくとも胆嚢腫大や緊満は認めず、胆嚢と比較して肝外胆管が著明に拡張している様子が確認できる。

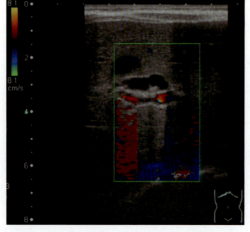

0歳10か月　男児　先天性胆道拡張症

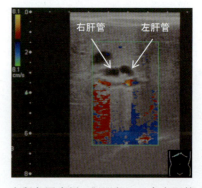

上記と同症例。肝門部にて左右肝管の分枝部を観察している。肝外胆管が著明な拡張を認めるわりには左右肝管径は最大約6 mm、肝内胆管の拡張は認めなかった。通過障害に伴う胆道拡張は否定的で先天性胆道拡張症が強く疑われる。

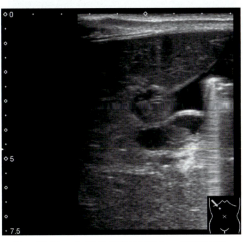

1歳　男児　先天性胆道拡張症、胆道穿孔

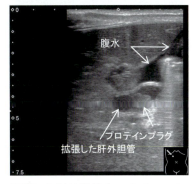

拡張した肝外胆管内にはプロテインプラグを疑う所見を認め、さらに胆道周囲や腹腔内には著明な腹水貯留を認めていた。稀ではあるが、先天性胆道拡張症に伴い胆道の穿孔を認めることがある。先天性胆道拡張症を疑う所見に加え明らかな腹水が確認できる場合は胆道穿孔を疑う。

> ☞ **Point** ☞
>
> - 戸谷分類（図1）は膵・胆管合流異常があるもの、ないものの両者が含まれているが、この有無が治療方針の決定に重要であることから、日本膵・胆管合流異常研究会によって先天性胆道拡張症の診断基準2015が作成され、膵・胆管合流異常を有するものが狭義の先天性胆道拡張症と定義された。
> - 狭義の先天性胆道拡張症では総胆管の拡張は必ずみられる。
> - 症状が乏しく成人してから検診等により偶発的に発見される例もある。
>
> 図1　戸谷分類（1995年改変。文献25）より引用）
>
>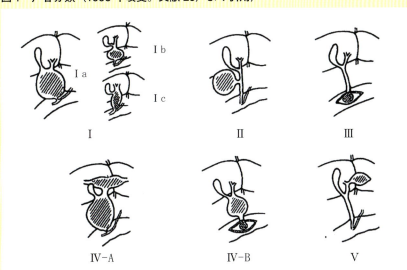

II 検査各論 ② 胆嚢・胆道 参考文献

1) McGahan JP, Phillips HE, Cox KL: Sonography of the normal pediatric gallbladder and biliary tract. Radiology 144: 873-875, 1982.
2) 濱田吉則, 濱田洋, 高橋良彰, ほか: 胆管径からみた胆管拡張の定義. 胆と膵, 35:943-945, 2014.
3) 北見昌広: 小児超音波の基準値と正常像. 小児科診療, vol.76 No.10: 1511-1518, 2013.
4) 金川公夫, 河野達夫: 小児超音波診断のすべて. メジカルビュー社, 2015.
5) Schaad UB: Reversible ceftriaxone-associated biliary pseudolithiasis in children. Lancet 2: 1411-1413, 1988.
6) 木村正人: Ceftriaxone 投与に伴う小児の偽胆石症の臨床像. 日本小児科学会誌, 110; 773-780, 2006.
7) 横田俊一郎: 遺伝性球状赤血球症. 小児内科, 21（臨時増刊号）: 1005-1009, 1989.
8) 岩渕眞, ほか: 高カロリー輸液と胆石発生. 日本臨床, No.59 増刊号 5: 265-268, 2001.
9) 急性胆管炎・胆嚢炎診療ガイドライン改訂出版委員会 編: 急性胆管炎・胆嚢炎診療ガイドライン 2013（第 2 版）. 医学図書出版, 2013.
10) 急性胆道炎の診療ガイドライン作成出版委員会 編: 化学的根拠に基づく急性胆管炎・胆嚢炎の診療ガイドライン [第 1 版]. 医学図書出版, 2005.
11) Gross RE: Congenital anomalies of the gallbladder; A review of one hundred and forty-eight cases, with report of a double gallbladder. Arch Surg 32: 131-162, 1936.
12) Carter R, et al: Volvulus of the gallbladder. Surg Gynecol Obstet 116: 105-108, 1963.
13) 急性胆管炎・胆嚢炎診療ガイドライン改訂出版委員会 編: 急性胆管炎・胆嚢炎診療ガイドライン 2013（第 2 版）. 医学図書出版, 2013.
14) 小坂一斗, ほか: 胆嚢捻転. 消化器画像, No.6;221-227, 2004.
15) 市之川一臣, ほか: 腹腔鏡下胆嚢摘出術が診断, 治療に有効であった小児胆嚢捻転症の一例. 胆道, 18: 196-200, 2004.
16) 葛西森夫, ほか: 先天性胆道閉塞（鎖）症の新分類法試案. 日小外会誌, 12: 327-331, 1976.
17) 日本胆道閉鎖症研究会・胆道閉鎖症全国登録事務局: 胆道閉鎖症全国登録 2012 年集計結果. 日小外会誌, 50: 273-278, 2014.
18) Choi SO, et al: Triangular cord; a sonographic findings applicable in the diagnosis of biliary atresia. J Pediatr Surg 31: 363-366, 1996.
19) Lee HJ, et al: Objective criteria of triangular cord sign in biliary atresia on US scans. Radiology 229: 395-400, 2003.
21) 日本膵・胆管合流異常研究会, 日本胆道学会: 膵・胆管合流異常診療ガイドライン. 医学図書出版, 2012.
21) 日本膵・胆管合流異常研究会, 日本膵・胆管合流異常研究会診断基準検討委員会: 膵・胆管合流異常の診断基準 2013. 胆道, 27: 785-787, 2013.
22) 日本膵・胆管合流異常研究会, 日本膵・胆管合流異常研究会診断基準検討委員会, 濱田吉則, 安藤久寛, 神澤輝実, ほか: 先天性胆道拡張症の診断基準 2015. 胆道, 29: 870-873, 2015.
23) 森大樹, ほか: 先天性胆道拡張症における胆道癌の発癌機序. 胆と膵, Vol.38（4）351-355, 2017.
24) 濱田吉則, 嵩原裕夫, 安藤久寛: 小児胆管径の基準値からみた胆管拡張の定義の問題点. 胆と膵 31:1269-1272, 2010.
25) 戸谷拓二: 先天性胆道拡張症の定義と分類. 胆と膵, 16: 715-717, 1995.

3 膵臓

- 膵臓の超音波検査では形態異常の有無、膵の大きさの評価、腫瘤性病変の有無の評価が基本になる。
- 膵は後腹膜臓器でその腹側には消化管が走行しているため、消化管ガスの影響を受けやすい。そのため、膵全体を連続性を確認しながら明瞭に描出することは難しく、特に尾部では部分的にしか描出できない場合も少なくない。
- 基本的には腹部正中における肋骨弓下走査による描出が主体となり、やや強めに圧迫を加えることで消化管ガスを除外し明瞭に描出できることがある。
- 膵体部や膵尾部が描出不良の場合、可能であれば右側臥位や座位にすることで明瞭に描出できるようになる場合がある。

1 走査方法

1）心窩部正中縦走査

- 腹部正中縦走査で腹部大動脈から分枝する上腸間膜動脈を確認する。分枝直後の上腸間膜動脈の腹側に膵体部が存在するため、膵実質を描出する際の目印になる。膵実質を検索し、膵体部が描出できたらプローブを左右に走査し連続性を確認しながら膵頭部や膵尾部の描出を試みる。

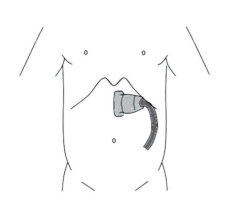 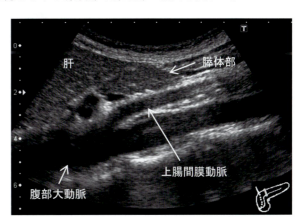

　腹部大動脈から分枝直後の上腸間膜動脈の腹側に肝と同等のエコーレベルで描出される膵体部が描出されている。

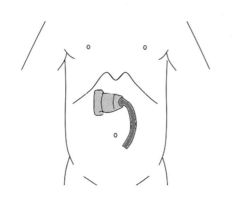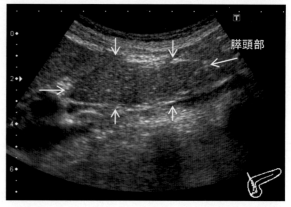

　膵体部を描出し、そのまま右側へと走査して膵頭部を描出している。膵頭部、膵鉤部は尾側に大きく伸びる形態をしているため、注意して全体を観察する。

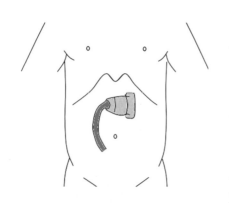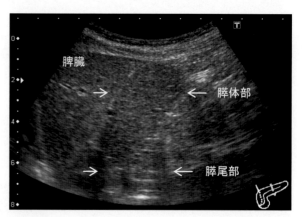

　膵体部を描出し、そのままプローブを左側へと走査すると膵尾部が描出されるが、消化管ガスの影響により尾部全体が明瞭に描出されない場合がある。その場合、膵体部を音響窓にして膵尾部を描出するようにプローブを倒すことで描出できる範囲が広がる場合がある。

2) 心窩部正中横走査

- 上腸間膜静脈と脾静脈が合流し門脈本幹となる合流部分を確認する。脾静脈と上腸間膜静脈の合流部の腹側に膵頭部、膵体部が存在するため、膵実質を描出する際の目印になる。
- 膵尾部は膵頭部よりも頭側に斜めに存在していることが多く、やや斜めの横断像で膵が長く描出されることが多い。

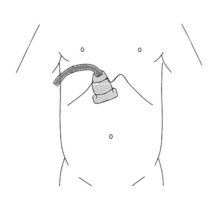
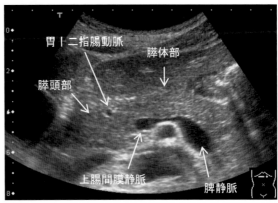

　上腸間膜静脈と脾静脈の合流部の腹側に膵頭部、膵体部が描出されている。膵頭部の腹側に沿うように走行する胃十二指腸動脈が確認できれば、膵の境界の目安になる。

3) 左肋骨弓下横走査

- 心窩部正中横走査で得られた膵頭部、膵体部のプローブの角度を保持したまま、プローブを左肋骨弓下へと走査することで膵尾部が描出される場合がある。消化管ガスの影響で描出できない場合も少なくないが、意外に明瞭に描出される場合もあり試してみるべき走査方法である。呼吸調整が可能な場合は深吸気時の方が描出されやすい。

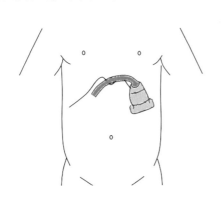
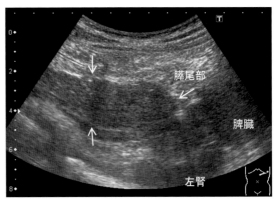

　左季肋部横走査にて膵尾部全体が明瞭に描出され、膵尾部先端が脾臓や左腎に近接するように存在している様子がよくわかる。

4）左肋間走査

- まず左肋間において背側からやや腹側を見上げるように走査し、脾臓を描出する。脾門部から無エコーで描出される脾静脈を確認し、脾静脈に沿って膵尾部が均質な構造物として描出される。明瞭に描出できる部分は脾臓に近接している膵尾部の先端部周辺に限られる。

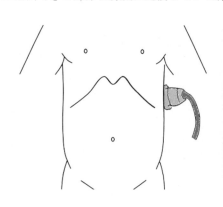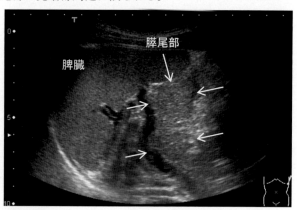

脾門部から脾静脈が走行する様子が確認でき、脾静脈に沿うように位置する膵尾部が確認できる。

2 膵臓の大きさの評価

　膵臓の大きさは門脈本幹の左縁から右側の膵頭部の径、門脈本幹の左縁から腹部大動脈の左縁までの膵体部の径、腹部大動脈の左縁から左側の膵尾部の径の3つの径から評価を行う。膵に対して直交するように前後径を計測し、頭部、体部、尾部のそれぞれについて年齢別正常値と対比して腫大の評価を行う。年齢別正常値は以下のとおり。

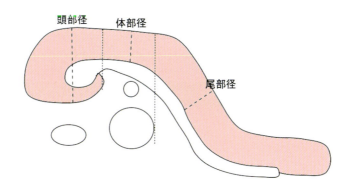

表1　年齢別の膵の大きさの基準[1]

年齢	頭部（cm）		体部（cm）		尾部（cm）	
	±2SD 範囲	平均	±2SD 範囲	平均	±2SD 範囲	平均
1か月未満	0.2〜1.8	1.0	0.2〜1.0	0.6	0.2〜1.8	1.0
1か月〜1歳	0.5〜2.5	1.5	0.2〜1.4	0.8	0.4〜2.0	1.2
1〜5歳	1.1〜2.3	1.7	0.6〜1.4	1.0	1.0〜2.6	1.8
5〜10歳	0.8〜2.4	1.6	0.4〜1.6	1.0	1.0〜2.6	1.8
10〜19歳	1.0〜3.0	2.0	0.7〜1.9	1.3	1.2〜2.8	2.0

疾患別超音波検査

1. 急性膵炎

- 急性膵炎は何等かの原因によって膵酵素が膵内間質組織に逸脱することが原因で発症する膵の自己消化による急性炎症である。
- 小児の急性膵炎の原因は成人とは異なり、膵・胆管合流異常に伴う合併症として発症する例が多く、その他に原因として胆石症、先天性膵管形成異常、感染、薬剤、外傷、遺伝性・家族性膵炎、自己免疫性膵炎等が知られている。
- 年長児では成人同様腹痛で発症することが多く、年少児では嘔吐を呈することが多い。
- 急性膵炎の診断においては、①急性膵炎の特徴的な腹痛、②血清膵酵素の上昇、③画像検査で急性膵炎に伴う異常所見を認める、の3点のうち2点を満たせば急性膵炎と診断される。

超音波所見

- 膵腫大
- 膵実質の不均質化
- 膵周囲組織への炎症波及に伴う輝度上昇
- 膵周囲に滲出液貯留を伴うことがある
- 膵仮性嚢胞を伴うことがある

典型例画像

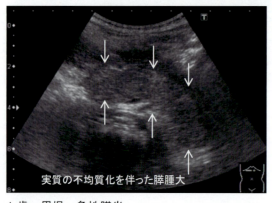
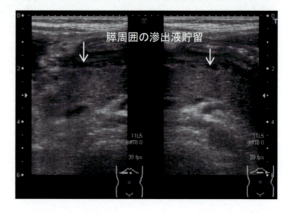

1歳　男児　急性膵炎

　急性膵炎は膵酵素による自己消化が原因であり、炎症を認める領域に膵腫大を伴う。膵腫大は部分的にみられるものから膵全体に及ぶものがあり、炎症を伴い腫大した膵実質は不均質に描出される傾向にある。膵炎が進行すると膵酵素が前腎傍腔内に貯留し、US画像上も滲出液として液体貯留が確認できるようになる。滲出液の進展に伴い周囲組織の炎症も引き起こすため重症例では消化管通過障害や水腎症、腎機能異常をきたすことがある。

　小児の急性膵炎では成人の急性膵炎の原因として代表的なアルコール摂取や胆石症自体が少ない。小児の場合は膵・胆管合流異常症の合併症として急性膵炎を発症する例が多く、比較的軽症な膵炎で画像検査では膵炎の所見に乏しい場合も少なくない。

検査の進め方

 ### 膵腫大の有無について評価する

膵頭部、体部、尾部のそれぞれについて腹背径を計測し、年齢別正常値と対比して膵腫大の有無について評価を行う。膵腫大を認める場合は、膵炎も念頭において鑑別をすすめる。

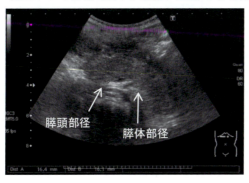

1歳　男児　急性膵炎（膵・胆管合流異常）
画像では膵頭部、膵体部の腹背径を計測している。膵頭部も体部も最大径は約16 mmであり、1歳児の平均と比較して膵腫大と判断できる。

 ### 膵実質の不均質化や周囲組織への炎症所見の有無を評価する

膵実質内で炎症を伴っている領域は実質の不均質化を認めることが多い。また、周囲への炎症波及を示唆する所見や、膵周囲の液体貯留（滲出液）を認める場合は急性膵炎を疑う。

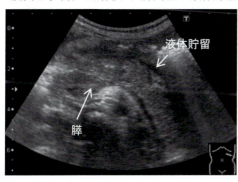

1歳　男児　急性膵炎（膵・胆管合流異常）
膵頭部から体部にかけて膵実質は不均質に描出されている。膵体部の腹側に滲出液を疑う液体貯留が確認でき、急性膵炎を疑う所見である。

 ### 急性膵炎の原因となりうる疾患の検索を行う

急性膵炎を引き起こす原因疾患の検索を行う。特に膵・胆管合流異常を伴う先天性胆道拡張症や胆石症については画像所見での評価が重要になる。

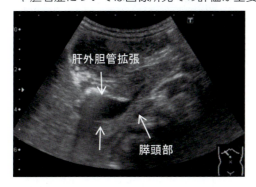

1歳　男児　急性膵炎（膵・胆管合流異常）
肝外胆管は上部から中部胆管にかけて著明に拡張していた。胆管内にプロテインプラグは確認できなかったが、先天性胆道拡張症、膵・胆管合流異常症が疑われる所見で、急性膵炎の原因疾患と推測される。

実際の症例

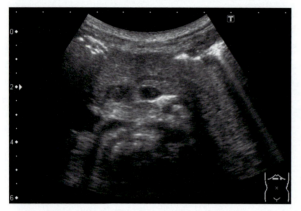

3歳　男児　急性膵炎（膵・胆管合流異常）

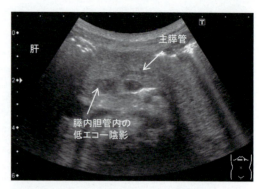

繰り返す腹痛の精査目的にて US 施行、膵実質は不均質に描出され膵内胆管内には結石や sludge を疑う低エコー陰影を認めた。主膵管は最大約 2.4 mm であり、軽度の拡張を疑った。

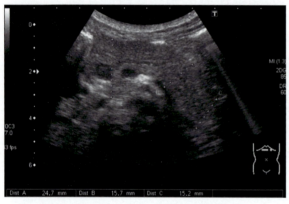

3歳　男児　急性膵炎（膵・胆管合流異常）

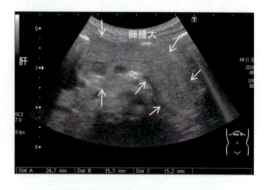

上記と同症例。膵頭部径約 25 mm、体部径約 16 mm、尾部径約 16 mm と膵はびまん性に腫大を認めたが、周囲組織への炎症波及を疑う所見や、滲出液貯留は指摘できなかった。

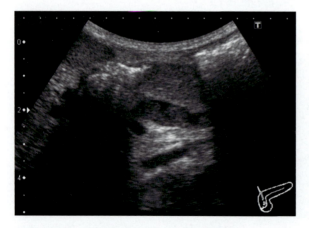

3歳　男児　急性膵炎（膵・胆管合流異常）

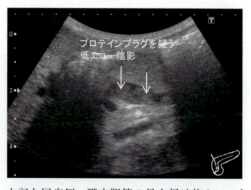

上記と同症例。膵内胆管の最大径は約 9 mm と軽度拡張し、内部には低エコーの構造物が貯留していた。膵・胆管合流異常症を伴った先天性胆道拡張症を疑う所見で、低エコーの構造物はプロテインプラグである可能性が高いと考えられた。

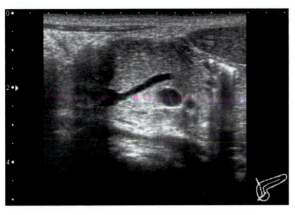

3歳　男児　急性膵炎（膵・胆管合流異常）

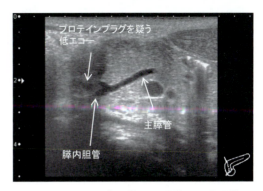

上記と同症例。膵内胆管から連続して主膵管が走行している様子が確認でき、膵・胆管合流異常と判断した。膵腫大、膵実質の不均質化は急性膵炎による変化の可能性が高いと判断した。

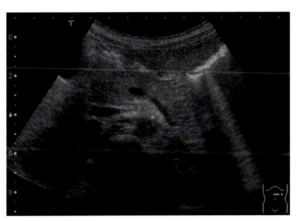

4歳　男児　高アミラーゼ血症

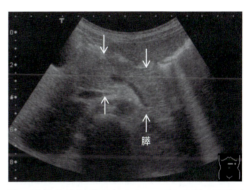

膵・胆管合流異常が知られている症例。腹痛を伴う高アミラーゼ血症を認めUS施行したが、画像上は急性膵炎を示唆する所見は指摘できなかった。膵・胆管合流異常では本例のように、軽度の急性膵炎か否かの判断が困難な症例も少なくない。

☞ Point ☞

- 小児では稀であるが繰り返す膵炎、または持続的な膵炎によって膵実質の線維化、膵管の拡張、膵石を生じる慢性膵炎へと移行する場合がある。
- 膵・胆管合流異常では採血データで膵炎が疑われても画像所見が乏しいことがある。その場合、膵・胆管合流異常に伴い胆管に逆流した膵液の吸収によって引き起こされた高アミラーゼ血症で、急性膵炎ではない場合がある。

2. solid pseudopapillary neoplasm：SPN

- solid pseudopapillary neoplasm（以下 SPN）は若年女性に好発する低悪性度の膵上皮性腫瘍である。
- 学童期後半から成人にかけて幅広い年齢層に認められ、10〜20歳代の女性に多い。
- 男性例は稀である。
- 小児の膵腫瘍は稀であるが、その42〜71％がSPNであるという報告があり、特に思春期以降の女児の膵腫瘍の場合はSPNの可能性が高い。
- 腹部の不快感や腹痛、嘔気、嘔吐、体重減少を訴える場合もあるが、無症状で偶発的に発見されるものが多い。
- 一般的に多くのSPNの予後は良好であるが、一部ではリンパ節、肝、腹膜等へ転移を認めた例も報告されているため低悪性度腫瘍と認識されている。

超音波所見

- 円形〜類円形で境界明瞭
- 内部エコーは様々でしばしば嚢胞変性を伴う
- 卵殻状の石灰化を伴うことがある
- 膵から突出するように発育する場合が多い

典型例画像

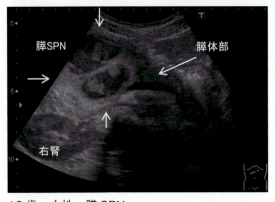 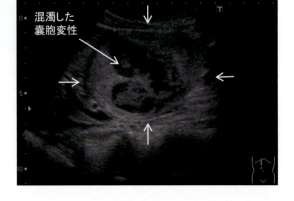

16歳　女性　膵SPN

　SPNは10〜20歳代の女性に多く、孤立性腫瘍である場合が多い。薄い線維性被膜を有する円形〜類円形の境界明瞭な腫瘍で、数〜十数cmと比較的大きいことが多く、腫瘍内部には壊死や出血を伴い、嚢胞成分と充実成分が混在している場合が多い。また嚢胞性成分は壊死を反映し卵殻状の石灰化を伴うこともある。小児の膵腫瘍では非上皮性腫瘍や膵腺癌、腺房細胞癌は非常に少なく、SPNや膵芽腫を鑑別することが重要となる。画像所見だけでこれらの膵腫瘍の鑑別は困難であるが、膵芽腫は10歳以下の発症が多く男児に多い点がSPNと異なる特徴である。SPNでは内部の胞状変化が仮性嚢胞に類似することがあるため注意が必要である。

実際の症例

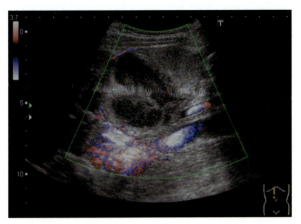

16歳　女性　膵SPN

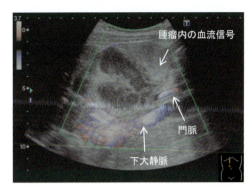

膵頭部に最大径約90 mmの楕円形で境界明瞭な腫瘤性病変を認め、内部に混濁した嚢胞変性を伴っていた。卵殻状石灰化は認めないが、比較的典型的な所見を示した膵SPNといえる。

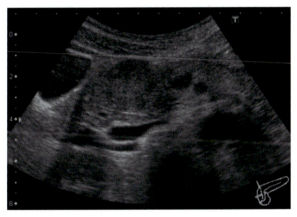

18歳　女性　膵SPN

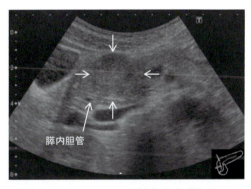

膵頭部に約38×36 mmの腫瘤性病変を認めた。腫瘤は類円形で境界明瞭、内部はやや不均質で、石灰化や嚢胞変性は確認できなかった。

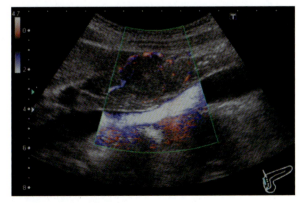

18歳　女性　膵SPN

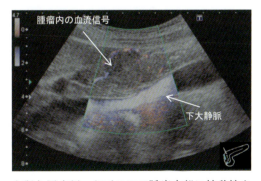

上記と同症例。ドプラにて腫瘤内部に拍動性血流信号が確認できた。膵SPNを疑ったが特徴的所見が得られず、膵内分泌腫瘍等との鑑別が困難であった。

3. 膵悪性リンパ腫

- 膵腫瘍は上皮性と非上皮性に分けられる。小児の非上皮性腫瘍で最も多いのが膵原発悪性リンパ腫であり、その組織型としてはびまん性大細胞型B細胞性リンパ腫（Diffuse large B-cell lymphoma：DLBCL）が最も多い。
- 比較的大きな腫瘤性病変として発見されることが多いが、腫瘍による胆管や膵管への浸潤、狭窄、閉塞は認めないことが多い。
- 膵原発悪性リンパ腫の定義として①表在リンパ節、縦隔リンパ節の腫大を認めない、②血算とその分画が正常である、③膵周囲リンパ節病変と比較して膵病変が最も大きい、④肝に腫瘍を認めない、この4つを全て満たす。
- 膵腫瘤性病変は画像検査で確認された後、組織診断をもって確定診断とされる。膵腫瘍については近年、内視鏡的生検にて診断される例が増えている。

超音波所見

- 円形または類円形の比較的境界明瞭な低エコー腫瘤
- 複数の腫瘤を認めることが多く、癒合傾向を認める
- 胆管、膵管の狭窄、閉塞は認めないことが多い
- 近傍のリンパ節腫大を伴うことがある

典型例画像

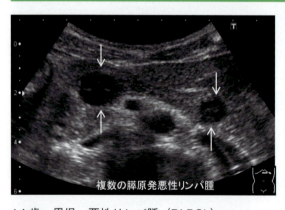
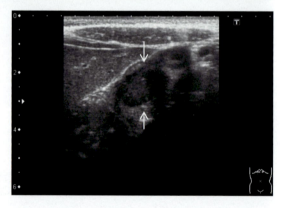

14歳　男児　悪性リンパ腫（DLBCL）

　小児の膵の新生物は稀である。その中で非上皮性腫瘍として最も多いのが悪性リンパ腫で、その組織型はびまん性大細胞型B細胞性リンパ腫（DLBCL）がそのほとんどを占める。膵悪性リンパ腫は数cm以上の比較的大きな腫瘤として発見されることが多く、膵内に複数の腫瘤を認めることもある。膵に複数の腫瘤を認める場合は悪性リンパ腫である可能性が高く、複数の腫瘤は増大とともに癒合傾向があり、癒合した腫瘍の増大により膵腫大を伴うこともある。悪性リンパ腫が大きくなり胆管や膵管を圧排しても、胆管や膵管の通過障害を認めず狭窄や閉塞を伴わないことが多いのも特徴的である。膵周囲の複数のリンパ節が腫大していることもあるが、リンパ節腫大が膵病変よりも小さいことが膵原発悪性リンパ腫の定義になる。

実際の症例

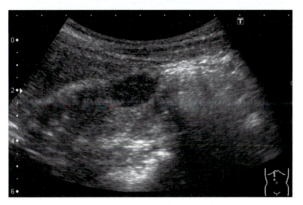

14歳　男児　悪性リンパ腫（DLBCL）

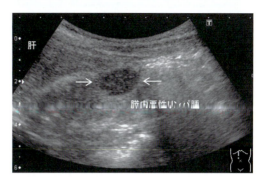

腹痛、発熱精査で施行したUSで膵多発腫瘤を認めた。最大径は約21×18×18 mm、境界明瞭、類円形、内部はやや不均質でエコーレベルは低く描出された。複数の膵内腫瘤はいずれも同様のUS所見を呈していた。

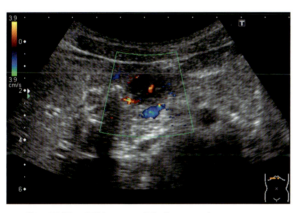

14歳　男児　悪性リンパ腫（DLBCL）

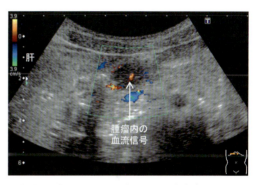

上記と同症例。ドプラを用いて腫瘤内血流を評価している。著明な多血腫瘤としては描出されないものの、膵実質よりも豊富な血流信号が確認できた。

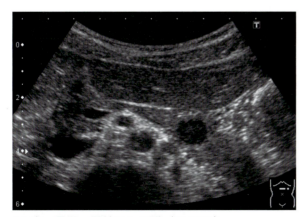

14歳　男児　悪性リンパ腫（DLBCL）

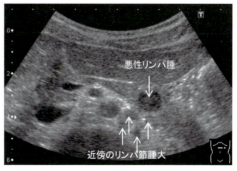

上記と同症例。膵尾部にも腫瘤性病変を認めており、その背側には複数の腫大したリンパ節が集簇している様子が確認できる。これらの所見から膵悪性リンパ腫を疑うことができる。

II　検査各論　③　膵　臓　参考文献

1) Siegel MJ, et al: Nor,al and abnormal pancreas in children: US studies. Radiology 165: 15-18, 1987.
2) Chao HC, et al: Sonographic evaluation of the pancreatic duct in normal children andd children with pancreatitis. J Ultrasound Med 19: 757-763, 2000.
3) 鈴木光幸：膵炎（急性，慢性，遺伝性・家族性，自己免疫性）．小児栄養消化器肝臓病学，日本小児栄養消化器肝臓学会 編．初版，509-514, 診断と治療社，2014.
4) 石原武：急性膵炎、慢性膵炎とその合併症の超音波診断．Jpn J Med Ultrasonics vol.34 No.3 283-292, 2007.
5) 急性膵炎診療ガイドライン 2010 改訂出版委員会 編：急性膵炎診療ガイドライン 2010. 金原出版, 2009.
6) Rojas Y, et al: Primary malignant pancreatic neoplasm in children and adolescents: A 20years experience. J Pediatr Surg 47: 2199-2204, 2012.
7) 梅津有紀子, ほか：小児膵 solid pseudpapillary tumor の 3 例の検討．日本小児栄養消化器肝臓学会雑誌 Vol.31 No.1:13-19, 2017.
8) 伴慎一, ほか：小児の肝胆膵疾患の特異性：膵腫瘍．肝胆膵, 55（2）: 327-334, 2007.
9) Ng YY, et al: The radiology of non-Hodgkin's lymphoma in childhood: a review of 80cases. Clin Radiol 49: 594-600, 1994.
10) Vaugbn DD, et al: Pancreatic discase in children and young adult: Evaluation with CT. RadioGraphics 18: 1171-1187, 1998.

4 脾臓

- 脾臓の超音波検査では先天性異常の有無、形態異常の有無、腫瘤性病変の有無、脾の大きさの評価が基本になる。
- 0〜2歳程度までは高周波リニアプローブで脾臓全域を評価可能である場合が多い。体格の良い児やコンベックスプローブでの観察時に病変を見つけた場合は可能な限り高周波プローブでの評価も行う。
- 基本的に脾臓は左肋間走査による描出が主体となるため、部分的に描出不良域が存在する。
- 撮影時の消化管ガスの状況にもよるが、左肋骨弓下走査で描出できることがある。左肋骨弓下から脾臓の描出を試みる場合、可能であれば吸気で息止めをした方が描出しやすい。

1 走査方法

1）左肋間走査

- 脾の高さで左肋間からプローブを扇走査して脾像を観察する操作方法である。
- 脾臓は背側に位置しているため、左側腹部から背側にかけての左肋間から脾臓を描出可能で、背側から腹側を見上げるように扇走査すると描出しやすい。
- 吸気では脾臓とプローブの間に肺底部が入り込み、脾臓を広く描出できない場合がある。そのため、呼吸調整が可能な場合は呼気で脾臓を観察すると肺の影響を受けにくい。

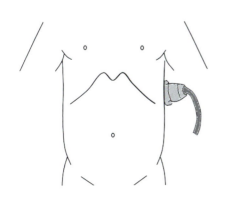
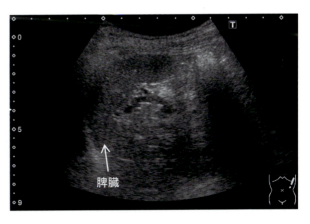

左側腹部から背側の肋間の角度に沿ってプローブをあてて扇走査を行う。脾臓の辺縁部分や横隔膜直下が明瞭に描出されるようにプローブ位置を調節して観察を行う。

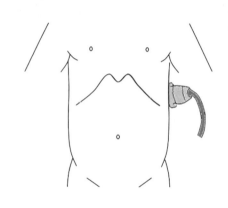
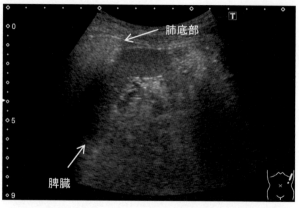

　吸気で脾臓を観察すると脾臓とプローブの間に肺底部が入り込み、脾臓の横隔膜直下が描出不良となることがある。呼吸調整が可能な場合は呼気の方が脾臓全体を描出しやすい。

2）左肋骨弓下横走査

- 左肋骨弓下外側の角度に合わせてプローブをあて、脾臓の横断像を描出する走査方法である。
- 腹壁から脾臓までの間に胃や横行結腸が障害陰影として描出されることがあり、体厚が厚い場合や消化管ガスの影響が強い場合には描出できないことも少なくない。
- 左肋骨弓下でプローブを少し押さえつけるようにあて、頭側から尾側へと扇走査を行い脾全体を観察する。

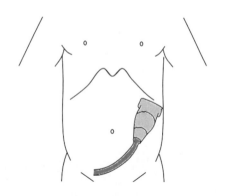
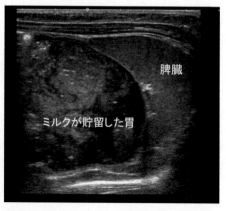

　左肋骨弓下にてやや頭側を見上げるように走査し、脾臓を描出している。画像ではミルクが貯留している胃穹窿部を音響窓として脾臓を描出している。

2 脾臓の大きさの評価

　小児の脾臓の大きさは成長とともに変化する。正常脾臓の大きさについては脾臓の長径を計測する方法や、spleen index を算出する方法がよく知られている。脾臓の大きさには個人差もあるため、これらの計測値に加えて体格、脾臓の丸みを帯びた形態の有無、部分的な凸状変化の有無等を考慮して総合的に脾腫の評価を行う。

1 脾臓の長径を計測する方法

　左肋間走査にて脾臓を描出し、脾臓が最大となる断面において脾臓の長径を計測する。計測された大きさと各年齢の脾臓の大きさと対比して脾腫の判定を行う。

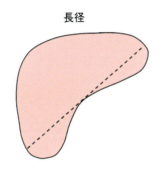

表1　年齢別の脾の長径の基準値[1]

年齢	男児	女児
0〜3か月	4.4 ± 1.14	4.6 ± 1.68
3〜6か月	5.2 ± 0.94	4.8 ± 1.30
6〜12か月	6.3 ± 1.36	6.4 ± 1.58
1〜2歳	6.3 ± 1.78	6.8 ± 1.44
2〜4歳	7.5 ± 1.66	7.6 ± 2.14
4〜6歳	8.0 ± 1.48	8.1 ± 2.02
6〜8歳	8.2 ± 1.98	8.9 ± 1.82
8〜10歳	8.7 ± 1.84	9.0 ± 2.04
10〜12歳	9.1 ± 2.18	9.8 ± 2.10
12〜14歳	9.8 ± 2.04	10.2 ± 1.62
14〜17歳	10.3 ± 1.78	10.7 ± 1.80

2 spleen index を算出する方法

　左肋間走査にて脾臓を描出し、脾門部が描出され脾臓が最大となる断面において脾臓の長径（a）を計測する。その長径に直行する角度で短径（b）を計測する。

$$\text{spleen index} = a \times b \text{ (cm)}$$

を算出し、各年齢の脾臓の大きさと対比して脾腫の判定を行う。

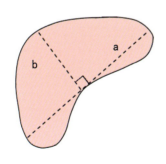

表2　年齢別の spleen index の基準値[2,3]

年齢	spleen index
0〜1か月	9.4 ± 3.4
3〜4か月	11.1 ± 4.0
5〜11か月	12.9 ± 5.2
1歳	15.4 ± 3.8
2歳	18.2 ± 3.4
3歳	19.1 ± 7.6
4歳	19.1 ± 7.6
5歳	19.6 ± 5.8

年齢	男児	女児
6〜8歳	24.9 ± 4.0	23.9 ± 8.4
9〜11歳	29.4 ± 11.8	26.1 ± 10.2
12〜14歳	34.9 ± 7.1	33.0 ± 12.8

3 脾実質の評価

　小児の正常脾実質は均質で、肝と同等かやや高いエコーレベルで描出される。新生児では正常例でも腎実質エコーレベルがやや高く描出されることがあり、出生直後から生後6か月程度までは、脾実質が左腎皮質よりもやや低いエコーレベルで描出されることがある。成長とともに脾実質は腎皮質よりも高いエコーレベルで描出されるようになる。

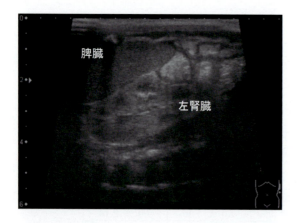

　画像は生後1か月女児の正常な脾臓と左腎臓を描出した超音波画像である。
　脾実質は均質で、左腎皮質と比較すると脾実質のエコーレベルはやや低く描出されている。生後半年程度までは正常腎の皮質エコーレベルがやや高く描出されることがある。

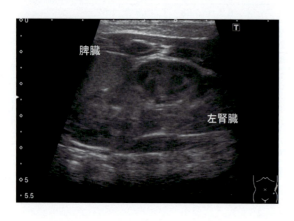

　画像は6か月女児の正常な脾臓と左腎臓を描出した超音波画像である。
　脾実質のエコーレベルは基本的に変化しないが、児の成長に伴い腎皮質エコーレベルが低く描出されるようになる。相対的に腎と比較すると、脾実質のエコーレベルはやや高いエコーレベルで描出される。

疾患別超音波検査

1. 脾血管腫

- 脾血管腫は肝の海綿状血管腫と同様、病理組織学的には一層の内皮細胞で覆われた血管腔、および結合組織により構成される非上皮性良性腫瘍である。
- 脾実質との境界は明瞭、割面はスポンジ状で被膜はない。
- 稀である脾の良性原発性腫瘍の中で血管腫は比較的多いといわれているが、小児においては非常に稀である。
- 多くは無症状であるが、大きくなったものでは左季肋部痛や腫瘤触知等の症状を認めることがある。
- 腫瘍内の血栓形成により血小板や凝固因子が消費され消費性血液凝固障害（Kasabach-Merritt症候群）を引き起こすことがある。

超音波所見

- 形状は円形、楕円形〜不整形まで様々
- 内部エコーは高〜低エコーと様々
- 内部は均質〜不均質と様々
- 血流信号は乏しく描出されることが多い

典型例画像

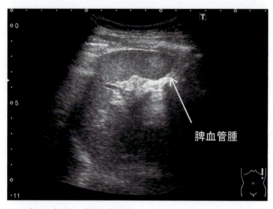 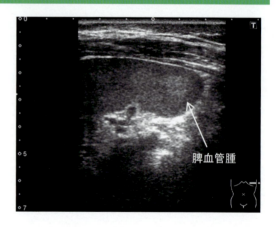

11歳　女児　脾血管腫

　脾血管腫は組織学的に肝血管腫と類似するため、超音波所見も類似する。被膜のない境界明瞭な腫瘤として描出される場合が多く、脾と血管腫の境界には細かい凹凸を認める。内部エコーは高エコーで描出されることが多いが、内部で二次的に血栓形成、線維化、硝子化を伴うことがあり、これらに伴い高エコーから低エコーまで様々なエコーレベルで描出されることがある。また、大きい血管腫ほど内部が不均質に描出される傾向にある。血管腫は緩徐な増大傾向を示すことがあり、20 mm以上の血管腫では自然破裂の危険性があるため、経過観察を行うことが重要になる。

検査の進め方

 脾臓内に腫瘤性病変を検索する

左肋間走査のみの観察では、脾臓内で描出されにくい領域が存在する。左肋骨弓下走査や可能であれば吸気、呼気の両方で複数の肋間から広く検索し、腫瘤性病変の検索を行う。

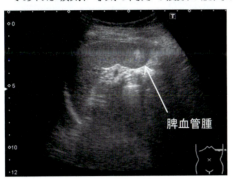

11歳　女児　脾血管腫
本例では脾臓の比較的描出しやすい場所に血管腫が存在しているが、横隔膜直下や深部側に腫瘤が存在していても同定できるように広い範囲を多方向から観察することが基本となる。

 腫瘤性病変の被膜の有無、形態を確認する

脾血管腫は被膜を認めない。脾実質との境界は明瞭で、境界部分には細かな凹凸が確認できることが多い。

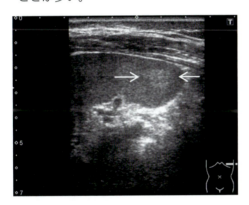

11歳　女児　脾血管腫
高周波リニアプローブにて血管腫を観察している。腫瘤に被膜はなく、内部均質で高エコーに描出されている。辺縁部分に細かい凹凸も確認できる。

 内部の血流信号を確認する

脾血管腫は乏血性であることが多い。血管腫内には多数の血洞が存在し静脈血流が存在するが、流速が遅くドプラで捉えられないことが多い。

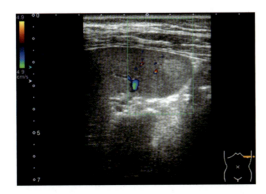

11歳　女児　脾血管腫
ドプラを用いて脾血管腫の血流評価を行っている。流速レンジを4.9 cm/sと下げて評価を行っているが、血管腫内部に明らかな血流信号は確認できない。

疾患別超音波検査

2. 脾過誤腫

- 脾過誤腫は正常な構成組織が発生過程で構造の異常を伴って増殖したものと定義され、真の腫瘍ではなく脾臓の正常組織自体の増殖異常である。
- 多くが無症状であるが、上腹部痛や腹部膨満感等の症状を訴えることがあり、脾腫、脾機能亢進によって貧血、血小板減少症、白血球減少症がみられることがある。
- 約90%程度が単発性で、多発性は稀である。
- 病理組織学的には赤脾髄型、白脾髄型、混合型、線維型の4つに分類されており、この違いによって超音波所見も異なる傾向にある。6割以上が赤脾髄型で最も多く、次いで混合型が多い。

超音波所見

- 類円形または楕円形
- 境界明瞭、平滑
- 内部エコーは脾実質と同等かやや低い
- ドプラにて内部血流信号は比較的豊富

典型例画像

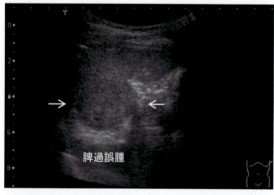 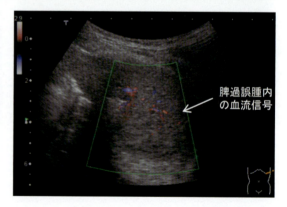

15歳　女児　脾過誤腫

　脾臓原発の良性腫瘍としては血管腫や過誤腫が代表的ではあるが、いずれも小児においては稀である。脾過誤腫は脾実質と同等かやや低いエコーレベルで描出されることが多く、腫瘤として認識しづらい場合がある。典型例は単発性腫瘤で、境界明瞭、内部均質であるが、内部の血流が豊富であるため、超音波画像上で脾過誤腫が疑われても悪性リンパ腫や転移性腫瘍等の悪性病変が鑑別にあがる場合があり、超音波画像だけでは鑑別困難である場合も少なくない。

検査の進め方

脾腫の有無を確認する

脾過誤腫は数 cm 以上の比較的大きな腫瘤として発見されることが多い。その場合、脾臓が大きく計測され脾腫として認識される場合もあるため、脾腫の有無を確認する。

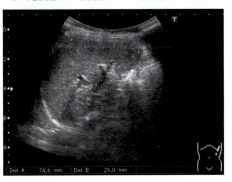

7歳　女児　正常例
脾の大きさは年齢相応であることが確認できる。脾腫を認め、その原因が確認できない場合は脾臓の腫瘤性病変も念頭において検索を行う。

脾臓内に腫瘤性病変を検索する

脾過誤腫は脾実質と同等かやや低エコーで描出されることが多い。意識して腫瘤性病変を検索しないと気付かない可能性もあるため、腫瘤性病変を念頭において検索を行う。

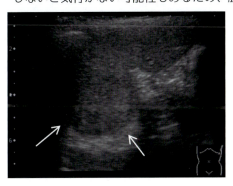

15歳　女児　脾過誤腫
頭側の脾臓下面から突出するような形態から腫瘤性病変の存在に気付きやすいが、腫瘤のエコーレベルは脾臓とほぼ同等であるため、安易に観察すると見逃す可能性がある。

ドプラにて内部の血流を評価する

脾過誤腫を疑う腫瘤性病変を認めたら、ドプラにて腫瘤内部の血流評価を行う。一般的に脾過誤腫は正常脾実質よりも血流豊富に描出されるため、ドプラの流速レンジやゲインを調整し、正常脾実質と対比しながら腫瘤内の血流を評価する。

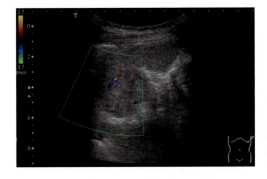

15歳　女児　脾過誤腫
ドプラにて腫瘤内部に脾実質よりも豊富な血流信号が確認できた。脾の代表的腫瘍として血管腫も鑑別にあがるが、乏血性に描出される点が脾過誤腫と異なる。

実際の症例

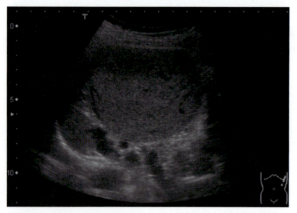

22歳　女性　脾過誤腫

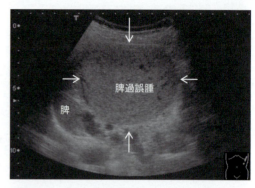

脾臓尾側に腫瘤性病変を認めている。腫瘤は最大径約90mm、境界明瞭、類円形で脾臓とほぼ同等のエコーレベルで描出され、脾臓内の脈管が圧排されている様子が確認できた。

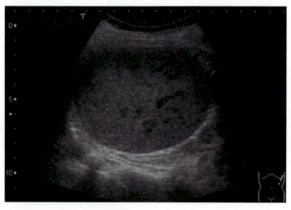

22歳　女性　脾過誤腫

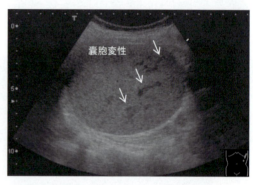

上記と同症例。腫瘤性病変の一部は脾臓から突出するような形態を示し、腫瘤性病変内部には囊胞変性と思われる無エコー領域が確認できた。実質部分は均質に描出された。

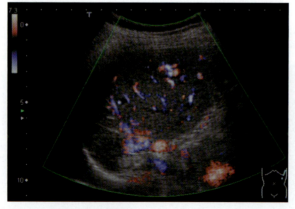

22歳　女性　脾過誤腫

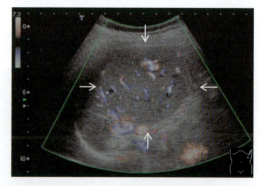

上記と同症例。ドプラで腫瘤内に豊富な血流信号が確認できた。摘出術が施行され赤脾髄型過誤腫と診断された。本例は脾過誤腫の典型的な超音波所見を示している。

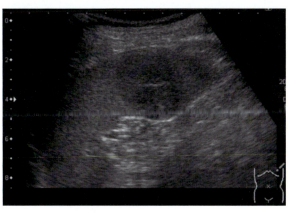

24歳　男性　脾過誤腫疑い

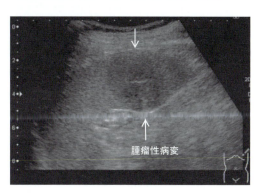

↑腫瘤性病変

前医にて小児期より経過観察を行っていたが、転居に伴い当院受診。腫瘤性病変は約44×40 mmで類円形、境界明瞭、内部は脾実質よりもやや低いエコーレベルで描出されている。

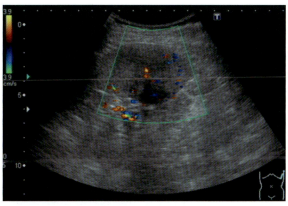

24歳　男性　脾過誤腫疑い

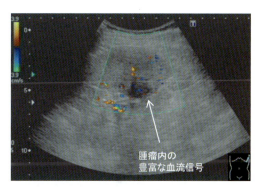

腫瘤内の豊富な血流信号

上記と同症例。腫瘤性病変内部にはドプラにて豊富な血流信号が確認でき、脾過誤腫を疑った。28歳となった現在も腫瘤の大きさや形態に明らかな変化は確認できず、経過観察を続けている。

☞ Point ☞

- 稀ではあるが、自然破裂や外傷によって破裂することがある。
- 典型例は単発で類円形、辺縁平滑、境界明瞭、内部は低エコーを示す赤脾髄型の超音波画像であるが、赤脾髄型以外では腫瘤の組織構成により多彩な画像所見を示す傾向にある。
- 超音波画像からは悪性リンパ腫、転移性脾腫瘍等も鑑別あがる場合がある。良性腫瘍ではあるが確定診断が難しいため摘出される例も少なくない。

疾患別超音波検査

3. 脾リンパ管腫（リンパ管奇形）

- 脾リンパ管腫はリンパ路や大小のリンパ嚢胞を主体として形成される脾臓の腫瘤性病変である。
- 多くは先天性で胎生期のリンパ管の発生異常が原因と考えられている。
- 脾臓の原発性良性腫瘍は稀で、自覚症状に乏しい脾リンパ管腫が小児期に発見されることはさらに稀である。
- 自覚症状に乏しく画像検査で偶発的に発見されることが多いが、リンパ管腫内で出血を伴い心窩部痛や左季肋部痛を訴えることがある。
- 脾リンパ管腫は加齢とともに徐々に増大することがあり、周囲臓器を圧迫したり、破裂や出血、感染の可能性がある。

超音波所見

- 脾臓内の複数の嚢胞性病変、多房性嚢胞性病変として描出されることが多い
- ドプラにて内部に血流は認めない
- 出血を伴っている領域は低エコーで描出される

典型例画像

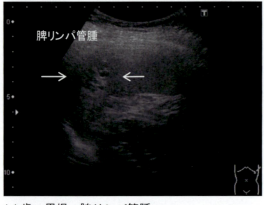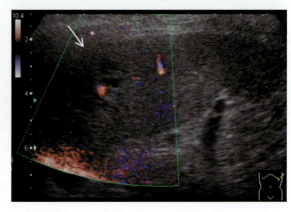

14歳　男児　脾リンパ管腫

　脾臓に嚢胞性病変を認めた場合はリンパ管腫を鑑別にあげる。脾リンパ管腫は複数の嚢胞性病変を認めたり多房性に描出されることが多く、単発で類円形の嚢胞性病変の場合は真性嚢胞も鑑別にあがる。病変内部には主にリンパ液が貯留しているため無エコーで描出されるが、リンパ管腫内部に出血を伴う場合は内部エコーを認める。ドプラにてリンパ管腫内部には血流信号は認めないが、隔壁部分には血流が検出されることがある。

　近年、リンパ管腫は国際血管腫・血管奇形研究会（ISSVA）の分類によって、腫瘍ではなく脈管先天性奇形の亜分類とされた。これに伴い体表組織においては従来の呼称「リンパ管腫」は適当ではなく「リンパ管奇形」とされている。しかし、臓器内の場合はISSVA以外の組織分類も考慮して「リンパ管腫」を用いる場合もある。

検査の進め方

✅ 脾臓内に嚢胞性病変を検索する

左肋間走査のみの観察では、脾臓内で描出されにくい領域が存在する。可能であれば吸気、呼気の両方において複数の肋間から脾臓を広く検索し腫瘤性病変の検索を行う。

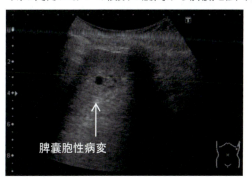

11歳　男児　リンパ管腫
腹部スクリーニング目的で施行したUSで、偶発的に脾臓に嚢胞性病変を認めた。嚢胞性病変は呼気時には描出可能であったが、吸気では描出困難であった。

✅ 嚢胞性病変の数、形態を確認する

脾リンパ管腫は複数の嚢胞性病変を認めることが多く、隔壁を伴うことがあり、多房性嚢胞性病変として描出されることが多い。

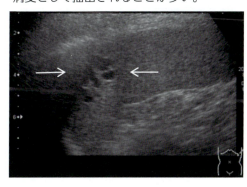

14歳　男児　リンパ管腫
嚢胞性病変を確認した後、扇走査で病変の形態を確認している。複数の嚢胞性病変が集簇し、一部で隔壁構造も確認できる。

✅ 内部の血流信号を確認する

脾リンパ管腫は内部に血流を認めない。血管奇形や静脈瘤と類似する場合があるため、ドプラを用いて嚢胞性病変内部に血流がないことを確認する。

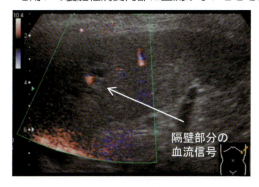

14歳　男児　リンパ管腫
隔壁部分には血流が確認できるが、嚢胞性病変自体に血流を認めずリンパ管腫を疑う。遅い流速でも検出できるように流速レンジを低く設定して観察を行う。

4. 脾膿瘍

- 脾膿瘍は比較的稀な感染症で、小児においては特に稀である。
- 原因として、先行する血液感染、隣接臓器に生じた感染の二次的波及、脾梗塞の二次感染、外傷や医療行為（手術や内視鏡検査）、免疫不全状態が知られており、小児の場合はほとんどが免疫不全状態における脾膿瘍である。
- 基本的に膿瘍形成を引き起こす先行疾患が存在するのが一般的である。
- 臨床症状は古典的三徴として発熱・左上腹部痛、白血球増加が知られている。
- 病変が一つである孤立性と複数の病変が存在する多発性に分けられる。小児に多い免疫不全状態の膿瘍では、カンジダ等の真菌感染による多発性膿瘍である場合が多い。

超音波所見

- 脾腫
- 脾臓内に多発する低エコー結節
- 小さいものは内部均質、大きくなるに従い不均質
- 長い経過に伴い点状高エコーを認めることがある

典型例画像

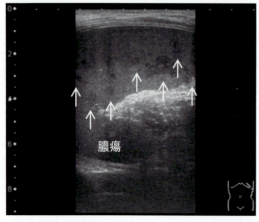 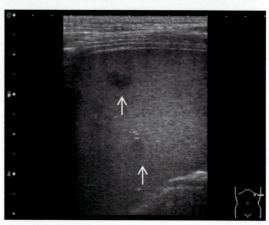

3歳　男児　脾膿瘍（急性リンパ性白血病治療中の播種性カンジダ症）

　小児の脾膿瘍のほとんどは免疫不全状態におけるカンジダ、アスペルギルス、クリプトコッカス等の真菌感染である。この場合、多発性の膿瘍が脾内に存在する場合が多く、脾臓は腫大している。典型例では病変は10 mm前後の低エコー領域として描出され、脾内に同様の低エコー領域が多数描出される。病初期では非常に淡く描出されるため、高周波リニアプローブを併用して検索を行う。病態がすすむと脾膿瘍のエコーレベルは低くなり、明瞭に描出されるようになる。内部は比較的均質に描出され、ドプラで病変部分の血流信号は正常脾実質とほぼ同様に描出されることが多い。化膿変化が大きくなったものほど不整形で内部不均質に描出される傾向にある。経過が長い例では脾膿瘍内部に石灰化を反映する点状高エコーが描出される場合がある。

検査の進め方

脾腫の有無を評価する

脾膿瘍が存在する場合は脾腫を伴っていることが多いが、貧血や門脈圧亢進、血液疾患等でも脾腫を認めるため、脾腫の原因となる疾患を検索する。

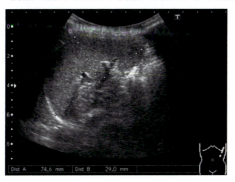

2歳　女児　遺伝性球状赤血球症
発熱精査で施行した超音波検査で脾臓の大きさは 7.5×2.9 cm SI：21.8 であり、2歳児相当と比較して脾腫と考えられた。遺伝性球状赤血球症が知られており、これが脾腫の原因と考えられる。

脾内に腫瘤性病変を検索する

脾膿瘍は脾内に散在する径 10 mm 程度の複数の低エコー結節として描出されることが多い。脾臓全体に低エコー結節が描出される場合は脾膿瘍の可能性が高い。

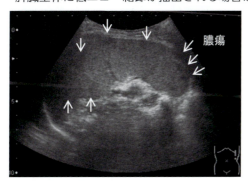

2歳　男児　脾膿瘍
（急性リンパ性白血病治療中）
脾の大きさは 10.7×4.5 cm SI：45 であり、著明な脾腫を認めた。脾実質内には散在する低エコー結節を認めており、脾膿瘍を疑う所見である。

高周波リニアプローブでも観察を行う

脾膿瘍の病変は淡く描出されることがある。特に病初期では非常に淡く描出されることが多く、高周波リニアプローブでも病変の検索を行う。

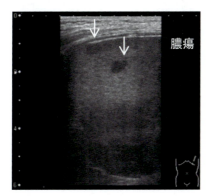

2歳　男児　脾膿瘍
（急性リンパ性白血病治療中）
上記と同症例。コンベックスプローブによる画像と比較して病変が明瞭に描出されているのがわかる。脾膿瘍は脾臓全体に散在していることが多く、高周波リニアプローブでも十分に同定することが可能である。

実際の症例

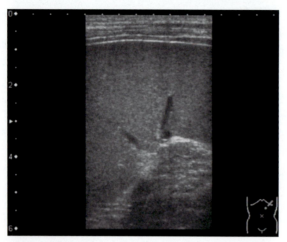

2歳　男児
急性リンパ性白血病治療中、播種性カンジダ症

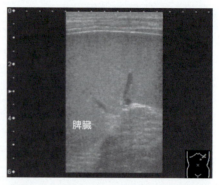

急性リンパ性白血病にて化学療法中、発熱、β-Dグルカン高値を認めた。真菌感染が疑われ施行したUSでは脾実質は不均質に描出されるものの、明らかな膿瘍は指摘できなかった。

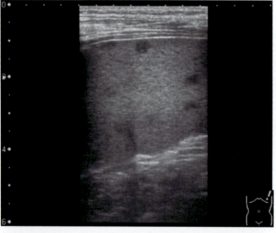

2歳　男児
急性リンパ性白血病治療中、播種性カンジダ症

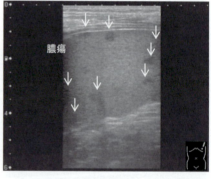

上記と同症例。発熱が持続し、6日後に再度超音波検査を施行。前回には脾臓に明らかな異常は認めなかったが、最大径5〜7 mm程度の低エコー結節が複数出現しており、脾膿瘍を疑った。

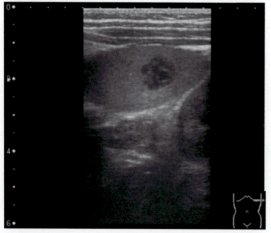

2歳　男児
急性リンパ性白血病治療中、播種性カンジダ症

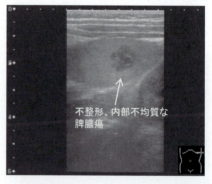

上記と同症例。さらに1か月後、脾膿瘍の最大径は約13×12 mmであった。最大のものは不整形、内部不均質で無エコー領域も確認できた。

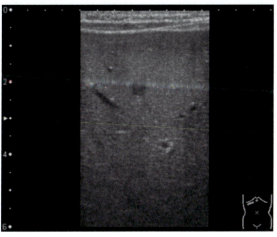

2歳　男児
急性リンパ性白血病治療中、播種性カンジダ症

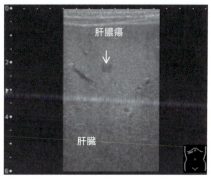

上記と同症例。脾膿瘍が出現した当初は肝に異常は認めていなかったが、この時点で肝にも膿瘍を疑う結節性病変が出現していた。

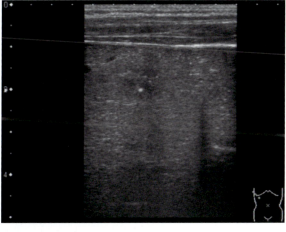

2歳　男児
急性リンパ性白血病治療中、播種性カンジダ症

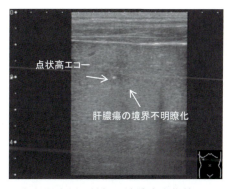

上記と同症例。最初に脾膿瘍を指摘してから8か月後、脾の結節性病変は指摘できなくなった。肝の膿瘍も境界が不明瞭化し、内部には点状高エコーが出現していた。

☞ Point ☜

- 免疫不全状態で発症する脾膿瘍では、加療に数週間から数か月程度の時間を要する場合も少なくないため、経過観察としても超音波検査は重要になる。
- 小児脾膿瘍は免疫不全状態で発症することが多いため、脾膿瘍を疑う所見を認めた場合は肝や腎等の脾臓以外の腹部臓器についても膿瘍の有無について検索を行う。
- 膿瘍の経時的変化に伴い点状高エコーが出現することがあり、膿瘍内部で産生されたガスを反映した所見と考えられている。
- 細菌感染による孤立性脾膿瘍の場合、病初期では脾実質よりもやや低いエコーレベルで描出される類円形の結節として描出され、病期が進み化膿融解がすすむと膿瘍は不整形で内部は無エコーを伴って不均質に描出されたり、充実性腫瘤様に描出されたりする。

疾患別超音波検査

5. 多脾症候群・無脾症候群

- 通常、左右非対称である内臓が発生過程で臓器極性（左右分化）障害を生じ、左右対称性に形成されるものを心房内臓錯位症候群と呼び、左側のものが両側に出現（左側相同）するものを多脾症候群、右側のものが両側に出現（右側相同）するものを無脾症候群と呼ぶ。
- 無脾症候群では脾臓低形成、または無形成を認め、多脾症候群では結節状の複数の脾臓が存在する。また、心臓、肺、大血管、肝臓、腎臓、消化管等に様々な形態異常や形成異常を認め、その複合様式は症例ごとに多彩である。
- 無脾症候群は重篤な心奇形を合併することが多く、多脾症候群は合併する心奇形が軽症～重症まで幅広い。
- 多脾症候群では胆道閉鎖症の合併率が高いことが知られている。

超音波所見

- 肝、大血管、消化管、腎臓の奇形
  　下大静脈欠損、奇静脈連結、対称肝、肝外門脈欠損、門脈低形成、腸回転異常
  　水腎症、馬蹄腎、多嚢胞性腎等
- 心奇形の合併
- 脾臓の無形性、または低形成（無脾症候群）
- 結節状の複数の脾臓（多脾症候群）

典型例画像

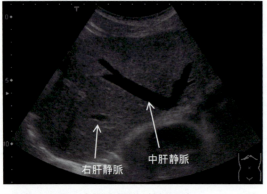
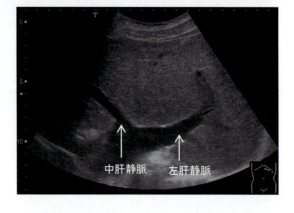

12歳　女児　多脾症候群（対称肝）

　心房内臓錯位症候群では左右肝臓の形態が類似する対称肝を呈することが多く、対称肝に加え無脾症候群の場合は脾臓が無形性、または低形成を示し、多脾症候群の場合は結節状の複数の脾臓が確認できる。さらに腹部臓器に多彩な奇形を伴っている場合が多く、対称肝以外に下大静脈欠損、肝外門脈欠損、門脈低形成、腸回転異常、水腎症、馬蹄腎、多嚢胞性腎等を伴っている場合がある。また高率に心奇形を合併するが、心奇形についても両側上大静脈、下大静脈欠損、単心房、単心室、心房中隔欠損、心内膜床欠損、肺動脈狭窄、両大血管右室起始症、肺高血圧等の多彩な合併症を伴っている可能性がある。合併する疾患は症例により異なるが、無脾症候群の方が重篤な心奇形を伴っている場合が多い。

検査の進め方

 ### 脾臓の形態を確認する

心房内臓錯位症候群では脾臓の形態で無脾症候群と多脾症候群を大別できるため、脾臓の形態確認は必須である。対称肝が大きく張り出している場合があり、肝と脾を見誤らないように注意が必要である。

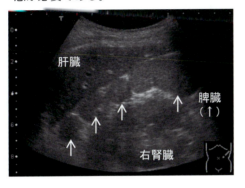

10歳 女児 多脾症候群
大きく張り出した肝左葉の尾側に複数の結節状の脾臓が確認できる。脾臓が複数存在する所見や対称肝を疑う所見から多脾症候群を疑う所見である。

 ### 腹部臓器の形態異常を検索する

心房内臓錯位症候群では高率に対称肝を認めるが、これ以外にも大血管、肝、腎臓、消化管等に複数の奇形が存在する可能性が高く、腹部臓器全体の評価を行う。

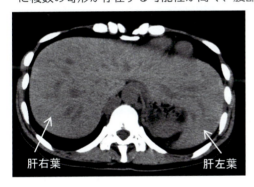

10歳 女児 多脾症候群
CT画像では腹部全体を横断像で確認できるため、対称肝の所見を認識しやすい。US画像では右葉と左葉を別々に描出し、対比する必要がある。

 ### 心臓や大血管の形態を確認する

心房内臓錯位症候群では高率で心奇形を合併するため、心臓の形態の評価は必須になる。多脾症候群では心奇形がなかったり、軽症の場合もあるが、無脾症候群では心奇形はほぼ必発で、重篤な奇形を伴っていることが多い。

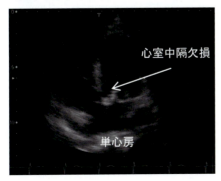

10歳 女児 多脾症候群
心エコーの所見からは心奇形として単心房、心室中隔欠損が確認された。心奇形の状態が生命予後に大きく関与するため、その評価は重要である。

実際の症例

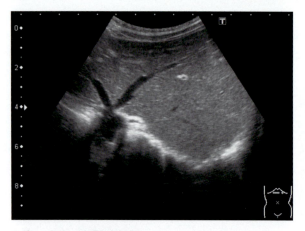

3歳　女児　無脾症候群

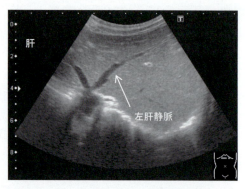

肝左葉は大きく張り出し、右葉に類似する形態を示していた。左肋間走査では脾臓は確認できず、張り出した肝左葉が左腎と接するように描出された。

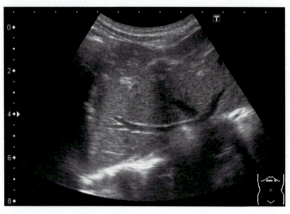

3歳　女児　無脾症候群

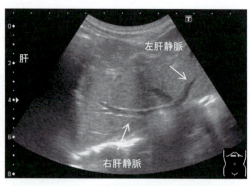

上記と同症例。肝右葉も左葉と類似して描出され、対称肝の所見と判断できる。下大静脈は正常に描出されたが、脾臓が描出されないことも考慮し無脾症候群が鑑別にあがった。

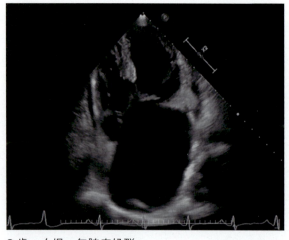

3歳　女児　無脾症候群

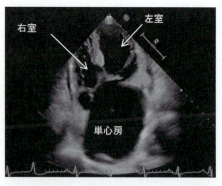

上記と同症例。後日施行された心エコーでは単心房、心室中隔欠損、動脈管開存、肺高血圧が確認された。

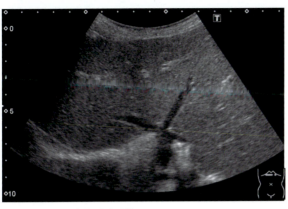

5歳　女児　多脾症候群

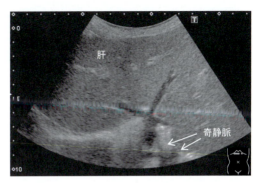

肝は対称肝の所見を呈し、脾臓は結節状に複数存在していたため、多脾症候群と判断するのは容易であった。下大静脈は欠損しており、肝静脈からの血流は奇静脈へと連続する様子が確認できた。

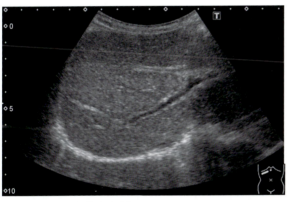

5歳　女児　多脾症候群

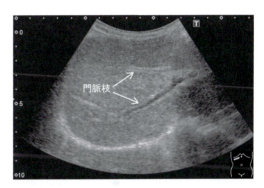

上記と同症例。肝内門脈は非常に細く描出され、門脈低形成と考えられた。特に肝右葉の前区域枝は細く、ドプラを用いても血流信号は確認できなかった。

👉 Point 👉

- 胸部では肺分葉異常、気管支分岐異常を認めることが多い。通常右肺は3葉、左肺は2葉であるため無脾症候群（右側錯位）では両肺が3葉で、多脾症候群（左側錯位）では両肺が2葉であることが多い。
- 生命予後は合併する心奇形や胆道閉鎖症に依存し、5年生存率は多脾症候群：59〜84%、無脾症候群：35〜74%である。
- 無脾症候群では重症感染症の頻度が高く、死亡率は約19%である。

6. 脾悪性リンパ腫

- 悪性リンパ腫は全身のリンパ網内系組織に発生する造血幹細胞の悪性疾患をいう。脾臓原発の悪性リンパ腫は非常に稀である。
- 脾臓の悪性腫瘍の中では最も頻度が高く、多くは他臓器から発生した悪性リンパ腫の二次的な浸潤である。
- 悪性リンパ腫では多くの脾臓で脾腫を伴っている。
- 脾臓内に複数の腫瘤性病変を形成する場合もあるが、腫瘤を形成せずにびまん性に浸潤し脾腫を呈するだけの場合もある。
- 脾臓以外にも近傍のリンパ節や傍大動脈リンパ節の悪性リンパ腫病変を伴っていることが多い。

超音波所見

- 脾腫を伴うことが多い
- 脾臓内の多数の低エコー腫瘤
- 腫瘤の血流信号は比較的豊富
- 傍大動脈や近傍のリンパ節腫大

典型例画像

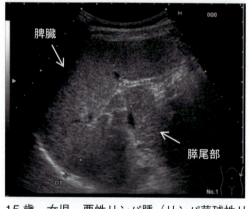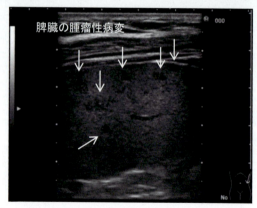

15歳　女児　悪性リンパ腫（リンパ芽球性リンパ腫）

　脾臓原発の悪性リンパ腫は非常に稀であるが、脾臓はリンパ系臓器であるため他組織原発の悪性リンパ腫から高頻度で浸潤を認める。そのため、悪性リンパ腫が疑われる場合は脾臓の観察は必須である。多くの場合は脾腫を伴っており、巨脾として一断面では描出できない場合も少なくない。脾内で腫瘤を形成している悪性リンパ腫では、腫瘤が小さかったり不明瞭であるためコンベックスプローブで確認できない場合もあり、必ず高周波リニアプローブを併用する。また、腫瘤を形成せずに脾実質が不均質に描出されるだけの場合は、高周波リニアプローブで不均質であることが確認できても悪性リンパ腫の鑑別が困難な場合がある。脾臓に浸潤をきたしている例では脾門部や傍大動脈リンパ節等に類円形や多角形に腫大したリンパ節が描出されることが多く、脾臓自体の所見とあわせて鑑別をすすめる。

検査の進め方

脾臓の大きさを評価する

脾臓の長径や spleen index を算出し、年齢別正常値と比較して脾臓の大きさを評価する。計測値だけでなく脾臓の丸みを帯びた形態や、部分的な凸状変化等も考慮して脾腫の評価を行う。

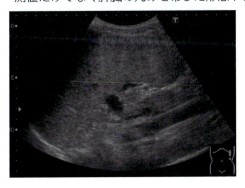

10歳　男児
悪性リンパ腫（バーキットリンパ腫）
脾臓の大きさは 138×46 mm であった。10歳相当と比較しても著明な脾腫であり、形態も丸みを帯びている様子が確認できる。

脾臓実質の均質性を評価する

腫瘤を形成せずに脾臓にびまん性に浸潤する悪性リンパ腫では、脾臓内に腫瘤性病変を同定できないが、正常例と比較して脾実質が不均質に描出される傾向にある。必ず高周波リニアプローブを用いて脾実質の均質性を確認する。

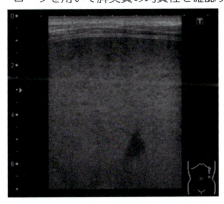

10歳　男児
悪性リンパ腫（バーキットリンパ腫）
脾臓内に腫瘤性病変は指摘できないが、脾実質は非常に不均質に描出されている。不均質な脾実質は脾臓全体に及んでいた。

脾臓内に腫瘤性病変を検索する

脾臓実質内を広く観察し、脾臓内部に腫瘤性病変を検索する。コンベックスプローブだけでは腫瘤性病変を見逃す可能性があり、高周波リニアプローブも併用して検索を行う。

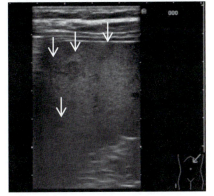

13歳　男児
悪性リンパ腫（びまん性大細胞型B細胞性リンパ腫）
脾臓内に多数の低エコー腫瘤を認めている。大きさは最大で約 6 mm 程度であったが、コンベックスプローブでは不均質に描出されるだけで、明らかな腫瘤性病変としては認識できていない。

実際の症例

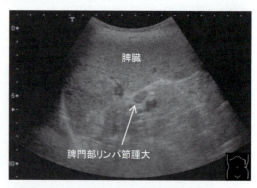

11 歳　男児　悪性リンパ腫（バーキットリンパ腫）

脾臓の大きさは約 133×48 mm と著明に腫大していた。脾実質は不均質に描出され、脾門部周辺には複数のリンパ節腫大を伴っていた。

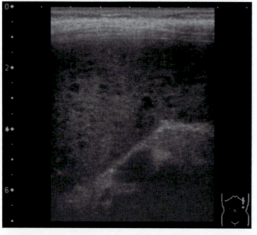

11 歳　男児　悪性リンパ腫（バーキットリンパ腫）

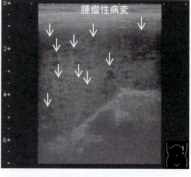

上記と同症例。プローブを高周波リニアプローブに持ち替え脾実質を観察すると、実質内に多数の低エコー腫瘤を認めた。約 5 mm の腫瘤性病変が脾臓全体に確認でき、悪性リンパ腫として矛盾しない所見と考えた。

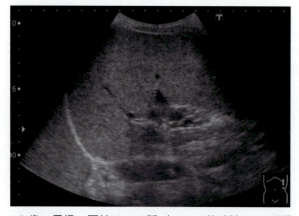

12 歳　男児　悪性リンパ腫（リンパ芽球性リンパ腫）

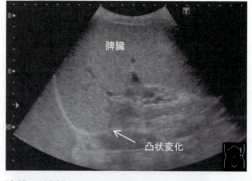

脾臓の長径は 140 mm 以上あり一断面では計測不可能であった。全体的に丸みを帯びた形状で、脾下面で突状に変化している様子も確認でき、巨脾を疑った。脾実質はやや不均質に描出されている。

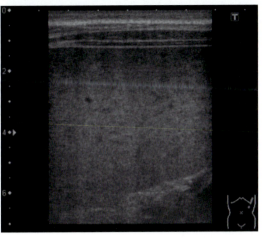

12歳　男児　悪性リンパ腫（リンパ芽球性リンパ腫）

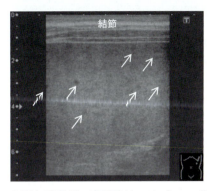

上記と同症例。高周波リニアプローブに持ち替えて脾実質を観察している。脾実質は非常に不均質に描出され、2〜3 mm の低エコーの腫瘤性病変が散在していた。

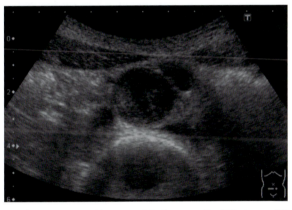

12歳　男児　悪性リンパ腫（リンパ芽球性リンパ腫）

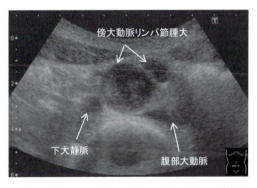

上記と同症例。腹部大動脈の走行に沿って複数のリンパ節腫大が確認できた。形状は楕円形〜類円形で描出され、内部は不均質でエコーレベルは低く、脾実質の所見と合わせて考慮すると悪性リンパ腫を強く疑うことができる。

☞ Point ☞

- 脾臓原発悪性リンパ腫は非常に稀であるが、その多くはびまん性大細胞型B細胞性リンパ腫である。
- 悪性リンパ腫の多くは脾腫を伴うが、全体の約1/3の症例では脾腫がなく脾臓への浸潤が認められたとの報告もある。
- 悪性リンパ腫の病変部分は同様の細胞が密に存在しているため、病変部において超音波の反射が起こりにくく内部のエコーレベルが低くなると考えられている。

II 検査各論 ④ 脾臓 参考文献

1) Megremis SD: Spleen length in children with US: normal values based on age, sex and somatometric parameters. Radiology, 231: 129-134, 2004.
2) 二村 貢, ほか: 超音波断層法による小児の脾臓計測 – 健常乳幼児についての検討 – . Jpn J Med Ultrasonics Vol.14 No.4: 308-314, 1987.
3) 二村 貢, ほか: 超音波断層法による小児の脾臓計測 – 小中学生についての検討 – . Jpn J Med Ultrasonics Vol.13 No.2: 100-110, 1986.
4) 北見昌広: 小児超音波の基準値と正常像. 小児科診療, vol.76 No.10: 1511-1518, 2013.
5) 金川公夫, 河野達夫: 小児超音波診断のすべて. メジカルビュー社, 2015.
6) 川瀬弘一: 乳幼児健診でみつかる外科系疾患 肥厚性幽門狭窄症. 小児科診療, 75 (2) 268-272. 2012.
7) 内田広夫: 幽門狭窄症. 小児科診療, 74 (4) 669-672. 2011.
8) Forman HP: A rational approach to the diagnosis of hypertrophic pyloric stenosis: do the results match the claims? J Pedeatr Surg 25: 262-266. 1990.
9) 香田渉, ほか: 脾の非腫瘍性腫瘤・良性腫瘍の鑑別診断. 画像診断, 26 (7) :874-83, 2006.
10) 奥野啓介, ほか: 腹部超音波検査で偶然発見された小児脾過誤腫の1例. The Japanese Journal of Pediatric Hematology/Oncology vol.51 (5) : 545-549, 2014.
11) 柴田有紀子, ほか: 多発性脾過誤腫の1例. Jpn J Med Ultrasonics Vol.41 No6: 859-865, 2014.
12) 中村加恵, ほか: 脾リンパ管腫の1例 – 画像診断を中心として. 臨床画像, 9; 84-87, 1993.
13) 中里雄一, ほか: 脾海綿状リンパ管腫の1治験例. 外科診療, 10; 1317-1320, 1994.
14) 香田歩, ほか: 脾臓のすべて one-stop shopping – 脾の非腫瘍性腫瘤・良性腫瘍の鑑別診断. 画像診断, 26; 874-884, 2006.
15) Siegel MJ: Spleen and peritoneal cavity. Pediatric Sonography, 4th ed. Siegel Lippincott Williams & Wilkins, Philadelphia 305-338, 2011.
16) Hilissa AH, et al: The Pediatric spleen. Semin Ultrasound CT MRI, 28: 3-11, 2007.
17) 中原康夫, ほか: Actinobacillus actinomycetemcomitans による多発肝膿瘍, 脾膿瘍, 軟部組織膿瘍を生じた1例. 小児科臨床, 65 (6) 1203-1207. 2012.
18) 日本循環器学会, ほか: 先天性心疾患の診断, 病態把握, 治療選択のための検査法の選択ガイドライン. 循環器病の診断と治療に関するガイドライン (2007-2008 合同研究班報告). http://www.j-circ.or.jp/guideline/pdf/JCS2010_hamaoka_h.pdf.
19) 柴田映道, ほか: 心房内臓錯位症候群. 小児科診療, 第77巻 増刊号 366-368. 2014.
20) 小川潔: Heterotaxy の診断, 病態, 合併症. 日本小児循環器学会雑誌, 第30巻 第2号, 89-96. 2014.
21) 箱崎幸也, ほか: 脾臓原発, 限局性の悪性リンパ腫の1例. Jpn J Med Ultrasonics Vol.20, No.12: 749-755, 1993.
22) 太谷紗代, ほか: 脾病変の画像診断 – 適切な治療方針への架け橋のために – . 臨床画像, vol.29, No4: 480-495, 2013.
23) Rolfes RJ, et al. The spleen : an integrated imaging approach. Crit Rev Diagn Imaging, 30: 40-83, 1990.

5 泌尿器

- 泌尿器の超音波検査では腎臓、尿管、膀胱について評価を行う。
- 膀胱が充満している状態で検査を施行することが望ましいが、新生児や乳幼児では検査中に排尿されてしまう可能性があるため、膀胱を先に観察してから腎臓や尿管の観察を行うことが原則となる。

1 走査方法

1-1 膀胱

- 膀胱の超音波検査では膀胱壁肥厚の有無、膀胱内腔の異常の有無、尿管開口部の異常の有無についての評価が基本になる。
- 新生児や乳幼児では検査中に排尿してしまう場合もあるため、膀胱内に尿が溜まっている場合は迅速に評価を行う。膀胱内に尿が溜まっていない場合は、他の評価すべき領域を観察し、最後に膀胱の評価を行う。

1) 下腹部横走査

- 恥骨の頭側にプローブをあてて横断像として膀胱を描出する方法である。
- 尿が溜まっている状態では膀胱の描出自体は容易である。膀胱全体を描出しプローブを頭尾方向へとスライドさせながら膀胱全体を観察する。
- 腹壁からは多重反射が発生しやすく、膀胱壁前壁や膀胱内部の障害陰影となる場合がある。
- 膀胱を音響窓として子宮や卵巣、前立腺の評価も可能である。
- 尿管入口部から膀胱への尿の流入がBモード画像にてもやもやエコーとして描出されることがある。また、カラードプラを用いて尿の流入をドプラ信号として確認することもできる。

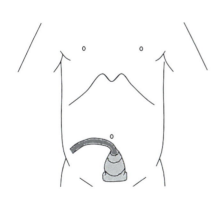
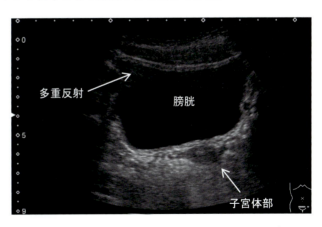

　下腹部横断像ではプローブをやや尾側へ傾けた状態から徐々に頭側へと観察をすすめ、膀胱全体を観察する。この時、膀胱だけではなく尿管入口部、下部尿管、子宮、卵巣、前立腺等も観察可能である。

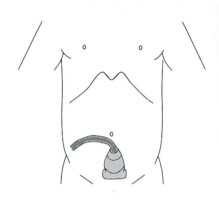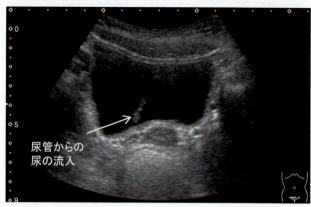

通常、尿管は蠕動しているため、膀胱内では間歇的な尿の流入が確認できる。尿管入口部近傍を観察した状態でプローブを動かさずに観察すると、間歇的な膀胱内への尿の流入がもやもやエコーとして描出されることがある。

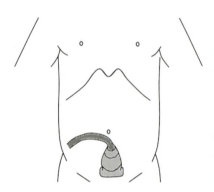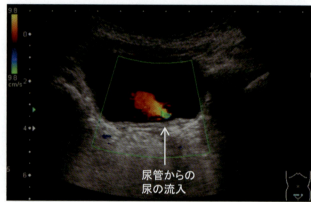

尿管入口部近傍を観察した状態でプローブを動かさずカラードプラを用いて観察すると、間歇的な膀胱内への尿の流入にドプラ信号が確認できる。尿管入口部の確認や腎の排尿機能を確認する場合等に有効な手法である。

2）下腹部縦走査

・恥骨の頭側にプローブをあてて縦断像として膀胱を描出する方法である。
・恥骨直上で膀胱を描出し、プローブを左右にスライドすることで膀胱全体を観察する。
・膀胱の頭側を意識して観察することでダグラス窩や膀胱直腸窩の腹水貯留の評価も可能である。

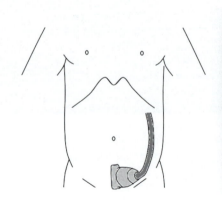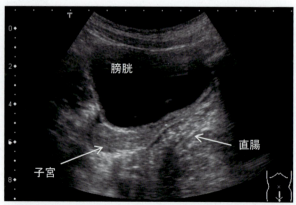

縦断像では下腹部正中に膀胱を確認し、プローブを左右へと動かすことにより膀胱全体の観察を行う。

1-2　腎臓

- 腎臓の超音波検査では先天性異常・形態異常の有無、両側腎の大きさ、実質輝度、皮髄境界の明瞭・不明瞭、腎盂・腎杯の拡張の有無についての評価が基本になる。
- 両側腎臓ともに腹側には消化管が存在しているため、腹側からの描出は消化管ガスの影響を受けることが多い。そのため左右肋間走査や、側腹部・背部からの横走査、縦走査にて多方向から観察する。
- 右腎臓は腹側に肝臓が存在するため、肝臓を音響窓として利用することで明瞭な描出ができる場合がある。

1）右肋間縦走査

- 右側腹部から背側にかけての肋間にプローブをあて、右腎の長軸像を描出する方法である。
- 右腎が明瞭に描出される肋間において扇走査を行い、右腎全体を観察する。
- 腎の中心部には中心部高エコー像と呼ばれる高エコー領域が描出され、その周囲に腎実質が低エコーで描出される。腎実質内で髄質はよりエコーレベルの低い類円形で描出され、皮質は髄質よりもややエコーレベルが高い。
- 背側からの肋間走査ではやや腹側へと斜めに描出するため、画像の深い位置に腎門部が描出される。
- 仰臥位で右腎が描出不良の場合は軽度の左斜位にし、さらに脊椎側の肋間から観察すると右腎が明瞭に描出されることがある。

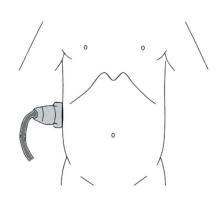
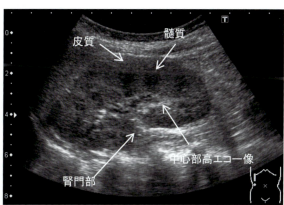

　右背側の肋間走査にて右腎の長軸像を描出している。腎皮質と腎髄質がある程度の厚みを持った低エコーとして描出され、その内側に中心部高エコー像が描出される。深部側には腎門部が確認できる。

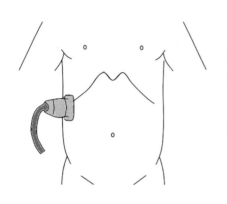
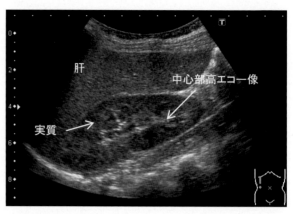

　右側腹部からやや腹側の肋間から肝を音響窓として右腎を描出した画像である。右腎の長軸像が得られるが背側からの肋間走査とは角度が異なり、腎門部が描出されない。

2）右肋間横走査

- 右側腹部から背側にかけての肋間にプローブをあて、右腎の短軸像を描出する方法である。
- 右腎が描出される肋間において扇走査を行う、または呼吸調整によって腎を可動させ頭側から尾側まで右腎全体を観察する。
- 肋骨から発生する音響陰影が腎に影響しない位置にプローブをあてて観察を行う。

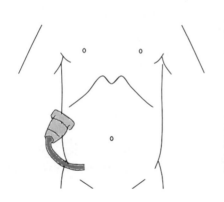
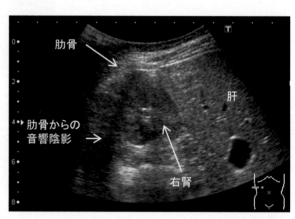

　腎の短軸像が得られるように肋間にプローブをあてて観察を行う。一つの肋間で腎全体を描出できない場合は、2～3つの肋間から腎全体を観察する。

3) 左肋間縦走査

- 左側腹部から背側にかけての肋間にプローブをあて、左腎の長軸像を描出する方法である。
- 左腎が明瞭に描出される肋間において扇走査を行い、左腎全体を観察する。
- 左腎周囲には消化管が広く走行しているため、右腎よりも描出が難しい。
- 仰臥位で左腎が描出不良の場合は軽度の右斜位にし、さらに脊椎側の肋間から観察すると左腎が明瞭に描出されることがある。

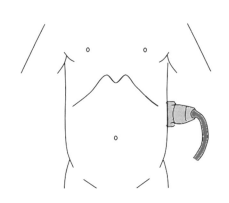
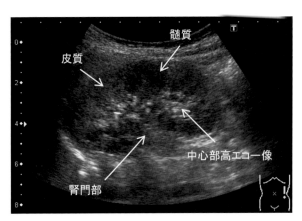

4) 左肋間横走査

- 左側腹部から背側にかけての肋間にプローブをあて、左腎の短軸像を描出する方法である。
- 左腎が描出される肋間において扇走査を行う、または呼吸調整によって腎を可動させ頭側から尾側まで左腎全体を観察する。

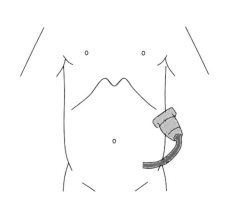
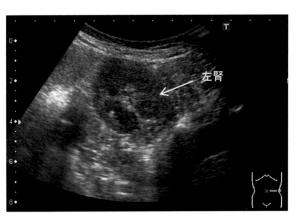

左背側の肋間走査にて左腎の短軸像を描出している。右腎における肝のような音響窓となる構造物が左腎周囲には存在しないため、右腎よりも描出が難しい場合がある。

2 腎臓の大きさの評価

　腎は出生後も年齢に応じて成長する実質臓器であり、年齢に応じて徐々に大きくなる。腎が最も長く描出される長軸像においてその長径を計測し、各年齢における正常値と比較して腎の腫大の有無について評価する。

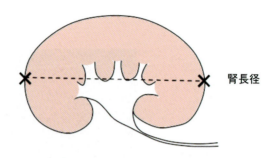
腎長径

表1　腎臓の長径の基準値（cm）[1]

年齢	平均（cm）	± 2SD 範囲（cm）
0〜1 週	4.48	3.86〜5.10
1 週〜4 か月	5.28	3.90〜6.60
4 か月〜8 か月	6.15	4.81〜7.49
8 か月〜1 歳	6.23	4.97〜7.49
1 歳〜2 歳	6.65	5.57〜7.73
2 歳〜3 歳	7.36	6.28〜8.44
3 歳〜4 歳	7.36	6.08〜8.64
4 歳〜5 歳	7.87	6.87〜8.87
5 歳〜6 歳	8.09	7.01〜9.17
6 歳〜7 歳	7.83	6.39〜9.27
7 歳〜8 歳	8.33	7.31〜9.35
8 歳〜9 歳	8.90	7.14〜10.66
9 歳〜10 歳	9.20	7.40〜11.0
10 歳〜11 歳	9.17	7.53〜10.81
11 歳〜12 歳	9.60	8.32〜10.88
12 歳〜13 歳	10.42	8.68〜12.16
13 歳〜14 歳	9.79	8.29〜11.29
14 歳〜15 歳	10.05	8.81〜11.29
15 歳〜16 歳	10.93	9.41〜12.45
16 歳〜17 歳	10.04	8.32〜11.76
17 歳〜18 歳	10.53	9.95〜11.11
18 歳〜19 歳	10.81	8.55〜13.07

3 膀胱壁肥厚の評価

　成人健常者の膀胱壁の厚さは尿が充満した状態で3 mm以下といわれている。小児においても尿がある程度充満した状態で3 mm以上ある場合は膀胱壁肥厚を疑う。膀胱内に尿が充満していない場合でも膀胱壁は厚く描出されるため注意が必要である。

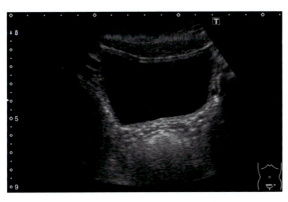

10歳　女児　正常例
　ある程度の尿が膀胱内に貯留している状態で膀胱壁は伸展し、最も厚い部分でも膀胱壁は約1 mm程度で描出されている。

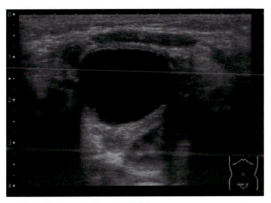
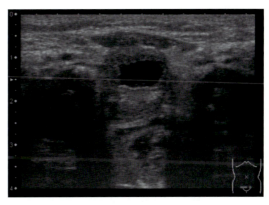

0歳3か月　女児　正常例
　膀胱内に尿が貯留していたため、膀胱から観察を始め得られた画像が左画像である。膀胱壁は進展し最大径は約1 mm程度で明らかな肥厚は認めない。
　検査中に排尿してしまい、排尿後に得られた画像が右画像である。膀胱内腔は虚脱し、壁は最大約5 mm程度と厚く描出されている。
　新生児や乳幼児においては検査時に尿がほとんど貯留していない場合もある。膀胱内尿量が足りずに膀胱壁が厚く観察されている可能性も考慮しながら観察をすすめる。

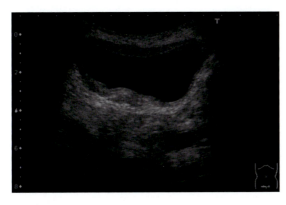

13歳　男児　神経因性膀胱
　膀胱内にはある程度尿が貯留しているが、膀胱壁はびまん性の肥厚を認めている。膀胱壁の最大厚は約8 mmと計測され、膀胱壁肥厚と判断できる。以前より神経因性膀胱が知られており、これに伴う変化と考えられる。

4　膀胱内腔の異常の有無

　正常例では膀胱内の尿は明瞭な無エコーで描出されるが、尿路感染がある場合や尿路出血がある場合は膀胱内の尿が混濁して描出される場合がある。また、膀胱内のsludgeや尿路結石の有無についても同時に評価を行う。

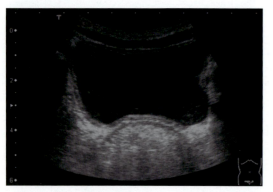

5歳　男児　尿路感染症

　発熱精査にて施行したUSで、膀胱内の尿が混濁している様子が確認できた。発熱に加え膀胱内の尿の混濁を認めたことから尿路感染症が疑われ、その後に施行した尿検査で尿路感染症と診断された。

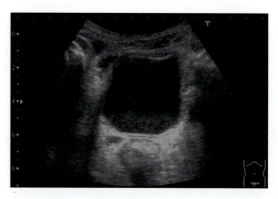

8歳　男児　肉眼的血尿

　肉眼的血尿の原因検索目的で施行されたUSにて、膀胱内にsludge（沈殿物）が確認できた。膀胱内の沈殿した血性成分を反映した所見と考えられた。

5　尿管開口部の異常の有無

　正常例では膀胱の背側に尿管開口部が小さな隆起として、左右対称に存在している。異所開口尿管や膀胱尿管逆流症等で下部尿管に拡張が認められる場合は、尿管開口部の背側に拡張した下部尿管が確認できる場合がある。尿管瘤が存在する例では尿管開口部近傍に嚢胞性病変が描出される。

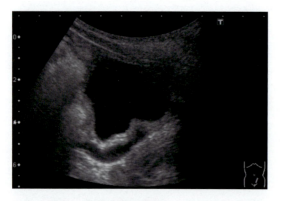

6歳　男児　異所性開口尿管

　出生時より重複腎盂尿管と尿管拡張が知られている症例。膀胱の背側で尿管入口部近傍から頭側へと連続する拡張した下部尿管が確認できる。

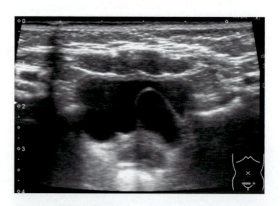

2歳　男児　尿管瘤

　膀胱の横断像において、左側の尿管入口部近傍に嚢胞性病変が描出されている。嚢胞性病変は膀胱内部に突出するように位置しており、尿管瘤を疑う所見である。

6 腎実質輝度、皮髄境界の評価

腎は新生児から年長児にかけて、そのエコーレベルの変化を認める。

新生児では腎皮質は肝と同等かやや高いエコーレベルで描出され、生後6か月～1歳程度までに腎皮質は肝と同等～軽度の低エコーを呈するようになる。新生児の皮質輝度のエコーレベルが高いのは糸球体容積が大きいためと考えられている。

新生児では腎髄質は著明に低いエコーレベルで描出され、生後6か月～1歳程度では、やや低いエコーレベル程度に変化する。

このような腎皮質、髄質のエコーレベルの変化が生じるため、皮髄境界は新生児期に明瞭に描出され、加齢とともに目立たなくなる傾向にある。腎皮質輝度が高く描出される新生児期では腎疾患に伴う実質輝度上昇と判断が難しい場合があるが、正常例では皮髄境界が明瞭に保たれている場合が多い。

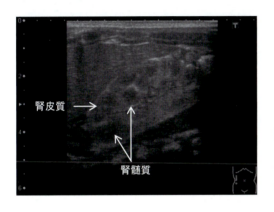

日齢3　女児　正常右腎
腎皮質は肝実質と同等かやや高いエコーレベルで、腎髄質は明瞭に低いエコーレベルで描出されている。皮髄境界は明瞭である。

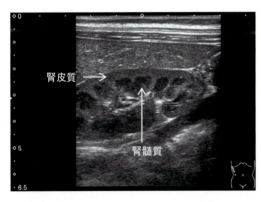

0歳3か月　男児　正常右腎
腎皮質は肝よりもやや低いエコーレベルで描出されているものの、成人正常例よりは皮質エコーレベルはやや高い。皮髄境界は明瞭である。

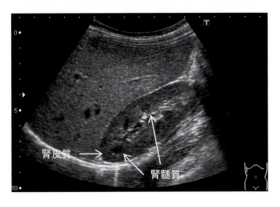

5歳　男児　正常右腎
腎皮質のエコーレベルは肝よりも低く、腎髄質のエコーレベルはやや低いエコーレベルで描出されている。成人の腎の所見とほぼ同等である。皮髄境界は新生児期と比較するとやや不明瞭化している。

7 腎盂・腎杯の拡張の有無

　正常例では腎盂・腎杯は拡張していないが、腎盂・腎杯の拡張を認める場合は拡張部分が無エコーで描出されるようになる。通過障害の程度によって腎盂・腎杯の拡張の程度が異なる（水腎症の評価方法については「水腎症」の頁参照）傾向にある。
　また、腎盂・腎杯の拡張を認めた例においては尿管の拡張の有無についても評価を行う。腎盂から尿管へかけて拡張が連続している場合は可能な限りその拡張を追い、通過障害の原因となっている器質的疾患の検索やその範囲の把握に努める。

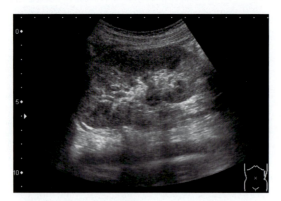

10歳　女児　正常左腎
　腎内に無エコーで描出される領域が確認できず、腎盂・腎杯の拡張はないと判断できる。

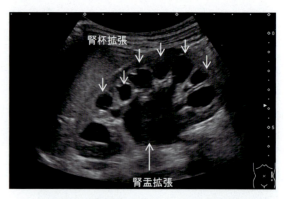

3歳　男児　水腎症
　腎内に無エコーで描出される領域が確認できる。腎の中心部で拡張を認める腎盂や腎実質に沿って拡張を認める腎杯が無エコーで描出されている。

疾患別超音波検査

1. 腎発生異常

- 腎の発生異常には腎の無形成、低形成、異形成がある。
- 多くは片側性であり、その場合は腎機能に問題はなく治療も必要としない場合が多い。
- 稀に両側性の発生異常があり、その場合は胎生期に羊水過少による肺低形成を発症し出生後早期に死亡する例がほとんどである。
- 腎異形成は糸球体や尿細管の形成過程の異常によるもので腎機能を有さない。多数の嚢胞状形態が確認できる多嚢胞性異形成腎と、低形成と鑑別が困難な矮小腎に分けられる。通常は片側性で無症状である。
- 異形成腎では経過観察にて自然退縮が認められることが多い。

超音波所見

- 片側腎の描出不良、または萎縮腎
- 対側腎の代償性腫大を認めることが多い

典型例画像

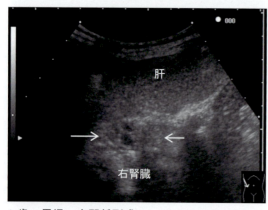 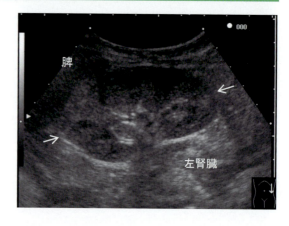

1歳　男児　右腎低形成

　両側腎の長径を計測し、左右共に年齢相応であれば腎の形成異常は否定できる。どちらかの腎長径が小さい場合は低形成または異形成が疑われるが、USだけでこれらを鑑別することは困難であり、USを中心とした経過観察が施行されることが多い。経過観察において腎異形成の場合は数年の経過で退縮することが多い。どちらかの腎臓が描出されない場合は片側腎の無形性の可能性があるが、腎の位置異常や癒合腎である可能性もあり、正常位置以外に存在する腎を検索する必要がある。腎形成異常を認めた場合は泌尿器系や生殖器系にも合併奇形を伴っている可能性があるため、初回評価の際にはこれらの有無についても評価を行う。

検査の進め方

✓ 両側腎臓を描出し腎長径を計測する

左右腎臓の長径を計測し、年齢相応の大きさか評価を行う。無形性腎では腎臓は描出されず、低形成腎や異形成腎では萎縮した腎臓が描出される。低形成腎では腎機能が保たれていることがあり、その場合は対側腎の代償性腫大が確認できない場合がある。

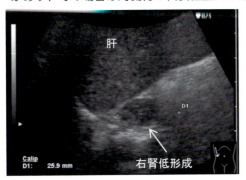

1歳　男児　右腎低形成
右腎長径は約26 mmであり、低形成や異形成が疑われる。右腎は肝の背側に位置するため小さくても腎の存在に気付きやすいが、左腎が小さい場合は消化管ガスにより気付きにくいため注意が必要である。

✓ 腎内の血流信号を確認する

異形成腎では腎機能を有さず、既存の血流が乏しいことが多い。そのため、ドプラにて腎臓内に腎門部から流入する血流信号が確認できる場合は、異形成腎は否定的で低形成腎である可能性が高い。

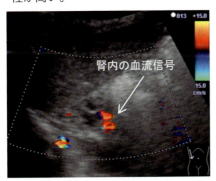

1歳　男児　右腎低形成
ドプラにて腎門部から流入する血流信号が確認できた。腎臓自体は小さいが腎は機能している可能性があり、腎異形成は否定的な所見である。

✓ 脊椎周囲や骨盤腔内に腎臓がないことを確認する

左右腎臓のどちらかが描出されない場合は腎無形性の可能性があるが、腎の位置異常で骨盤腔内や脊椎周囲に腎が存在する可能性もあるため、腹部を広く検索する必要がある。

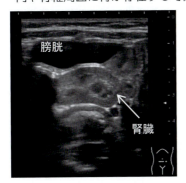

1歳　女児　骨盤腎
右腎は正常に観察されたが、左腎は正常の位置に描出されず無形性の可能性があった。しかし、右腎に代償性腫大を認めなかったため、左腎が機能している可能性があると考えて検索を行ったところ、骨盤に左腎臓が確認された。

実際の症例

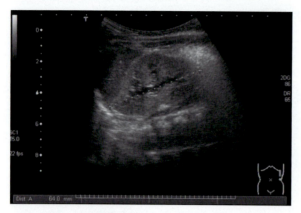

6歳　男児　右腎無形成

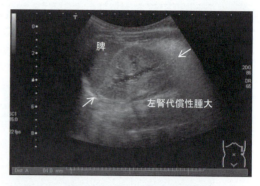

腹痛精査で施行したUSにて右腎臓が確認できなかった。左腎臓長径は約64 mmであり、代償性腫大と考えらえた。特に症状や腎機能障害は認めておらず、経過観察を続けている。

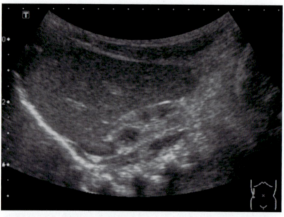

日齢2日　男児　右腎低形成

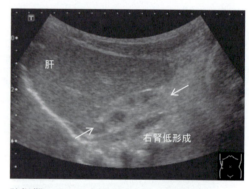

胎児期のUSで右腎が小さいと指摘されていた。出生直後のUSでは腎長径は約24 mmと小さく計測されたが、皮質、髄質が確認でき低形成と考えた。

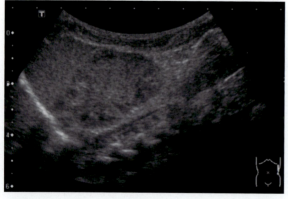

日齢2日　男児　右腎低形成

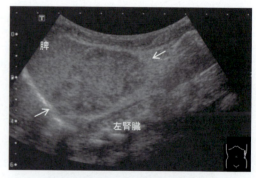

上記と同症例。左腎長径は約52 mmであり、代償性腫大と考えられた。経過観察の方針となったが、現在6歳時点で右腎の退縮は認めず、低形成が疑われている。

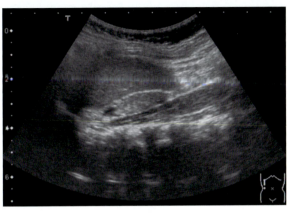

0歳2か月　男児　右腎異形成

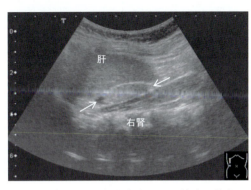

出生後、繰り返す尿路感染の原因検索で施行したUSにて右腎の萎縮を認めた。右腎は均質な実質構造物として描出され、明らかな血流信号も確認できなかった。

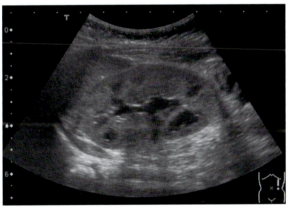

0歳2か月　男児　右腎異形成

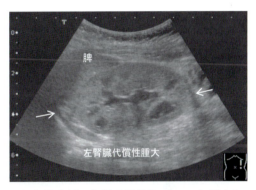

上記と同症例。左腎は長径約68 mmと腫大し、代償性腫大と考えられた。経過観察の方針となり、2歳時以降は左腎が退縮し描出できなくなり、右腎異形成が疑われた。5歳となった現在も明らかな自覚症状や腎機能障害は認めていない。

Point

- 低形成腎は腎機能を有し、異形成腎である矮小腎は腎機能を有さないため、低形成腎ではドプラにて腎の正常血流を認める傾向にあるが、確定診断には組織診断が必要になる。
- 腎の形成異常を認める場合は、水腎症、膀胱尿管逆流、同側副腎欠損等の合併奇形を随伴することがある。さらに男児では精巣、精管の欠損、女児では子宮、腟の合併奇形の可能性があるため、可能な限り同時に評価を行う。
- 女児に限ると片側腎欠損の約90％に子宮奇形を伴う。

疾患別超音波検査

2. 多囊胞性異形成腎

- 多囊胞性異形成腎（multicystic dysplastic kidney、以下 MCDK）は比較的頻度の高い非遺伝性の先天性奇形である。
- 患側の腎は大小様々な大きさの嚢胞で占められ、正常なネフロン、集合管、腎杯は形成されず、正常の腎実質は認められない。
- 本症の大部分を占める片側性では予後良好であるが、稀に両側発症が存在し、この場合は羊水過少、potter 症候群をきたして死産、または生後数日以内に死亡する例が多い。
- 稀に腎実質の一部にのみ MCDK がみられることがあり、segmental MCDK と呼ばれている。
- 男女ともにみられるが、やや男児に多い。
- MCDK の合併症として膀胱尿管逆流（VUR）が最も多く、その他にも腎盂尿管移行部狭窄、膀胱尿管移行部狭窄、尿管瘤、腎低形成、腎無形性がある。

超音波所見

- 患側腎の大小様々な嚢胞
- 患側腎実質の無形性
- 対側腎の代償性腫大（片側発症の場合）

典型例画像

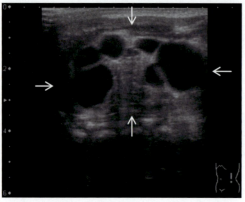 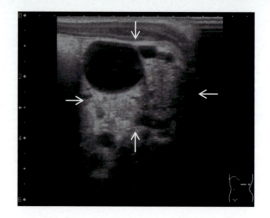

日齢 1　男児　左側 MCDK

　MCDK は胎児期、新生児期、乳幼児期の超音波検査で発見されることが多い。典型例では片側発症であり、正常の腎臓を描出しようとしても正常腎は描出されず、代わりに大小多数の嚢胞が描出されるため、病変の発見自体は容易であることが多い。嚢胞は互いに非交通性であり腎盂も認められず、近位尿管は閉塞して索状となっている。患側の腎では正常腎実質が形成されておらず無機能であるため、反対側の腎の代償性腫大を認める。20～50％程度に反対側の腎に尿路系の合併症を認めるといわれており、合併症の程度によっては腎不全に進行する可能性もあるため反対側の腎や膀胱の評価も合わせて行う必要がある。

検査の進め方

 ### 腎の位置に囊胞性病変の有無を確認する

MCDK では大小様々な大きさの囊胞が複数存在する。出生前、出生後のいずれにおいても正常腎が確認できず、腎の位置に複数の囊胞が認められる場合は MCDK が鑑別にあがる。

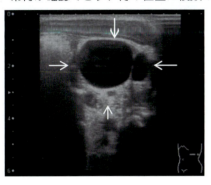

日齢1　男児　左側 MCDK
胎児期の US にて MCDK が疑われていた。出生後に高周波プローブを用いて検索しても左腎臓は確認できず、大小多数の囊胞性病変を認めた。囊胞の大きさは最大で約 26×20 mm であった。

 ### 腎実質の有無を確認する

囊胞が存在している領域を中心に腎皮質、髄質、中心部高エコー帯、腎盂、尿管、腎内の動静脈等の有無を確認する。MCDK ではこれらの正常な形成が認められない。

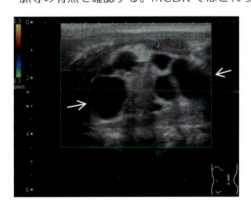

日齢1　男児　左側 MCDK
複数の囊胞性病変は腎の形態に類似しているが、B モード画像上腎の正常な構造が確認できない。また、ドプラでも腎内の血流が全く確認できない。

 ### 対側の尿路に異常がないか確認する

MCDK が疑われる場合は、患側と反対側の腎を観察する。反対側が機能性であれば代償性腫大を呈している可能性は高いが、腎盂、腎杯、尿管の拡張等の異常所見がないかを確認する。また、膀胱や尿管入口部も評価し、尿管瘤等の異常がないかを確認する。

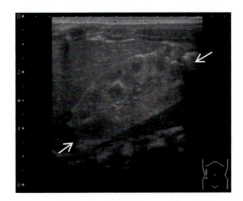

日齢1　男児　左側 MCDK
右腎長径は約 58 mm と明らかな腫大を認め、代償性腫大と考えた。画像では腎皮質輝度が高く描出されているが、新生児の腎であるため正常と考えられる。腎盂、腎杯、尿管の拡張を認めないことが確認できる。

実際の症例

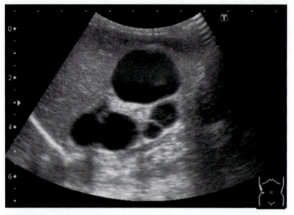

日齢5　男児　右MCDK

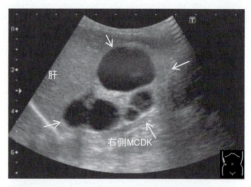

胎児期USにて肝右葉の尾側に多数の囊胞性病変を認めていた。出生後のUSでも肝右葉の尾側に多数の囊胞性病変を認め、正常な腎実質は確認できなかった。

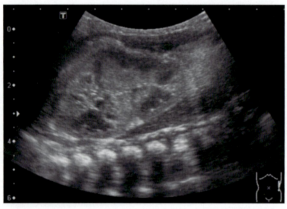

日齢5　男児　右MCDK

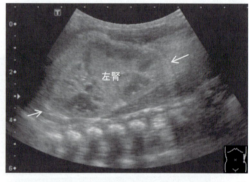

上記と同症例。左腎長径は約60 mmと著明に腫大し、代償性腫大が疑われた。左腎は腫大しているものの形態は正常に描出され、腎盂、腎杯、尿管の拡張も認めなかった。

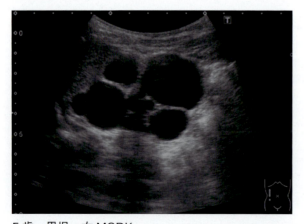

5歳　男児　右MCDK

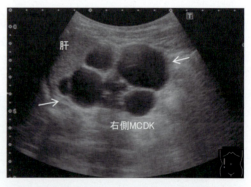

上記と同症例。年に一度のUSによる経過観察を続けた。画像は5歳時のUS画像である。日齢5のUS画像と比較すると、実質部分が退縮し囊胞性病変だけが描出されている。

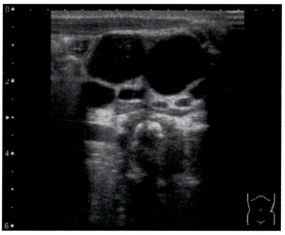

0歳2か月　男児　左側MCDK

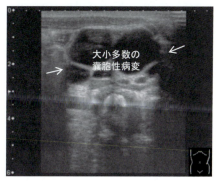

嘔吐を主訴として1か月時に施行したUSで偶発的に左腎の異常を指摘され紹介となった。正常な左腎臓は確認できず、大小多数の囊胞性病変が確認できた。

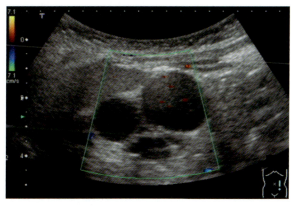

0歳2か月　男児　左側MCDK

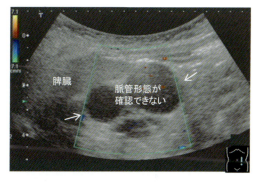

上記と同症例。Bモード画像上で正常な腎実質の形成が確認できないことに加え、ドプラを用いて評価を行っても腎臓の正常な脈管の形成が確認できず、MCDKが疑われた。

☞ Point ☞

- MCDKを認めた場合、対側の尿路の評価も重要になる。対側に尿路奇形が存在する場合は、対側の腎機能の悪化により腎不全に進行する可能性があるため、早期対応が重要となる。
- 片側のMCDKで反対側の腎機能が保たれている場合は、一般的に保存的に経過観察が可能である例が多い。
- MCDKでは常染色体劣性多発性囊胞腎（ARPKD）との鑑別を要することがしばしばある。ARPKDでみられる囊胞は通常2cm以下であるのに対し、MCDKでは大小様々で2cm以上の囊胞も存在する点が特徴的である。

3. 腎回転異常・位置異常・癒合腎

- 胎生期に骨盤腔で腎門が前方を向いた状態で存在する腎臓は、内方に回転しながら頭側へと上昇し腎門が内方を向いた状態で固定されるが、この回転に何らかの異常をきたした状態を腎回転異常といい、多くは頭側への上昇も不完全で位置異常を伴う。
- 腎回転異常には大動脈分岐部周辺に存在する腰部腎、骨盤腔内に存在する骨盤腎がある（**図1参照**）。
- 胎生期に左右腎臓が癒合した状態を癒合腎といい、最も多いものは馬蹄腎で癒合腎の約90％を占める。馬蹄腎は蹄鉄のごとく左右腎臓が正中で癒合した形態を示す。
- 癒合腎には馬蹄腎以外にも様々な名称で呼ばれるものがある（**図2参照**）。いずれも腎機能が保たれる場合が多く、合併奇形を伴うことも少なくない。

超音波所見

回転異常・位置異常
・腎門部の向きの異常
・腎の高さの異常
癒合腎
・左右腎臓の連続性

典型例画像

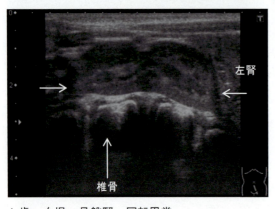 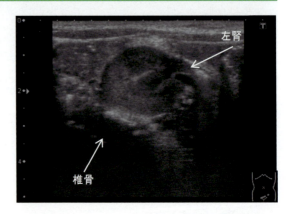

1歳　女児　骨盤腎・回転異常

　腎回転異常は胎生期の異常で位置異常を伴っていることが多い。腎臓自体のUS所見も正常腎と同様であることが多く、腰部腎や骨盤腎を意識して検索すれば描出自体は容易であることが多い。癒合腎には多彩な形態が知られているがその約90％は馬蹄腎であり、腹部大動脈の腹側で癒合する腎臓を確認すれば判断は容易である。腎回転異常・位置異常、癒合腎はいずれも腎機能が保たれていることが多い。腎回転異常・位置異常、癒合腎では、それ自体が問題となることは少ないが、合併奇形を伴うことがあり尿路全体の評価が重要になる。水腎症をきたす疾患の有無や低形成、異形成を伴っていないか確認することが必要である。

検査の進め方

 両側腎臓を描出し位置や大きさを確認する

左右腎臓が正常の位置で大きさに左右差がないことが確認できれば、回転異常・位置異常は否定できる。どちらか片側のみ描出可能で、代償性腫大を認めない場合は位置異常の可能性がある。

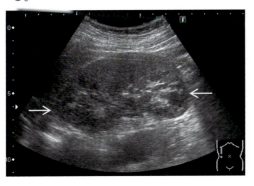

15歳 男児 左骨盤腎
左腎が正常に描出されないにも関わらず、右腎に代償性腫大は認めなかった。つまり、左腎が正常に機能している可能性があり、正常ではない位置に左腎が存在する可能性がある。

 脊椎周囲や骨盤腔内に腎臓が存在しないか確認する

片側腎しか確認できない場合は骨盤腔内から脊椎の周辺に腎が存在しないか確認する。低形成を伴う例では描出不良のこともあるが、腎の位置異常は容易に確認できることが多い。

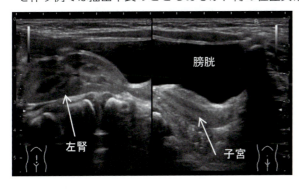

1歳 女児 骨盤腎・回転異常
正常の位置に左腎臓が確認できないため広く検索すると、膀胱、子宮の頭側に腎を確認し位置異常と考えられた。腎門部は外側を向いており、回転異常も確認できた。

 左右腎臓の形態、辺縁を詳細に把握する

腎の辺縁部分全体を確認し、腎臓の癒合がないか確認する。特に馬蹄腎では腎臓の下極側の形態をしっかりと確認しないと正常の腎臓と見誤る場合がある。

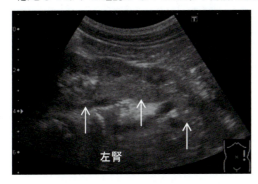

4歳 男児 馬蹄腎
左腎下極側の辺縁を意識して観察すると、左腎下端が確認できず、尾側へと伸びていく様子が確認でき、馬蹄腎を疑うことができる。描出の仕方によっては正常腎のようにも描出されるため、注意が必要である。

実際の症例

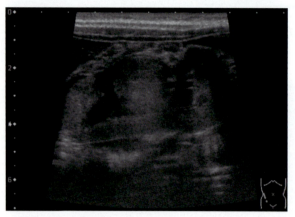

4歳　女児　腰部腎　回転異常

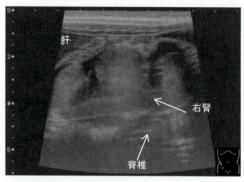

左腎臓は正常に描出された。右腎臓は肝の尾側に存在していたものの、椎体の腹側に位置しており、位置異常（腰部腎）が疑われた。

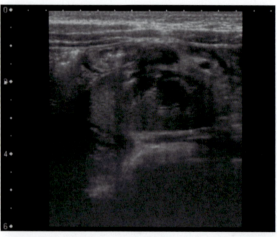

4歳　女児　腰部腎　回転異常

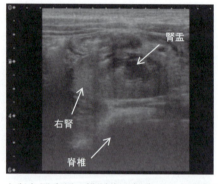

上記と同症例。横断像で観察すると腹壁と椎体の間に右腎が存在する様子が確認でき、腎門部は腹側を向いていた。回転異常を伴った腰部腎と考えられた。

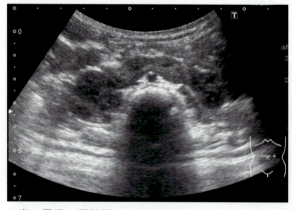

8歳　男児　馬蹄腎

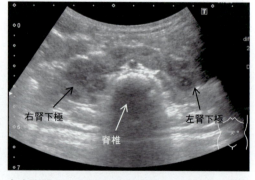

左右腎臓の下極側が長く伸びているように観察されたため、腹部正面から横断像で左右腎臓の癒合を確認している。腹部大動脈の腹側に癒合部が確認でき、馬蹄腎と判断できる。尿管は癒合部のさらに腹側を走行するのが一般的であるが、本例では水腎症は認めていない。

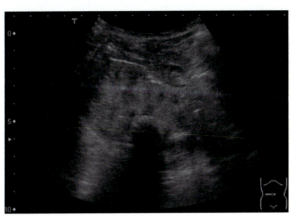

9か月　男児　L型腎

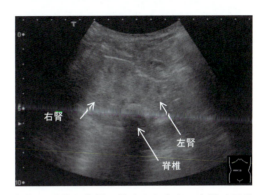

右腎は正常の位置に描出されたが、左腎は正常な位置に確認できなかった。脊椎の腹側に左腎が右腎と連続する様子が確認でき癒合腎が疑われた。現在4歳で経過観察中であるが腎機能異常や合併奇形は認めていない。

図1　腎の位置異常　　図2　癒合腎の種類

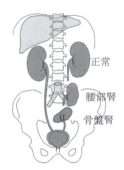

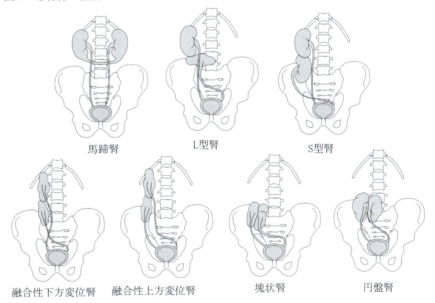

Point

- 馬蹄腎はその約90％が腎下極の癒合を認め、約10％では腎上極の癒合を認める。
- 腎回転異常・位置異常や癒合腎では低形成、異形成、水腎症をきたす尿路異常の合併の有無が重要であり、尿路全体の評価が重要である。

4. 水腎症

- 尿路系に何らかの通過障害が存在し、腎盂または腎杯の拡張を認める病態を水腎症という。
- 水腎症を来す疾患としては尿路奇形、腎盂尿管移行部狭窄、尿管膀胱移行部狭窄、間歇性水腎症、膀胱尿管逆流症、尿管瘤、異所性開口尿管、尿路結石、神経因性膀胱等々多岐にわたる。
- 水腎症の原因となる疾患により自然軽快する例もあるが、腎機能障害を呈し最終的に腎不全に至る例もある。
- 水腎症の程度の評価には臨床経過との相関が良好なSFU（Society for Fetal Urology）分類や、これを改編した日本小児泌尿器科学会分類が広く用いられている。
- これらの分類を用いてGrade 1～2を軽度、Grade 3～4を高度水腎症と位置付ける報告が多い。

超音波所見

- 腎盂、腎杯の拡張
- 尿管の拡張を伴うことがある
- 高度水腎症では腎実質の菲薄化を伴うことがある

典型例画像

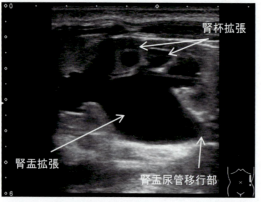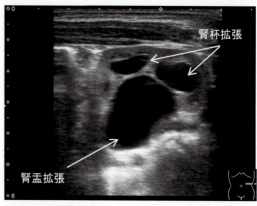

0歳 1か月 男児 水腎症：SFU Grade 2 腎盂尿管移行部狭窄

　腎盂、腎杯の拡張はUS画像上は明瞭な無エコーで描出されるため、USで水腎症の有無を確認することは比較的容易である。水腎症の程度の評価ではSFU分類や日本小児泌尿器科学会分類（図1参照）が広く用いられており、この分類を用いて比較的容易に評価可能である。しかし、水腎症の原因となる鑑別すべき疾患は多岐にわたり、この中にはUSで評価不可能な疾患も含まれる。そのため原因疾患の特定に至らないとしても、水腎症を認めた場合は腎の大きさ、腎実質の菲薄化の有無等の腎の観察に加え、尿管や膀胱も観察し、尿路全体を評価する必要がある。

検査の進め方

✓ 腎盂、腎杯の拡張の有無を確認する

通常、腎中心部高エコー帯内に無エコー領域は認めないが、水腎症を認める場合は拡張した腎盂が無エコーで描出される。腎杯は腎実質内の類円形の無エコー領域として描出される。

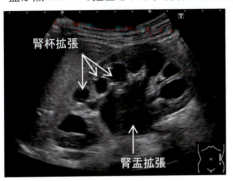

3歳　男児　水腎症：SFU Grade 3
腎の中心部高エコー帯内に無エコー領域が存在し、腎盂拡張と考えられる。
腎実質内では類円形に拡張した無エコー領域が確認でき、腎杯の拡張と考えらる。

✓ 尿管の拡張の有無を確認する

腎盂拡張を認める場合は尿管の拡張の有無を確認し、尿路の拡張範囲とその程度を評価する。尿管拡張の検索では腸骨動静脈と見誤らないようにドプラを併用すると確認しやすい。

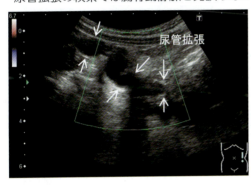

5歳　男児　水腎、水尿管（尿管瘤）
腎盂の著明な拡張を認め、膀胱側へと尿管の拡張を確認している。下部尿管へと向かう著明に拡張した尿管が確認できている。

✓ 水腎症の原因疾患を検索する

USだけでは水腎症の原因疾患について鑑別困難な疾患も存在するが、把握した尿路拡張の範囲や水腎症の程度、左右水腎症の有無等の所見から原因疾患を検索する。

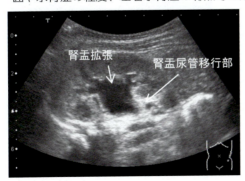

10歳　男児　水腎症：SFU Grade 1
腎盂尿管移行部狭窄
腎盂の拡張を認めているが、腎杯の拡張は認めず、Grade 1の水腎症である。腎盂の拡張は尿管への移行部で徐々に先細る様子が確認でき、腎盂尿管移行部狭窄が疑われる。

実際の症例

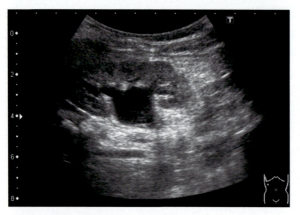

0歳2か月　男児
水腎症：SFU Grade 1　膀胱尿管逆流症

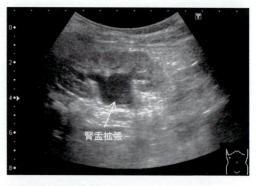

胎児期に腎盂拡張を指摘されたことがあり、出生後に確認目的で施行されたUSで腎盂の軽度拡張を認めた。USでは明らかな原因疾患は指摘できなかったが、後日造影検査にて膀胱尿管逆流症と診断された。

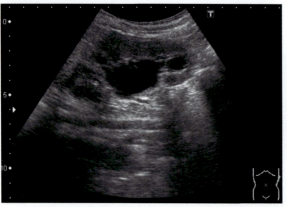

5歳　女児　水腎症：SFU Grade 2　異所性開口尿管

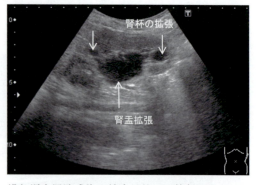

繰り返す尿路感染の精査目的にて施行したUSで、左腎の水腎症を認めた。尿管は軽度の拡張を伴い子宮背側へと走行する様子が確認でき、尿管の異所性開口が疑われた。

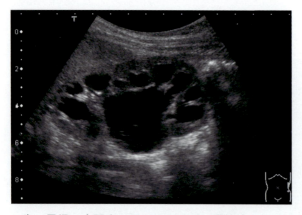

3歳　男児　水腎症：SFU Grade 3　尿管瘤

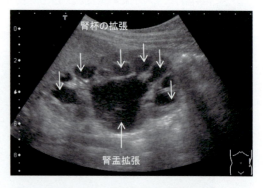

腎盂の著明な拡張、腎杯全体の拡張を伴い、SFU Grade 3の水腎症と考えられた。拡張は腎盂から尿管へと連続し、膀胱内で尿管瘤を形成していた。

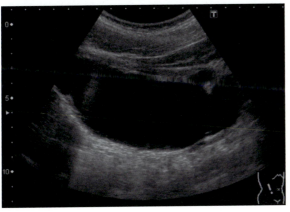

13歳　女児　水腎症：SFU Grade 4　後部尿道弁

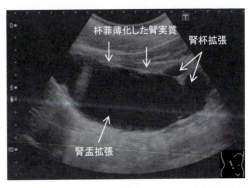

出生時に水腎症を認め精査によって後部尿道弁と診断され、経過観察を続けている症例。13歳時点で腎盂、腎杯は著明に拡張し、実質は確認が困難な程菲薄化を認めている。

水腎症の程度の評価ではSFU分類や日本小児泌尿器科学会分類が広く用いられている。

図1　SFU分類と日本小児泌尿器科学会水腎症分類（案）

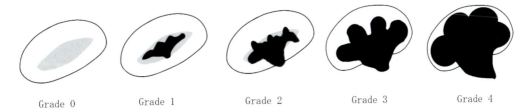

Grade 0　　Grade 1　　Grade 2　　Grade 3　　Grade 4

SFU分類[11]
Grade 0：水腎症なし
Grade 1：腎盂の拡張のみが観察され、腎杯の拡張は認めない
Grade 2：腎盂拡張に加え、一部腎杯がみられる
Grade 3：腎盂拡張に加え、全ての腎杯の拡張が観察される
Grade 4：全ての腎杯の拡張にくわえ、実質の菲薄化を伴う

日本小児泌尿器科学会水腎症分類（案）[12]
Grade 0：腎盂の拡張なし
Grade 1：腎盂の拡張のみが観察され、腎杯の拡張は認めない
Grade 2：腎盂拡張に加え、拡張した腎杯が数個観察される
Grade 3：腎盂拡張に加え、全ての腎杯の拡張が観察される
Grade 4：全ての腎杯の拡張にくわえ、腎杯が凸型に実質内に張り出し、実質の菲薄化を認める

☞ Point ☞

- SFU分類と日本小児泌尿器科学会水腎症分類（案）の、Grade 0、1、3は同じである。どちらの分類を用いても問題ないと考えられるが、施設内でどちらかに統一して用いるべきである。

疾患別超音波検査

5. 尿路結石

- 腎盂・腎杯に存在する腎結石、尿管結石、膀胱結石の総称を尿路結石といい、小児においては比較的稀な疾患である。
- 小児の尿路結石の原因として先天性尿路形態異常、尿路通過障害、尿路感染症、シスチン尿症、高カルシウム血症、高カルシウム尿症、炎症性腸疾患、感染性腸炎、薬剤等、多岐にわたる。
- 血尿を訴えることが多く、腹痛、下痢を訴えることもある。
- 男女比は成人例と同様に女児に比べて男児が2〜3倍多いといわれている。
- 尿の通過障害が長期にわたると、腎機能低下を引き起こすことが知られている。経過観察にて自然排石を認めない場合は治療の対象となる。

超音波所見

- 尿路内の音響陰影を伴う高輝度構造物
- 音響陰影を伴わない結石も存在する
- 水腎症を認める場合がある

典型例画像

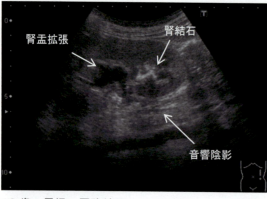
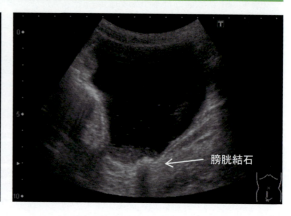

12歳　男児　尿路結石

　尿路結石は組成成分によって放射線透過性に違いがあり、腹部単純写真では描出されない結石が存在し、USが最も有用とされている。USでは尿路結石の表面で多くの超音波の反射が起こるため結石表面は高エコーで描出され、その後方は音響陰影を認める場合が多い。しかし、結石の組成成分によって音響陰影を伴わなかったり、高エコーで描出されない場合もあり、見逃さないように注意が必要である。尿路結石を認める場合は感染や出血を伴っていることがあり、その場合は通常無エコーで描出される尿が混濁して描出されることが多い。一つ結石が確認できる場合は、そのほかに複数の結石が存在している可能性があるため、尿路全体を観察することが重要となる。

実際の症例

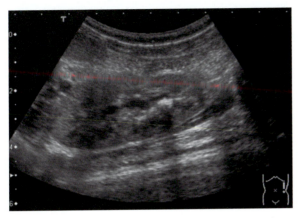

3歳　女児　腎結石

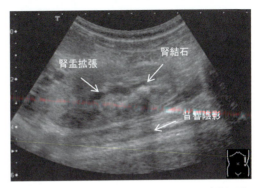

左腎にSFU Grade 1の水腎症を認め、左腎下極側に音響陰影を伴う高エコーで描出される構造物が確認でき、腎結石と考えられる。この結石以外には結石は指摘できなかった。

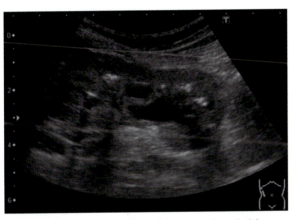

0歳5か月　男児　腎結石（高カルシウム血症）

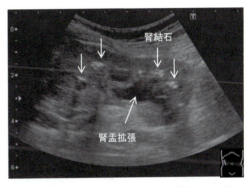

SFU Grade 2の水腎症を認め、腎杯に一致して複数の高エコーで描出される構造物を認めた。高カルシウム血症が知られていたこともあり、腎結石として矛盾しないと考えた。

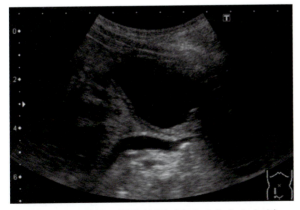

0歳5か月　男児　尿路結石（高カルシウム血症）

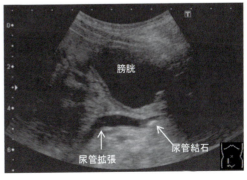

上記と同症例。腎盂、尿管の拡張を認めたため膀胱側へと観察をすすめると、尿管は下部まで連続性をもって拡張し、膀胱直前の下部尿管内にも結石を認めた。

6. 腎盂尿管移行部狭窄

- 腎盂尿管移行部狭窄の原因には内因性と外因性がある。多くは内因性で胎生期の尿管筋層の発達異常に基づく尿の通過障害がそのほとんどである。外因性としては腎動静脈や周囲の異常血管による尿路の通過障害が多い。
- 内因性腎盂尿管移行部狭窄は、先天性尿路狭窄の原因として最も頻度が高い。
- 多くは無症候性であるが、尿路の通過障害に伴う腹痛、血尿、尿路感染等によって発見される例もある。
- 軽度の水腎症例では自然軽快する例も多いが、高度の水腎症例では腎盂切開、腎盂形成、腎瘻増設等の治療を要する場合もある。
- 先天性水腎症の中には出現と消退を繰り返す間歇的水腎症があり、大量の利尿時や体位の変化等によって出現と消退が繰り返される腎盂尿管移行部狭窄である。

超音波所見

- 尿管拡張を伴わない水腎症

典型例画像

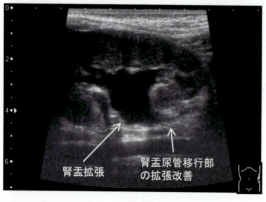
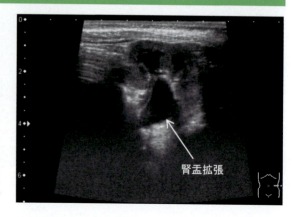

0歳10か月　男児　腎盂尿管移行部狭窄

　腎盂尿管移行部狭窄は遭遇する頻度の高い先天性尿路狭窄疾患で、小児の検査において水腎症を認めた場合は、必ず念頭において検査をすすめるべき疾患である。水腎症の原因となりうる明らかな器質的疾患を認めない場合は腎盂尿管移行部狭窄の可能性が高い。典型的なUS所見は水腎症を認め、水腎症による腎盂拡張が腎盂尿管移行部で徐々に先細り、尿管拡張は認められない。腎盂尿管移行部は生後しばらくは成長、発達するため、経過観察で水腎症の自然治癒を認める例も少なくない。腎盂尿管移行部狭窄に膀胱尿管逆流症を合併する例が存在し、この場合は腎盂尿管移行部より膀胱側の尿管も拡張を認めることがある。

実際の症例

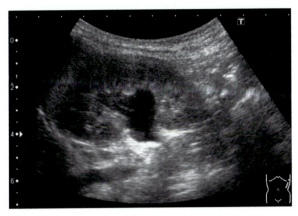

0歳1か月　男児　腎盂尿管移行部狭窄

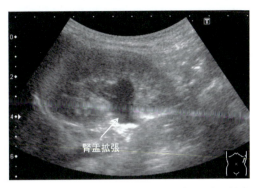

右側に水腎症は認めなかったが、左腎盂の軽度拡張を認めSFU Grade 1の水腎症であった。拡張腎盂は腎盂尿管移行部の手前で先細り、腎盂尿管移行部狭窄を疑った。経過観察の方針となり、3歳時の経過観察では腎盂拡張は消失していた。

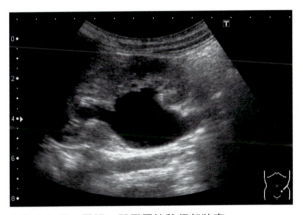

0歳4か月　男児　腎盂尿管移行部狭窄

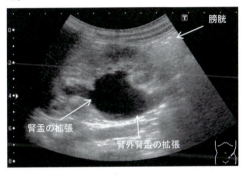

左腎盂、腎外腎盂の拡張を認め、SFU Grade 1の水腎症であった。拡張は腎盂尿管移行部まで確認でき、狭窄の原因となる器質的疾患は指摘できず腎盂尿管移行部狭窄を疑った。

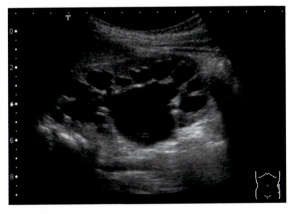

0歳3か月　男児
腎盂尿管移行部狭窄（膀胱尿管逆流症を伴う）

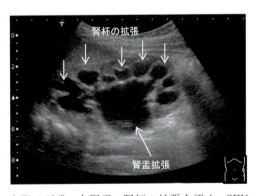

右腎は正常、左腎盂、腎杯の拡張を認め、SFU grade 3の水腎症と考えた。拡張は腎盂尿管移行部で消失し、器質的疾患は指摘できなかった。後日施行された尿路造影で膀胱尿管逆流症を伴っていることが確認された。

7. 重複腎盂尿管・異所開口尿管

- 重複腎盂尿管は最も頻度の高い腎尿管奇形であり、上部腎盂と下部腎盂に由来する尿管がそれぞれ独立して膀胱に開口する完全型と、途中で合流して1本の尿管が膀胱に開口する不完全型がある。
- 反復性尿路感染症や水腎症の精査の際に偶然発見される場合が多い。
- 上腎盂由来尿管は正常より尾側に開口し、下腎盂由来尿管は正常かやや頭側に開口する。
- 尿管が通常開口している膀胱三角部以外に開口する病態を異所開口尿管といい、1：6で女児に多く、その約70％は重複腎盂尿管との合併である。
- 異所開口する部位は、男児では膀胱頸部、後部尿道、精管、精嚢、女児では膀胱頸部、後部尿道、腟、ガルトナー管嚢胞（ウォルフ管の遺残）等である。
- 膀胱尿管逆流症や閉塞性尿路障害、腎機能障害等がない例では治療を要さない。

超音波所見

- 腎実質により分断される上下2つの中心部高エコー像（CEC）
- 水腎症を伴うことがある

典型例画像

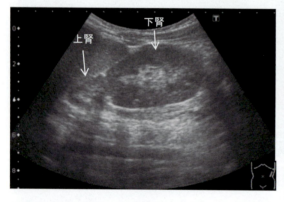 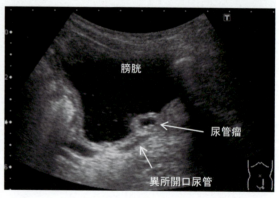

0歳5か月　男児　左尿管瘤

　USでは腎臓の中心部高エコー部が2つに分離している様子が確認できれば重複腎盂尿管を疑うことができる。腎柱の過形成が中心部高エコー部に突出している場合も類似した所見を呈することがあり、中心部高エコー像がしっかりと分離されていることを確認することが重要である。重複腎盂尿管では上腎は腎盂拡張の程度により様々であるが、皮質の菲薄化、異形成、萎縮を伴うことがあり様々な所見を呈する。重複腎盂尿管は上側腎盂由来の尿管が異所開口となっていることが多いが、下部尿管まで尿管拡張を伴っていなければUS上で異所開口尿管を確認することは難しい。女児の場合は腟内に液体貯留を伴っているようであれば腟への異所開口尿管の可能性がある。

実際の症例

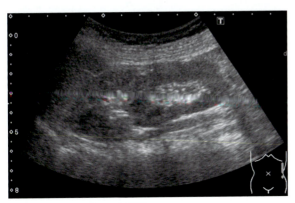

5歳　女児　重複腎盂尿管

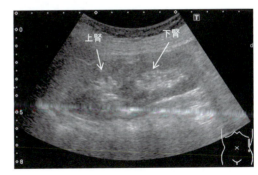

造影検査で完全型と診断されている症例。左腎の中心部高エコー像は実質によって完全に分断されている。異所開口尿管が存在すると考えられるが、上下両方ともに腎盂の拡張は認めず、異所開口尿管については評価困難である。

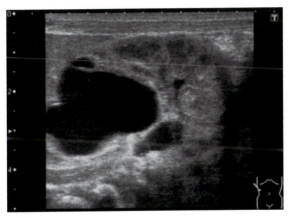

日齢1　女児
右重複腎盂尿管　異所開口尿管　尿管瘤

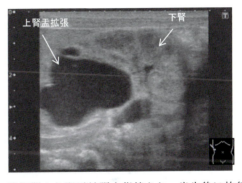

胎児期より腎盂拡張を指摘され、出生後に施行されたUSにて腎盂の著明な拡張を認める上腎と腎盂拡張を認めない下腎が描出され、重複腎盂尿管が疑われた。

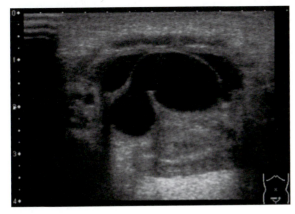

日齢1　女児
右重複腎盂尿管　異所開口尿管　尿管瘤

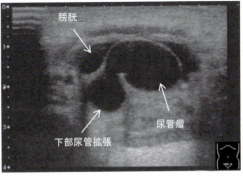

上記と同症例。尿管は下部まで著明に拡張し、尿管瘤を形成し膀胱頸部に流入する様子が確認できた。右側上腎由来の尿管瘤を伴った異所開口尿管と考えられた。

8. 尿管瘤

- 尿管瘤は膀胱に開口する尿管口の狭窄の結果生じる尿管遠位端の先天性嚢胞状拡張をいう。
- 尿管瘤は尿管下端の閉塞による腹痛、腹部膨隆、繰り返す尿路感染を認めることがあり、尿管拡張を伴った水腎症として発見されることが多い。
- 尿管瘤は本来の尿管口の位置に開口する単純性尿管瘤と、尿管が本来の位置ではなく異所性に開口する異所性尿管瘤に分けられる。
- 異所性尿管瘤はそのほとんどが重複腎盂尿管に合併し、重複腎盂の上側腎由来の尿管に発生することが多い。
- 尿管の拡張に乏しい場合は保存的加療にて改善する場合もあるが、尿管拡張が強い例や膀胱尿管逆流症を伴う例では瘤切開術や摘出術、腎機能障害を呈し所属の腎部分切除術が必要になる場合もある。

超音波所見

- 尿管拡張を伴った水腎症
- 尿管遠位端の瘤状拡張
- 重複腎盂尿管、尿管異所性開口を伴うことがある

典型例画像

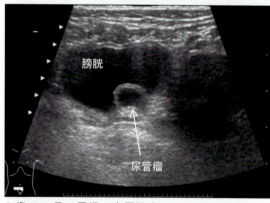 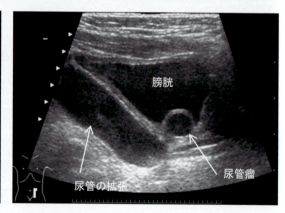

0歳5か月　男児　左尿管瘤

　尿管瘤は尿管口が狭窄している状態であり、尿管の拡張を伴う水腎症を認める。拡張が腎盂から尿管におよび、尿管口周辺まで拡張が確認できる場合は尿管瘤が鑑別にあがる。膀胱内に突出する瘤状拡張が確認できれば尿管瘤と判断するのは難しくない。尿管口の狭窄の程度によって水腎の程度も異なり、尿管瘤から膀胱へと流入する尿の流れがドプラにて確認できることもある。尿管瘤が存在する場合は病側腎に重複腎盂尿管が存在する可能性があるため、慎重に腎の形態を観察する必要がある。腎の中心部高エコー帯が腎実質によって明瞭に分離している場合は重複腎盂に気付きやすいが、どちらかが萎縮している場合は重複腎盂に気付きにくい。

実際の症例

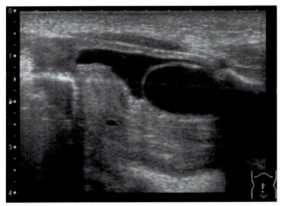

日齢3　女児　右尿管瘤

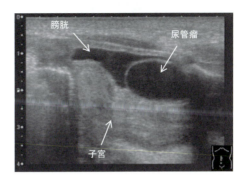

膀胱の長軸像で膀胱の下部に瘤状構造物を認め、尿管瘤を疑う所見であった。

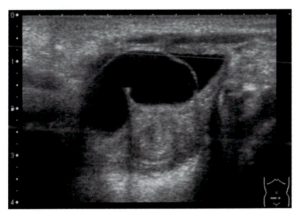

日齢3　女児　右尿管瘤

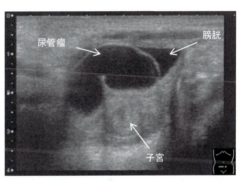

上記と同症例。瘤状構造物を横断像で観察すると膀胱の背側の尿管へと連続する様子が確認できた。左側の尿管拡張は認めなかった。

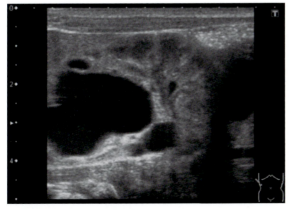

日齢3　女児　右尿管瘤

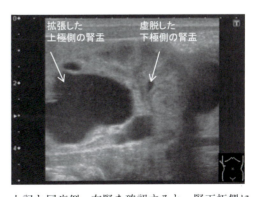

上記と同症例。右腎を確認すると、腎下極側に虚脱した腎盂が確認できるのと同時に、腎上極側では著明に拡張した腎盂が確認できた。尿管瘤による右腎上極側の腎盂拡張をきたした重複腎盂尿管が疑われた。

疾患別超音波検査

9. 尿瘤

- 尿瘤は尿路閉塞性疾患や外傷等により腎周囲に尿が溢流となって漏れ出し腫瘤を形成したものをいう。
- 尿溢流は腎盂内圧上昇による腎杯付近の小穿孔が原因で起こると考えられている。
- 尿瘤は腹膜の穿孔や腹膜の浸透圧を原因として、尿性腹水をきたすことがある。
- 尿瘤をきたす疾患として後部尿道弁等の尿路閉塞性疾患、神経因性膀胱、腫瘤性病変、尿路結石、腎盂尿管移行部狭窄、尿管膀胱移行部狭窄、外傷、腎移植等が知られている。
- 初発症状としては腹部膨満、嘔気、嘔吐等の消化器症状を訴えることが多い。
- 尿瘤が存在する場合は尿路閉塞の原因となっている病変の除去が重要になる。

超音波所見

- 腎周囲腔内の液体貯留
- 水腎、水尿管を伴うことが多い
- 尿性腹水を認めることがある

典型例画像

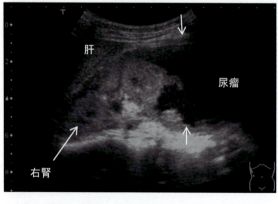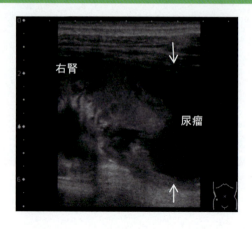

17歳　男児　尿瘤（尿路結石による）

　尿瘤は比較的稀な疾患ではあるものの、尿路狭窄や尿路閉塞がある症例で腎周囲腔内の液体貯留を認める場合は考慮すべき疾患である。典型例では腎周囲腔内に尿を反映した著明な液体貯留を認める。先天性疾患により比較的強い尿路狭窄、閉塞が存在する症例や、脳性麻痺等によって症状を訴えることが困難な症例においては、特に尿瘤を合併する可能性が高い。尿瘤を認めた場合は、その原因の速やかな排除が重要となるため、尿路閉塞の原因疾患を検索する必要がある。しかし、閉塞部位の確定診断には造影検査等が必要な場合も多く、USだけでは原因疾患の特定が難しい場合も少なくない。

検査の進め方

 ### 腎周囲腔内の液体貯留を検索する

尿瘤は腎周囲腔内の液体貯留として描出され、病変部は大きい場合が多く描出自体は容易であることが多い。液体の周囲を取り囲む筋膜の所見から腎周囲腔内であることを確認する。

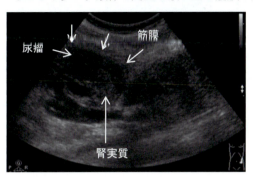

日齢42　男児　正常例
脳性麻痺にて症状の訴えが困難な症例。左腎実質周囲に被胞化された液体貯留を認め、腎周囲腔内の液体貯留と判断できる。

 ### 尿路が拡張している範囲を確認する

尿瘤は尿路の通過障害が原因となっていることが多く、腎盂、尿管の拡張を確認し、拡張があればその範囲を確認しながら膀胱側へと観察をすすめる。

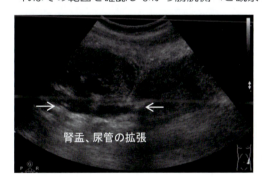

15歳　男児　尿瘤（尿管結石による）
腎盂、腎杯は拡張を認め、尿管へと拡張が連続している様子が確認できる。尿管の拡張は腎下極レベル程度まで確認できている。

 ### 尿路通過障害の原因となる疾患を検索する

尿路拡張の範囲が確認できたら、その膀胱側に尿路通過障害の原因となりうる器質的疾患を検索する。

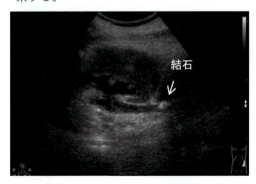

15歳　男児　尿瘤（尿管結石による）
腎下極レベルの拡張した尿管内に結石を疑う高輝度陰影を認め、これより膀胱側の尿管拡張は認めなかった。尿管結石を原因とした尿瘤が疑われた。

実際の症例

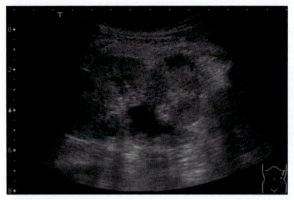

7歳　男児　尿瘤

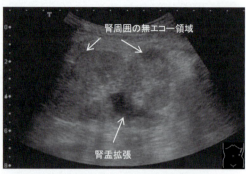

以前より神経因性膀胱による排尿障害を認めていた。軽度の腹痛、排尿時痛を訴え施行した超音波検査で、左腎の形態が凹凸不整、実質は不均質で腎周囲に液体貯留を疑う無エコー領域が確認できた。

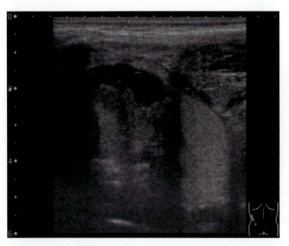

7歳　男児　尿瘤

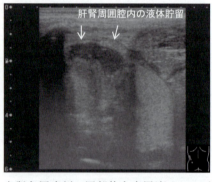

上記と同症例。同部位を高周波リニアプローブで観察すると、腎周囲腔内に貯留した液体が確認できた。神経因性膀胱が知られており、尿瘤の可能性があると考えた。

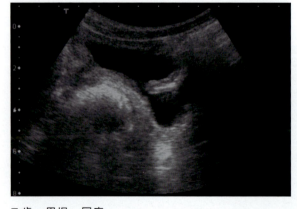

7歳　男児　尿瘤

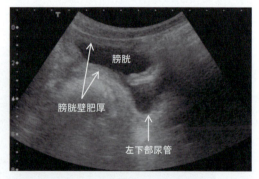

上記と同症例。尿管は上部から下部まで全体が拡張し、膀胱まで連続しているように描出された。膀胱壁はびまん性に肥厚し神経因性膀胱に伴う壁肥厚が疑われる所見であった。

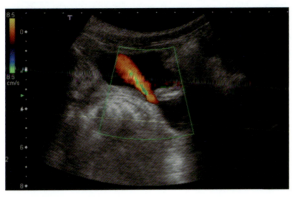

7歳　男児　尿瘤

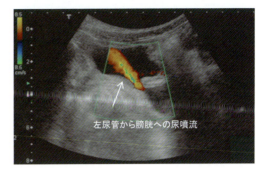

左尿管から膀胱への尿噴流

上記と同症例。ドプラを用いて尿噴流を確認すると、左尿管から勢い良く膀胱内へと流入する噴流が確認できたが、左尿管が虚脱することはなかった。

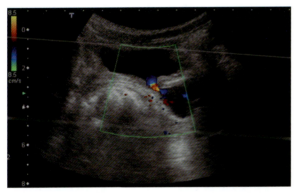

7歳　男児
尿瘤（神経因性膀胱、膀胱尿管逆流症による）

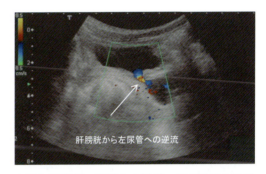

肝膀胱から左尿管への逆流

上記と同症例。膀胱から尿管へ尿が逆流する様子が確認でき、膀胱尿管逆流症が確認できた。神経因性膀胱、膀胱尿管逆流症を原因とした左尿瘤を疑った。

> **Point**
> - 尿瘤を引き起こす疾患の中でも後部尿道弁に合併する尿瘤や尿腹水はよく知られているが、膀胱近傍の尿道に発生する後部尿道弁自体を US で確認することは難しい。
> - 腎盂尿管移行部狭窄症や尿管膀胱移行部狭窄症では尿路の狭窄は認めるものの閉塞は認めないため、これらに合併する尿瘤や尿性腹水は比較的稀である。

10. 尿膜管遺残

- 尿膜管は胎生期に臍と膀胱を交通する管状構造物であり、通常は出生後に閉塞して腹壁の結合組織性の正中臍索となるが、出生後にも遺残している状態のことを尿膜管遺残という。
- 尿膜管遺残の形態についての分類がいくつか報告されているが、現在ではBlichert-Toftらの分類が広く用いられている。
- 尿膜管の開存状況によっても異なるが、膀胱内尿の臍部からの漏出、尿膜管内感染、尿膜管膿瘍の形成、膿尿を認めることがある。
- 症状としては発熱、下腹部正中の疼痛、排尿時痛を訴えることが多い。
- 稀ではあるが進行例では腹膜炎、癒着性腸閉塞、敗血症などの原因となることもある。

超音波所見

- 尿膜管内腔の液体貯留、膿瘍形成
- 炎症に伴う尿膜管の肥厚
- 尿膜管周囲組織への炎症波及に伴う淡い輝度上昇

典型例画像

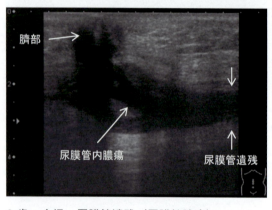
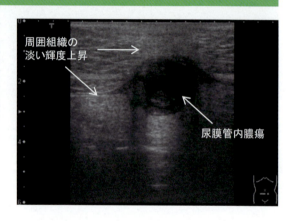

9歳　女児　尿膜管遺残（尿膜管臍瘻）

通常、尿膜管は内腔が閉塞した索状構造物として臍から膀胱にかけて存在し、腹壁正中に位置している。下腹部の正中に尿膜管を疑う索状構造物を認めた場合は、縦断像で描出したまま呼吸に伴う消化管の可動性を観察する。尿膜管は腹腔外に存在するため、呼吸による腹腔内構造物とは分離する様子が確認できる。尿膜管遺残によって内部に感染を伴うと、尿膜管壁は肥厚し、内腔に液体貯留や膿瘍形成を伴うことがある。炎症が尿膜管の周囲組織へと波及している例では、皮下脂肪組織の淡い輝度上昇を伴う。尿膜管遺残や尿膜管の炎症を疑う所見を認めた場合は、臍部から膀胱頂部までの尿膜管が存在する範囲の中で、どの範囲に尿膜管遺残や炎症の所見が得られるのかを確認しておくことが重要である。

検査の進め方

腹部正中で臍から尾側の腹壁に管腔構造物を検索する

臍から腹壁正中に沿って走行する低エコーの索状物を検索する。臍直下の尿膜管は正常でも確認できることが多く、確認できた尿膜管の連続性を追って膀胱側へと観察をすすめる。

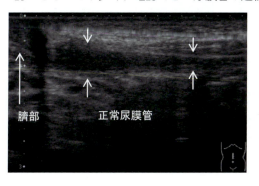

11歳　男児　正常例
腹壁正中に臍部から尾側へと連続する低エコーで描出する索状構造物が確認でき、尿膜管と考えられる。走行が整で内腔に液体貯留を認めず、尿膜管遺残を疑う超音波所見ではない。

腹部正中で膀胱頂部から頭側の腹壁に管腔構造物を検索する

臍部から観察したのと同様に腹壁正中に沿って走行する低エコーの索状物を膀胱側から検索する。膀胱頂部においても尿膜管を確認できることが多く、ここから連続性を追って尿膜管全体を観察する。

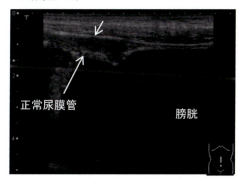

11歳　男児　正常例
膀胱頂部の腹側に低エコーで描出される索状物が確認でき、尿膜管を見ているものと考えられる。画像では長軸像で尿膜管を描出しているが、短軸像でも尿膜管の走行を確認できる。

尿膜管内の液体貯留や周囲組織の炎症所見を検索する

尿膜管の内腔が確認できる場合や液体貯留を認める場合は尿膜管遺残を疑う。尿膜管が肥厚し尿膜管を中心として周囲組織に淡い輝度上昇が認められる場合は、感染を伴った尿膜管遺残を疑う所見であり内腔に膿瘍形成の有無を検索する。

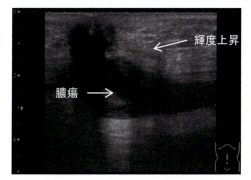

9歳　女児　尿膜管遺残（尿膜管臍瘻）
臍部から尾側へと連続する尿膜管は肥厚し広狭不整に観察されている。また、内腔には不均質な液体貯留を認め、周囲組織の淡い輝度上昇も確認でき、膿瘍形成を伴った尿膜管遺残が疑われる。

実際の症例

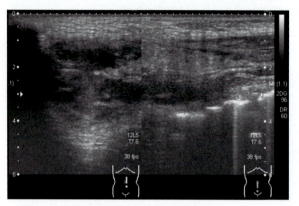

15歳　男児　尿膜管遺残（尿膜管臍瘻）

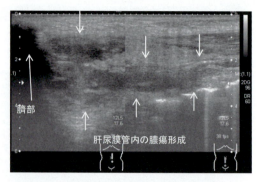

以前より下腹部に痛みがあったが、発熱を伴うようになり来院。自発痛を訴える位置に一致して皮下に液体貯留を伴う索状構造物を認めた。周囲組織には炎症波及を疑う淡い輝度上昇を伴っており、尿膜管遺残、膿瘍形成が疑われた。

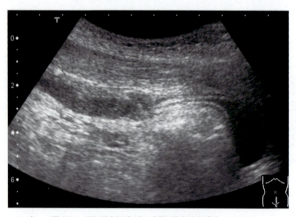

15歳　男児　尿膜管遺残（尿膜管臍瘻）

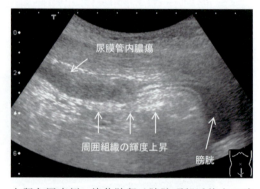

上記と同症例。液体貯留は膀胱頂部近傍まで確認できたが、膀胱への明らかな連続性は認めず、膀胱内の尿は明瞭な無エコーで描出され、尿膜管臍瘻型の尿膜管遺残を疑った。

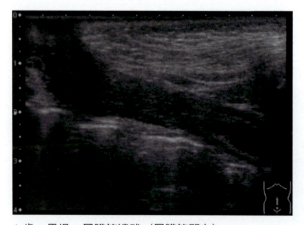

1歳　男児　尿膜管遺残（尿膜管開存）

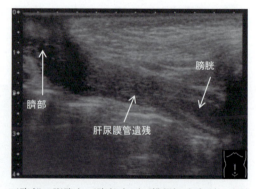

下腹部の膨隆と下腹部痛（不機嫌）を主訴に来院。膨隆部には臍から膀胱へと連続する索状構造物を認めた。内部には液体の流動が確認できた。検査中にも臍から尿と思われる液体の漏出が確認でき、尿膜管開存型の尿膜管遺残を疑った。

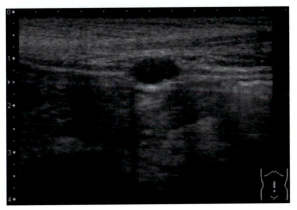

15歳 男児 尿膜管遺残（尿膜管囊胞）

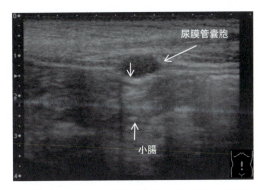

血尿精査目的での膀胱観察時に偶発的に腹壁の囊胞性病変を認めた。囊胞性病変は尿膜管の走行に一致し、腹腔内容物とは異なり可動性に乏しく尿膜管囊胞が疑われた。

本症の分類はいくつか報告されているが、現在ではBlichert-Toftらの分類（図1）[25]が広く用いられている。

図1 Blichert-Toftらの分類

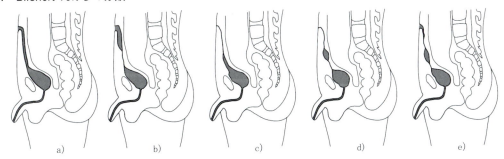

a) 尿膜管開存：膀胱、尿膜管、臍まで管腔構造が遺残し、生下時に臍から尿流出を認める
b) 尿膜管臍瘻：尿膜管から臍側のみが開存し、膀胱側は閉鎖している
c) 尿膜管性膀胱憩室：尿膜管から膀胱側のみが開存し、臍側は閉鎖している
d) 尿膜管囊胞：尿膜管内は開存しているが臍側、膀胱側の両端が閉鎖している
e) alternating sinus：尿膜管囊胞が感染等により解剖学的に脆弱な臍側へと穿破したもの

Point

- USでは内腔が閉塞した正常の尿膜管もエコーレベルの低い索状構造物として描出される。そのため、USで尿膜管が描出されるからといって安易に尿膜管遺残としてはならない。あくまで尿膜管の開通が疑われる場合や、尿膜管の炎症が疑われる場合に尿膜管遺残疑いとする。
- 肥満や体格の良い児であっても尿膜管は腹壁の比較的浅い位置に存在するため、高周波リニアプローブのみで尿膜管全体を評価可能な場合が多い。
- 臍部に限局して炎症所見を認める場合は尿膜管遺残ではなく臍炎である可能性があるため、見誤らないように尿膜管炎の有無について慎重に評価を行う。

11. 急性腎盂腎炎・急性巣状細菌性腎炎・腎膿瘍

- 尿路感染症は腎臓や膀胱等で細菌が繁殖する感染症のことで、膀胱や尿道に感染が限局する下部尿路感染と腎、尿管にまで感染が及ぶ上部尿路感染（腎盂腎炎）に大別される。
- 尿路感染症は小児において比較的頻度の高い疾患で、腎盂腎炎は腎の瘢痕化による恒久的な腎障害や高血圧につながる可能性があるため、早急な診断、治療が求められる。
- 生後6か月以内では男児が女児より3～5倍多いが、1歳以降では女児が男児の10倍多い。
- 尿路感染症を発症する児の約30～40％は基礎に何らかの先天性尿路系異常を伴っている。
- 腎盂腎炎が進行すると腎に膿瘍を形成することがある。
- 腎に液状化を伴わない腫瘤性病変を形成する腎実質の細菌感染を急性巣状細菌性腎炎という。

超音波所見

急性腎盂腎炎
・腎腫大、腎実質輝度上昇、腎周囲腔内の液体貯留、腎盂壁肥厚

急性巣状細菌性腎炎
・腎の限局性腫瘤性病変、同部位の乏血性変化

腎膿瘍
・腎の限局性の混濁した液体貯留

典型例画像

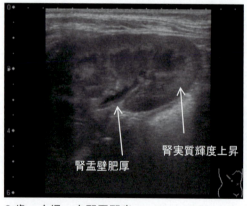

3歳　女児　右腎盂腎炎

　尿路感染症は小児において頻度の高い疾患で尿から菌が検出されることで診断される。腎盂腎炎ではUS所見が乏しい場合もあるが、病側腎の腫大、実質エコーレベルの上昇、腎周囲腔内の少量の液体貯留、腎盂壁肥厚等を認めることがある。尿路感染症は尿路奇形にしばしば合併する疾患でもあるため、USでは尿路奇形の有無の評価も重要になる。尿路感染が存在し、腎の部分的な腫脹を認め腫瘤様に描出される病態を急性巣状細菌性腎炎という。この病変部分として描出される腫瘤様の領域には液状化、膿瘍形成を伴わず、乏血性に描出される傾向にある。腎に限局して液状化を伴い、内部が混濁している場合は腎膿瘍を伴っている可能性が高い。

検査の進め方

腎の大きさ、左右差、実質輝度を確認する

急性腎盂腎炎では病側の腎腫大、実質輝度上昇、腎周囲腔内の液体貯留、腎盂壁の肥厚を認めることがあるが、これらの所見が微細な変化である場合もあり、左右対比しながらこれらの所見の有無を評価する。

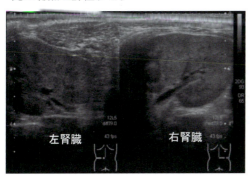

3歳　女児　右腎盂腎炎
左右腎臓を同様に描出して対比している。左腎臓と比較して右腎臓では、腎腫大（丸みを帯びた形態）、実質輝度の上昇、腎盂壁の肥厚が確認でき、急性腎盂腎炎を疑うことができる。

急性巣状細菌性腎炎や腎膿瘍の有無を確認する

急性腎盂腎炎では腎のびまん性変化を認め、腫瘤様陰影は確認できないことが多い。腎内に腫瘤様陰影が確認できる場合はその内部に液状変化の有無を確認し、液状変化が認められない場合は急性巣状細菌性腎炎を疑う所見で、液状変化を認める場合は腎膿瘍を疑う。

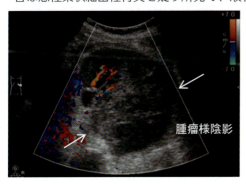

16歳　男児　急性巣状細菌性腎炎
腎盂腎炎が知られている状態でUS施行、左腎に腫瘤様陰影を認め、同部位には既存の腎の脈管形態が確認できなかった。急性巣状細菌性腎炎の特徴的所見である。

尿路奇形の有無について評価を行う

基礎疾患に尿路奇形がある場合、尿路感染をきたしやすい。そのため、尿路感染が知られている例では、水腎症、尿管拡張、重複腎盂尿管、異所開口尿管、異形成腎、低形成腎、等について尿路奇形の有無も合わせて評価することが重要である。

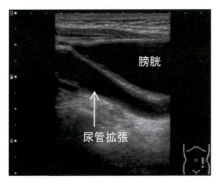

9歳　男児　腎盂腎炎（膀胱尿管逆流症）
繰り返す尿路感染を認め、US施行。左腎の尿管拡張を認め、連続性を追うと下部尿管まで尿管の拡張が確認できたが明らかな器質的異常は指摘できなかった。後に尿路造影検査で膀胱尿管逆流症と診断され、尿路感染の原因となっていると判断された。

実際の症例

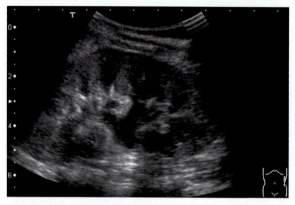

3歳　女児　急性腎盂腎炎

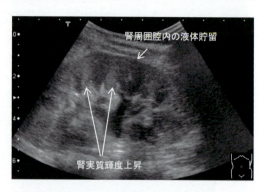

左腎長径は約90 mmと腫大していた。腎実質輝度は上昇し、腎周囲腔内の少量の液体貯留も確認できた。右腎は正常であったため、左腎の急性腎盂腎炎を疑う所見である。

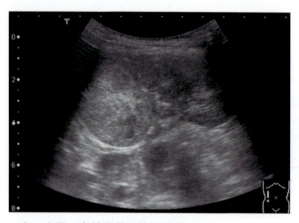

2歳　女児　急性巣状細菌性腎炎

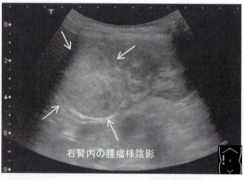

尿路感染症と診断され尿路奇形検索目的にてUS施行。右腎上極に不均質な腫瘤様陰影を認めた。明らかな液状化は指摘できず、巣状細菌性腎炎を疑った。

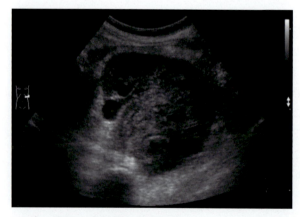

16歳　男児　急性巣状細菌性腎炎

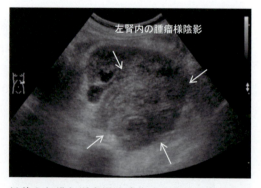

以前より繰り返す尿路感染症を認め、器質的疾患検索目的でUS施行。SFU Grade 1の水腎症を認めたが器質的疾患は指摘できなかった。左腎に腫瘤様の陰影を認め巣状細菌性腎炎を疑う所見と考えた。

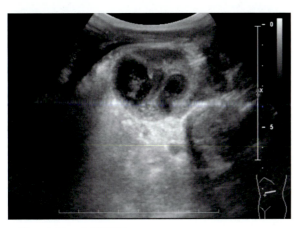

7歳　女児　左腎膿瘍

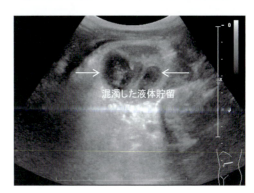

膀胱尿管逆流症による尿路感染を繰り返している症例。発熱精査で施行したUSで左腎下極に液体貯留を認めた。形状は不整で内部が混濁している様子が確認できる。

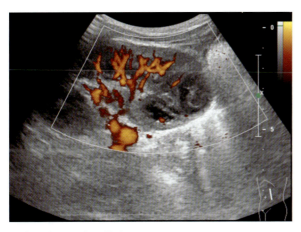

7歳　女児　左腎膿瘍

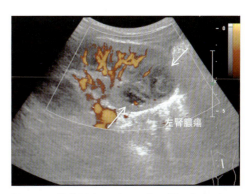

混濁した液体貯留が確認できる腎下極部分には、既存の脈管形態が確認できず、膿瘍形成に伴う変化と考えられた。

☞ Point ☞

- 急性巣状細菌性腎炎は腎盂腎炎よりも進行しているものの膿瘍を形成していない病変と位置付けられることが多い。しかし、明確に区分できる病態ではなく、いまだに議論の余地が残る疾患概念となっている。

疾患別超音波検査

12. 多発性嚢胞腎

- 多発性嚢胞腎（polycystic kidney disease：PKD）は遺伝性嚢胞性疾患の主要疾患で、腎の異形成を伴わない両側びまん性嚢胞形成を特徴とする。常染色体優性多発性嚢胞腎（以下 ADPKD）と常染色体劣性遺伝性多発性嚢胞腎（以下 ARPKD）がある。
- ADPKD は最も頻度の高い遺伝性腎疾患で、出生直後に腎嚢胞を認めなくても加齢とともに嚢胞が増加、腎機能が低下し 70 歳までに約半数が末期腎不全に至る。
- ADPKD 診断基準によると、15 歳以下では両腎に各々 3 個以上の嚢胞を認めた場合に ADPKD が鑑別にあがる。
- ARPKD は集合管の拡張と先天性肝線維症を特徴とする疾患で、大部分は生後早期から重篤な徴候を認める。

超音波所見

ADPKD
- 左右腎にそれぞれ 3 つ以上の嚢胞性病変
- 肝や膵にも嚢胞性病変を認めることがある

ARPKD
- 両側腎の複数の嚢胞性病変（1 つの嚢胞性病変の大きさは約 2 mm 以下）
- 腎全体が高エコーに描出される

典型例画像

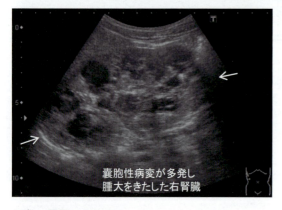
嚢胞性病変が多発し腫大をきたした右腎臓

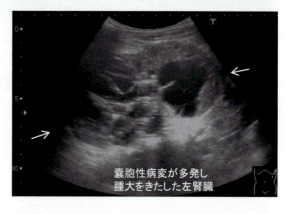
嚢胞性病変が多発し腫大をきたした左腎臓

3 歳　男児　ADPKD

　多発性嚢胞腎には ADPKD と ARPKD がある。ADPKD は 30 歳以降に両腎の嚢胞性病変の出現を認めることが多いが、新生児や乳児期で嚢胞性病変の出現を認める場合がある。経過観察にて徐々に腎嚢胞性病変が増加し、腎自体の腫大を認めることが多い。画像検査で両側腎にそれぞれ 3 つ以上の嚢胞性病変が存在し、家族歴があれば ADPKD が疑われる。経過とともに肝や膵にも嚢胞性病変が出現する例もある。

　ARPKD は重篤な合併症を伴う場合が多く、通常出生直後から症状をきたし乳児期までの死亡率も高いため、一般的に遭遇する頻度は少ない。ADPKD と同様に両腎の多数の嚢胞性病変を特徴とするが、一つひとつが 2 mm 以下の小さな嚢胞性病変であることが多い。

検査の進め方

 ### 両側の腎に嚢胞を検索する

ADPKD では正常腎から加齢とともに徐々に嚢胞性病変が出現し、その変化は左右腎にほぼ同等に認められる。左右腎に 3 つ以上の嚢胞性病変を認める場合は ADPKD が鑑別にあがる。

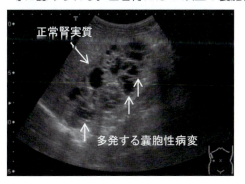

4 歳　男児　ADPKD
右腎に多数の嚢胞性病変を認めている。正常腎実質が確認できるため、多嚢胞性異形成腎は否定的である。左腎にも同様の嚢胞性病変が確認できれば、ADPKD である可能性が高い。

 ### 両側腎の長径を計測する

ADPKD では嚢胞性病変の増加、増大に伴い、腎自体も腫大する傾向にある。両側腎の多数の嚢胞性病変、腎の腫大が確認できた場合は ADPKD の可能性が高い。

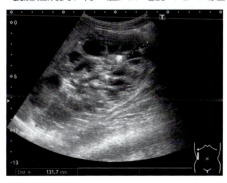

7 歳　男児　ADPKD
左腎に多数の嚢胞性病変を認めている。右腎長径は 132 mm と著明な腫大を認めており、ADPKD が疑われる。

 ### 肝や膵等の腎以外の臓器の嚢胞性病変を検索する

ADPKD では病態の進行に伴い、肝や膵にも嚢胞性病変が出現することがある。両側腎の嚢胞性病変に加え、肝や膵の嚢胞性病変が認められる場合は ADPKD の部分像である可能性が高い。

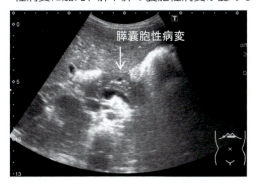

7 歳　男児　ADPKD
両側腎に複数の嚢胞性病変を認め、ADPKD の家族歴もあり ADPKD と診断されている症例。経過観察中に膵体部に嚢胞性病変を認め、ADPKD の部分像と考えられた。

実際の症例

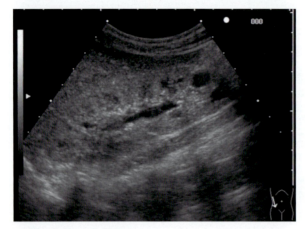

6歳 女児 ADPKD

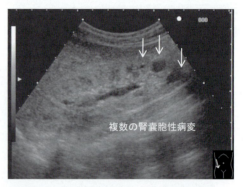

右腎に3つの囊胞性病変が確認できる。この他に左腎にも4つの囊胞性病変が確認されたため、ADPKDが鑑別にあがると考えられた。腎の形態や大きさは正常に描出されている。

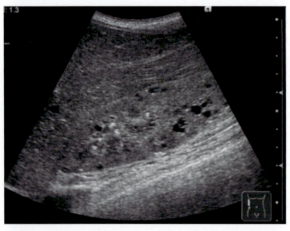

10歳 女児 ADPKD

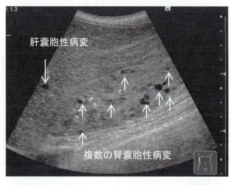

上記と同症例における4年後の経過観察画像である。大きさは小さいが描出される囊胞性病変は明らかに増加している。肝右葉にも囊胞性病変を認めADPKDとして矛盾しない所見である。

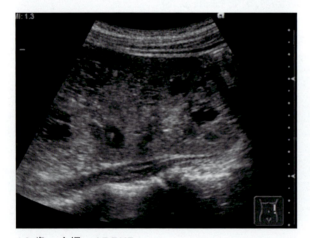

10歳 女児 ADPKD

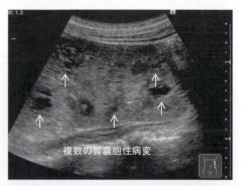

上記と同症例。左腎にも同様に囊胞性病変の増加が確認できた。左右腎それぞれに3つ以上の囊胞性病変を認め、囊胞性病変の増加、家族歴も確認されADPKDと診断された症例である。

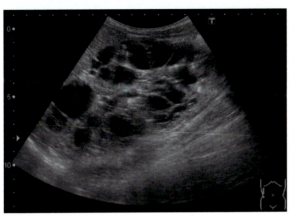

8歳　女児　ADPKD

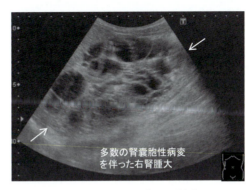

右腎長径は 14 cm を超え著明に腫大していた。腎には多発する大小多数の囊胞性病変を認めており、正常腎実質は右腎では確認できなかった。

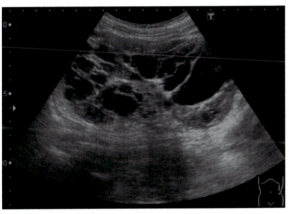

8歳　女児　ADPKD

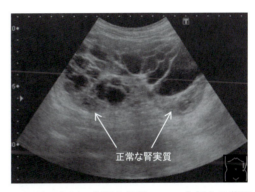

上記と同症例。左腎も長径 14 cm を超える著明な腫大を認め、多数の囊胞性病変を伴っていた。左腎では正常な腎実質部分も確認できた。家族歴もあり ADPKD と診断された。

Point

- 腎臓に囊胞を形成する疾患は多数存在し遺伝性と非遺伝性に分類される。PKD は遺伝性囊胞性腎疾患である。成人によくみられる単純性腎囊胞は非遺伝性囊胞性腎疾患であり、小児においては稀である。
- 腎に囊胞性病変が多発する疾患として多囊胞性異形成腎（以下：MCDK）がある。進行した ADPKD と MCDK は類似した US 所見を呈することがあるが、MCDK では正常腎実質が確認できない点が US 上の鑑別ポイントになる。
- ADPKD 診断基準では腎に囊胞性病変が確認された場合に、多発性単純性腎囊胞、多囊胞性異形成腎、髄質囊胞性疾患、多囊胞化萎縮腎、ARPKD が除外できれば ADPKD と診断される。
- ARPKD の診断基準では US 所見が非常に重要である。腎の皮髄境界が不明瞭で、腎は腫大し複数の細かい囊胞を反映して腎自体は高エコーで描出される。

疾患別超音波検査

13. 腎血管筋脂肪腫

- 腎血管筋脂肪腫は過誤腫であり、組織学的には脂肪、血管、平滑筋成分からなる良性腫瘍である。
- 成人では腎実質に単独で発症することが多いが、小児においては結節性硬化症に伴う両側腎の多発腎血管筋脂肪腫である場合が多い。
- ほとんどが無症状であるが、大きなものでは腫瘍内で出血することがあり、その場合は腫瘍の出血部位に一致する疼痛を訴える。
- 血管筋脂肪腫内部の脂肪成分が多い場合は画像診断で腫瘍内に脂肪を有する特徴的な所見が得られるが、脂肪成分が少ない場合は腎血管筋脂肪腫以外の腫瘍との鑑別が難しい場合がある。

超音波所見

- 境界明瞭な高エコー腫瘤（低エコーで描出されることもある）
- 被膜は認めない
- ドプラで腫瘤内は乏血性
- 小児においては両腎に多発する場合が多い（結節性硬化症）

典型例画像

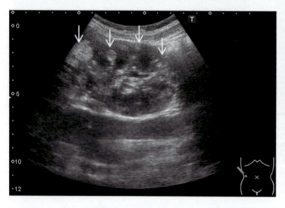 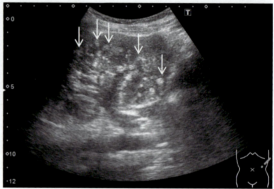

13歳　女児　両側腎血管筋脂肪腫（結節性硬化症）

　小児における腎血管筋脂肪腫は、その多くが結節性硬化症に伴うもので、腎内に多発する腫瘤性病変として描出されることが多い。組織学的に被膜を認めず、腫瘍内部は脂肪、血管、平滑筋にて構成されている。そのため、脂肪成分を反映して高エコー腫瘤として描出されることが多いが、脂肪成分が少なく高エコーで描出されない場合もある。腎血管筋脂肪腫は腎外へと発育することがあり、その場合は周囲脂肪組織と類似した所見を呈するため注意が必要である。大きな腎血管筋脂肪腫では腫瘍内出血をきたすことがあり、40 mmを超えるものは出血のリスクが高いといわれている。

実際の症例

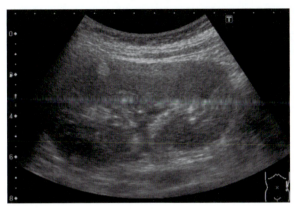

14歳　女児　左腎血管筋脂肪腫

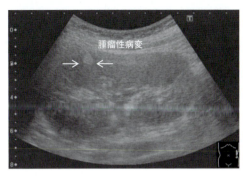

左腎のやや上極側に腫瘤性病変を認めている。大きさは約6×5 mm、境界明瞭、被膜は認めず、内部均質な高エコーで、ドプラでは乏血性に描出された。本例は結節性硬化症の関与のない腎血管筋脂肪腫と診断されている。

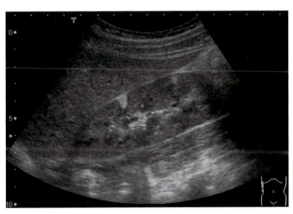

15歳　女児　右腎血管筋脂肪腫（結節性硬化症）

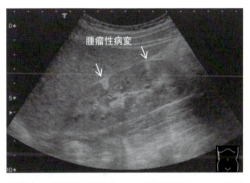

以前より結節性硬化症にて経過観察している症例。右腎に2つの腫瘤性病変の出現を認めた。境界明瞭、被膜は認めず、内部は均質な高エコーで描出された。

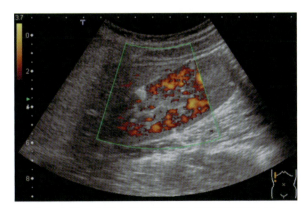

15歳　女児　右腎血管筋脂肪腫（結節性硬化症）

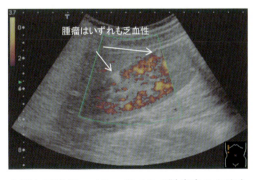

上記と同症例。パワードプラで腫瘤内の血流を評価している。腫瘤内に明らかな血流信号は認めず乏血性である。基礎疾患として結節性硬化症があるため腎血管筋脂肪腫を疑う。

14. 腎芽腫（Wilms 腫瘍）

- 腎芽腫は後腎芽組織から発生する悪性腫瘍である。
- 本邦では年間 100 例程度発症していると推察され、その約 5％が両側性に発症している。
- 小児期に発症する固形腫瘍では神経芽腫に次いで発生頻度が高く、小児腎原発腫瘍の 90％程度を占める。
- 腎芽腫の発症年齢は平均 3〜4 歳で、約 50％は 5 歳までに、約 95％は 10 歳までに診断されている。
- 症状は古典的 3 徴と呼ばれる腹部腫瘤、肉眼的血尿、腫瘍内出血に伴う腹痛を訴えることが多いが、腫瘍がかなり大きくなるまでは無症状である場合が多い。この他、発熱や高レニン血症による高血圧等がみられることがある。

超音波所見

- 腎に接する充実性腫瘤性病変
- 由来腎の beak sign
- 腫瘍内部は不均質で内部エコーは様々
- 腫瘍内部の血流は豊富

典型例画像

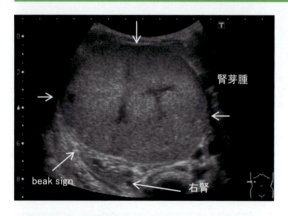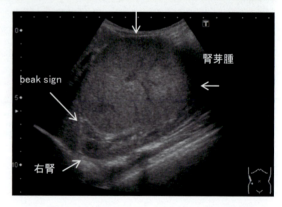

3 歳　男児　腎芽腫

　腎芽腫は小さい状態では症状に乏しく発見されにくいため、大きな腫瘤として発見される場合が多い。腎芽腫は後腹膜腫瘍であるが、大きな腫瘤として腹腔内腫瘍との鑑別に苦慮することがある。また、腫瘍内部の US 所見に特異的なものはなく、神経芽腫等の腫瘍との鑑別がしばしば問題となる。腎芽腫を疑う腫瘍を認めた場合は、腫瘍と腎との関係性を確認する。腎芽腫であれば腫瘍によって腎実質が引き伸ばされた形態が beak sign として確認できるが、神経芽腫等の腎外の腫瘍であれば腫瘍によって圧排された腎臓が確認できる。腎芽腫の可能性がある場合は、腎静脈への腫瘍進展や周囲リンパ節の腫大の有無を評価することで周囲組織への浸潤、進展を推定することができ、病期の評価に役立つ。

検査の進め方

腹部腫瘤性病変を検索する

腎芽腫は数 cm 以上の比較的大きな腫瘤として発見されることが多いため、描出は容易である場合が多い。肝の尾側に充実性腫瘤性病変を認める場合は腎芽腫も鑑別に加えて検査をすすめる。

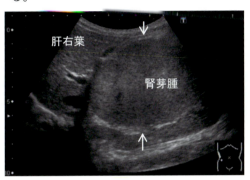

3歳　男児　腎芽腫
肝の尾側に大きな充実性腫瘤性病変を認めている。一見して大きさは 8〜9 cm 以上はありそうで、腫瘤に気付くのは難しくない。10歳未満での発生頻度も考慮して、神経芽腫、腎芽腫は念頭において検査をすすめる。

腎由来腫瘍であることを確認する

腫瘤性病変と腎との関係性を確認し、腎がクチバシのように引き伸ばされる beak sign を認めれば腎由来の腫瘤と考えることができる。さらに肝、副腎、膵、消化管、下大静脈、腹部大動脈等の臓器との位置関係から由来臓器の特定をすすめる。

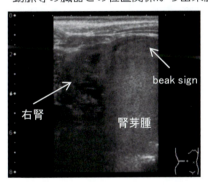

3歳　男児　腎芽腫
右腎の一部はクチバシのように引き伸ばされている様子が確認でき、beak sign（＋）である。腎から発生した腫瘤が大きく成長する課程で腎実質を引き伸ばした結果、認められる所見である。

リンパ節転移や腎静脈、下大静脈への進展の有無を確認する

腎芽腫の遠隔転移巣として頻度の高いものは肺転移であり US では評価できないが、病期の評価に必要となるリンパ節腫大の有無や下肢静脈への腫瘍進展の有無について評価する。

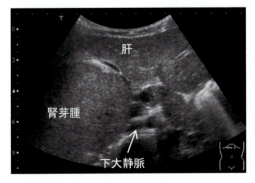

3歳　男児　腎芽腫
腎静脈は腫瘤によって圧排され内腔の確認は困難であったが、下大静脈は明瞭に描出され、腫瘍進展を除外できた。腫瘤周囲や肝門部に腫大リンパ節も認められなかった。

実際の症例

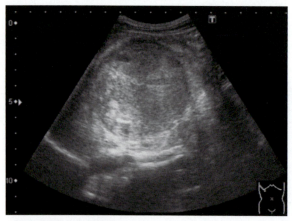

5歳　男児　右腎芽腫

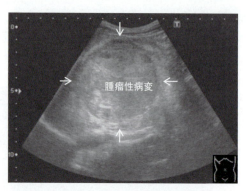

血尿精査で施行したUSで肝臓と腎臓に挟まれる位置に充実性腫瘤性病変を認めた。大きさは最大径約50mmで類円形、境界明瞭、内部は不均質に描出された。

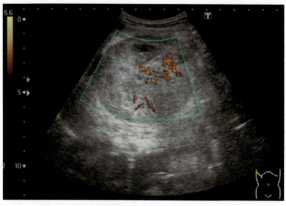

5歳　男児　右腎芽腫

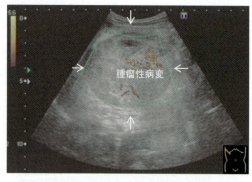

上記と同症例。パワードプラを用いて血流の評価を行うと、腫瘤内部に豊富な血流信号が確認できた。年齢や脾と腎とに挟まれる位置を考慮すると、神経芽腫や腎芽腫が鑑別にあがる所見と考えた。

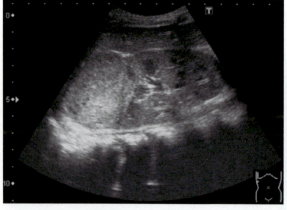

5歳　男児　右腎芽腫

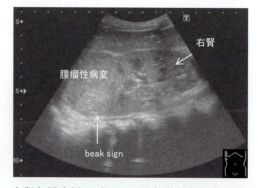

上記と同症例。プローブの角度を変えながら腫瘤と右腎との関係性を観察していくと、右腎にbeak signが確認でき、腎由来腫瘤と考えることができ、腎芽腫を疑った。

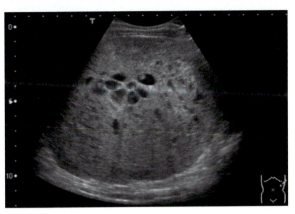

4歳　女児　左腎芽腫

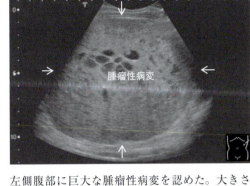

左側腹部に巨大な腫瘤性病変を認めた。大きさは最大径で約 13 cm、境界明瞭、内部不均質で囊胞変性を伴い、石灰化は確認できなかった。肝や脾を圧排している様子は確認できたが、左腎の描出自体が困難であった。

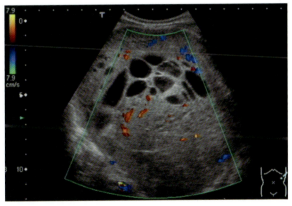

4歳　女児　左腎芽腫

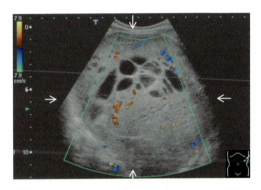

上記と同症例。ドプラで腫瘤内部に豊富な血流信号が確認できた。左腎が同定できなかったため由来臓器の特定が困難で、神経芽腫、腎芽腫、卵巣奇形腫等を鑑別にあげた。後に施行された造影 CT 検査では背側に beak sign を伴った左腎が描出され、腎芽腫と診断された。

☞ Point ☞

- 腎腫瘍の診断は画像診断だけでは鑑別が困難であるため、開創腫瘍生検を行い確定診断となる。
- 腎芽腫の治療方針の決定のためには遠隔転移を含めた病期診断が必要となるが、遠隔転移巣としては肺が約 85% と最も多く、US では評価できない。
- 腎芽腫は比較的予後良好であるが約 20% において再発を認めているため、US による経過観察がしばしば施行される。

疾患別超音波検査

15. 出血性膀胱炎

- 肉眼的血尿や膀胱刺激症状を主徴とする膀胱炎を出血性膀胱炎といい、原因としてウイルスや細菌による感染性、薬剤性、放射線治療に伴う放射線性があり、造血幹細胞移植、腎移植後にも発症することが知られている。
- 小児の出血性膀胱炎は感染性のものと造血幹細胞移植によるものがほとんどである。
- 排尿時痛、下腹部痛、頻尿等の膀胱刺激症状と新鮮血に近い真っ赤な血尿を認める。
- 感染性出血性膀胱炎の予後は良好で充分な水分補給と利尿を促すのみで1〜2週間で改善する例が多い。
- 造血幹細胞移植による出血性膀胱炎も予後良好であることが多いが、改善までに数週間程度と時間を要する傾向にあり、なかには発熱などの全身症状を認め、致死的な肺炎や肝炎を引き起こした報告例もある。

超音波所見

- 膀胱壁の全周性の著明な肥厚
- 膀胱壁肥厚は厚い部分と薄い部分が混在することが多い
- 膀胱内腔に出血を反映した浮遊物や沈殿物を認めることがある

典型例画像

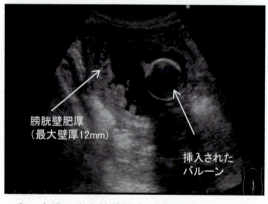

4歳　女児　出血性膀胱炎（感染性）

　出血性膀胱炎の多くは健常者で血尿を主訴として発症する感染性出血性膀胱炎が多く、特に基礎疾患の治療によって免疫抑制状態になっている児において発症しやすい。出血性膀胱炎では膀胱壁の著明な肥厚を認める。膀胱壁全体が厚く描出されることもあるが、著明に厚く肥厚した壁と軽度の壁肥厚が混在し、驚く程の壁肥厚を認めるわりに漿膜が整に保たれていることが特徴的である。さらに膀胱内には出血を反映した血性の浮遊物や沈殿物が確認できることがある。膀胱刺激症状、血尿に加え特徴的な超音波所見が得られれば出血性膀胱炎の可能性が高い。一般的には無治療でも改善が認められることが多く、数週間における経過観察で膀胱の所見が正常に変化することも特徴的である。

検査の進め方

 ### 膀胱壁肥厚の有無を評価する

膀胱壁全体を観察し壁肥厚の有無を確認する。出血性膀胱炎による膀胱壁肥厚は著明であることが多く、壁肥厚に気付くのは容易であることが多い。

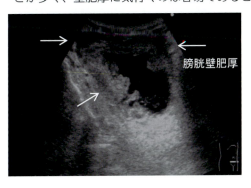

4歳　女児　出血性膀胱炎（感染性）
膀胱壁は一目で驚く程著明に肥厚しているのがわかる（最大厚12 mm）。出血性膀胱炎ではある程度の範囲をもって膀胱壁が肥厚することが多く、膀胱壁肥厚に気付くことは容易である。

 ### 膀胱壁肥厚を認める範囲を確認する

膀胱全体を観察し著明な壁肥厚を認める部分と壁肥厚が乏しい部分が混在しているか確認する。場合によってはほぼ正常ともとれる壁厚部分が存在する場合もある。

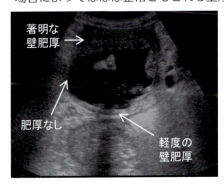

4歳　女児　出血性膀胱炎（感染性）
膀胱前壁は著明な壁肥厚、左側壁から後壁にかけては軽度の肥厚を認めた。右側壁では肥厚を認めない領域も確認でき、出血性膀胱炎を疑う特徴的な所見が得られている。

 ### 膀胱内腔に浮遊物や沈殿物を検索する

膀胱内の尿に血性成分を伴っていることが多く、出血を反映した浮遊物や凝血塊を反映した沈殿物が確認できる場合は出血性膀胱炎である可能性が高い。

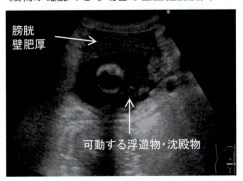

4歳　女児　出血性膀胱炎（感染性）
膀胱内に沈殿物を確認し、左側臥位にて再度観察すると左側へと可動性を認める沈殿物と浮遊物が確認できた。凝血塊を見ているものと考えられる。

実際の症例

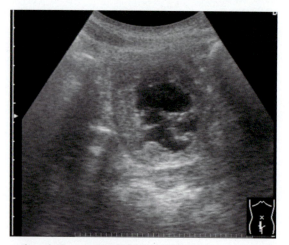

1歳　女児　出血性膀胱炎（感染性）

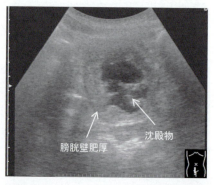

血尿を主訴にUS施行、膀胱壁はびまん性に著明な肥厚を認めていた。膀胱壁の最大厚は約16 mm、内腔には沈殿物が確認でき出血性膀胱炎が疑われた。2週間後に施行したUSでは膀胱壁は正常に描出されていた。

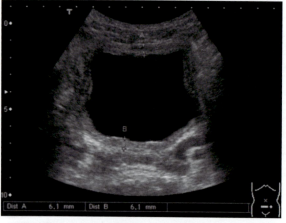

10歳　男児　出血性膀胱炎（感染性）

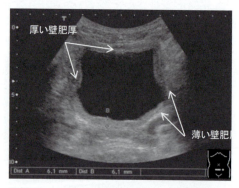

悪性リンパ腫にて化学療法中に血尿が出現し、施行したUSで膀胱壁のびまん性肥厚を認めた。壁厚は最大約6 mmであったが、最も薄い部分では約2 mmであった。

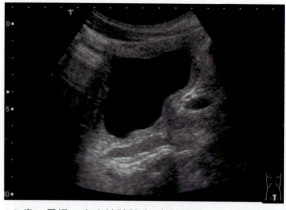

10歳　男児　出血性膀胱炎（感染性）

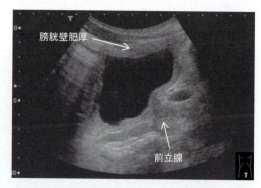

上記と同症例。膀胱縦断像でも膀胱壁のびまん性肥厚が確認できた。膀胱内に出血を示唆する浮遊物や沈殿物は確認できなかったが、免疫抑制状態であることも考慮して出血性膀胱炎が疑われた。

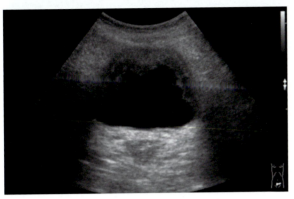

12歳　女児　出血性膀胱炎（骨髄移植後）

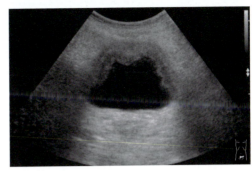

白血病にて骨髄移植施行、約1か月後に突然の血尿を認め施行したUSにて著明な膀胱壁肥厚を認めた。最大厚は約17 mm、膀胱前壁には著明な壁肥厚を認めたが、膀胱後壁に肥厚は認めなかった。

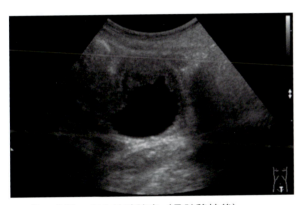

12歳　女児　出血性膀胱炎（骨髄移植後）

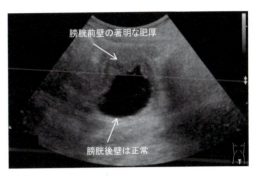

上記と同症例。膀胱前壁のみに著明な壁肥厚を認め、骨髄移植後であったことも考慮して出血性膀胱炎が疑われた。1か月後の経過観察では壁肥厚は残存していたが2か月後の経過観察で壁肥厚は消失していた。

☞ Point ☜

- 感染性出血性膀胱炎は健常者でも発症しうるが、基礎疾患治療のため免疫抑制状態である場合はさらに発症しやすいといわれている。
- 造血幹細胞移植後に発症する出血性膀胱炎は、移植から3〜100日以内の発症がほとんどである。

II 検査各論 [6] 副腎・後腹膜 参考文献

1) Rosenbaum DM, et al: Sonographic assessment of renal length in normal children. AJR Am J Roentgenol 142: 467-469, 1984.
2) 伊藤雄平：先天性腎尿路奇形，異低形成腎．小児科診療，第69巻 増刊号：721-723, 2006.
3) 塩田浩平：腎臓の発生異常．Nippon Rinsho Vol.64, suppl2: 42-45, 2006.
4) 赤坂好宣：泌尿器系先天奇形．臨床画像，Vol.25 No.11: 110-118, 2009.
5) 米田香織，ほか：多嚢胞性異形成腎（Multicystic dysplastic kidney: MCDK）の臨床的解析．日児腎誌，Vol.20 No.1, 2009.
6) Feldenberg LR, et al: Clinical course and outcome for children with multicystic dysplastic kidneys. Pediatr Nephrol 14 (12) : 1098-1101, 2000.
7) 金子一成：多嚢胞性異形成腎．腎と透析，Vol.54 No.4: 449-453, 2003.
8) Wein, A et al: Anomalies of rotation. Campbell-Walsh Urology, 9th Ed., Bauer, S. B., Philadelphia, Saunders Elsevier: 3291-3292, 2007.
9) 赤坂好宣：奇形および先天性疾患．知っておきたい泌尿器のCT・MRI．秀潤社，260-285, 2008.
10) Dahnert W: Urogenital tract. Radiology review manual, fifth ed. Williams & Wilkins, Baltimore: 867-985, 2008.
11) Fernbach SK, et al: Ultrasound grading of hydronephrosis: introduction to the system used by the Society for Fetal Urology. Pedeatr Radiol 23: 478-480, 1993.
12) Shimada K, et al: Standard method for diagnosing dilatation of the renal pelvis and ureter discovered in the fetus, neonate or infant. Int J Urol 15: 129-132, 2004.
13) 佐藤裕之，ほか：水腎症．小児科診療，第71巻 増刊号：2 65-272,2008.
14) 中村みちる：尿路結石・腎石灰化症および類似病変．小児科診療，第63巻 増刊号：231-235, 2000.
15) 武信康弘，ほか：当院における小児尿路結石症の臨床的検討．Japanese Journal of Endourology 25: 165-172, 2012.
16) 多田実，ほか：小児尿路結石症45例の臨床的検討．日本小児泌尿器科学会雑誌，6 (2)：108-116, 1998.
17) 宮坂実木子：小児腎泌尿器疾患の超音波診断．Jpn J Med Ultrasonics Vol.44 No.4: 337-343, 2017.
18) 折笠精一：泌尿性器の先天異常疾患．ベッドサイド泌尿器科学－診断・治療編，吉田修 編，南江堂，2000.
19) 楯川幸弘，ほか：腹痛，腰背部痛を主訴に診断された腎盂尿管移行部狭窄症の4症例．J.J.P.U. Vol.24, No.1, 2015.
20) 島田憲次，ほか：異所性尿管瘤－本邦報告例の統計を含む-．日泌尿会誌,Vol.74 No.6: 1003-1014, 1983.
21) 小川修，ほか：小児異所性尿管瘤30例の臨床的検討．西日泌尿，48: 296-297, 1986.
22) 井上善博，ほか：両側異所性尿管瘤の2例．臨泌，39: 333-336, 1985.
23) Barnewolt CE, et al: Chapter 9 Genitourinary tract, P1009-1170 in Kirks, DR: Practical Pediatric imaging 3rd ed., Lippincott-Raven, 1998.
24) 岩川愛一郎，ほか：Urinomaを合併した新生児尿路通過障害の3例．西日泌尿，55: 724-727, 1993.
25) Blichert-Toft M, et al: Diseases of the urachus simulating intra-abdominal disorders. Am J Surg 122: 123-128, 1971.
26) 東盛貴光，ほか：当科において経験した尿膜管遺残症の3症例．形成外科，48: 1343-1350, 2005.
27) 花木武彦，ほか：尿膜管遺残に対して腹腔鏡下尿膜管切除術を施行した1例，および過去5年の本邦報告例のまとめ．米子医誌，J Yonago Med Ass 65: 110-118, 2014.
28) 郭義胤：腎・泌尿器疾患の処方：尿路感染症．小児科臨床，Vol.68 No.4: 839-844, 2015.
29) 蓮井正史：小児診療ガイドラインの使い方：JAID/JSC感染症治療ガイドライン2015－尿路感染症・男性性器感染症－．小児科臨床，Vol.70 No.6: 929-934, 2017.
30) 古市宗弘，ほか：抗菌薬療法の実際：尿路感染症．小児科診療，Vol.80 No.2: 211-215, 2017.
31) 長谷川慶，ほか：急性巣状細菌性腎炎における臨床像とリスクの検討．日児腎誌，Vol29 No.2, 2016.
32) 厚生労働省進行性腎障害調査研究班：多発性嚢胞腎診療指針2010．日腎会誌，53:556-583, 2011.
33) Dell KM, et al: Polycystic Kidney Disease in Pediatric Nephrology, 6th ed., Avner ED, Harmon WE, Niaudet P, Yoshikawa N, eds., Springer, Heidelberg, 849-887, 2009.
34) Forman HP: A rational approach to the diagnosis of hypertrophic pyloric stenosis: do the results match the claims? J Pedeatr Surg 25: 262-266, 1990.
35) 高士宗久，ほか：腎血管筋脂肪腫の3例－本邦194例の検討．泌尿器，30: 65-75, 1984.
36) 難病情報センター：結節性硬化症（http://www.nanbyou.or.jp/entry/4385）．
37) 瀧本哲也：小児固形腫瘍の疫学．小児外科，48: 1125-1128, 2016.
38) 浅沼宏，ほか：小児の腎癌Wilms腫瘍（腎芽腫）．日本臨床，75巻 増刊号6: 387-390, 2017.
39) Que T, et al: Outcome of pediatric renal tumors treated using the Japan Wilms Tumors Study-1 (JWiTS-1) protocol: a report from the JWiTS Group. Pediatri Surg Int 25: 923-929, 2009.
40) 鈴木順造：出血性膀胱炎．小児科診療，63 (4) 570-574, 2000.
41) Numazaki Y, et al: Acute hemorrhagic cystitis in children. Isoration of adenovirus type 11. N Engl J Med 278: 700-704, 1968.

6 副腎・後腹膜

- 副腎の超音波検査では先天性異常・形態異常の有無、腫瘤性病変の有無の評価が基本になる。
- 右副腎は右肋間走査、右肋骨弓下横走査、縦走査で観察し、左副腎は左肋間走査、左肋骨弓下横走査、縦走査で観察する。
- 右副腎は周囲を肝や腎臓で囲まれているため障害陰影が少なく比較的描出しやすいが、左副腎の近傍に胃、小腸、横行結腸が存在するため、消化管ガスの影響により描出困難である場合も少なくない。

1 走査方法

1）右肋間走査

- 右腎が描出される程度の右背側の肋間にプローブをあて、肝右葉の背側、右腎上極の頭側でやや内側を検索して右副腎を観察する走査方法である。
- 右肋間走査による右副腎の描出では消化管ガスの影響を受けにくく、比較的明瞭に描出できることが多い。
- 肋間の角度に合わせての断面となるため、右副腎の長径を一断面で描出することは難しく、扇走査によって副腎全体の評価を行う。

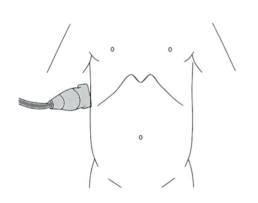
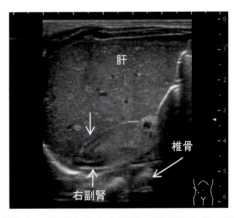

やや背側の右肋間から右腎上極レベルで肝の背側を意識して検索すると右副腎が描出される。画像では右腎よりも内側を走査しているため右腎は描出されておらず、椎骨が描出されている。

2）右肋骨弓下走査

- 心窩部から右肋骨弓下にプローブをあて、肝右葉の背側、右腎上極のやや内側、下大静脈の右背側を検索して右副腎を観察する走査方法である。
- 任意の角度の断面が得られるため、横断像や縦断像での評価が可能になる。
- 呼吸止めが可能な年齢では吸気の方が副腎を明瞭に描出しやすい。呼吸調整が不可能である場合は、消化管ガスの影響を受けやすく描出不良となる場合もある。

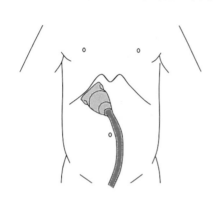
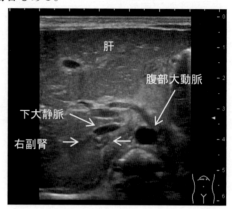

　肝を音響窓として消化管ガスの影響を受けない視野が確保できれば右肋骨弓下走査にて右副腎が描出可能である場合が多い。画像は右副腎の横断像で下大静脈の右背側に右副腎が描出されている。

3）左肋間走査

- 左腎が描出される程度の背側の肋間にプローブをあて、脾臓の内側、左腎上極の頭側やや内側を検索して左副腎を観察する走査方法である。
- 左副腎周囲には、腹部食道、胃、空腸、横行結腸が走行しているため、消化管ガスの影響を受けやすく描出困難であることも少なくない。
- 左副腎は肋骨弓下からの描出が困難であることが多いため、可能な限り左肋間走査で左副腎の評価を行う。

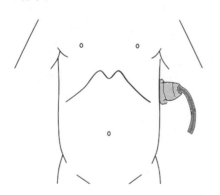
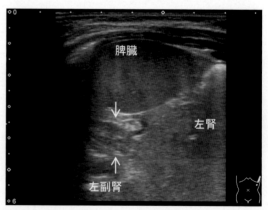

　左腎臓や脾臓が描出される程度の左背側の肋間から左副腎を検索する。画像は左腎上極の頭側でやや内側、脾臓の背側に左副腎が描出されている。画像は冠状断面に近い断面となっている。

4) 左肋骨弓下走査

- 心窩部から左肋骨弓下にプローブをあて、腹部食道、胃噴門部の尾側、左腎上極のやや内側、腹部大動脈の左背側を検索して左副腎を観察する走査方法である。
- 任意の角度の断面が得られるため、横断像や縦断像での評価が可能になる。
- 左副腎の腹側には胃が存在し、さらに空腸や横行結腸からの消化管ガスの影響もあり、描出不良であることも少なくない。

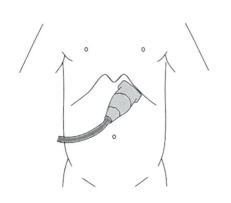
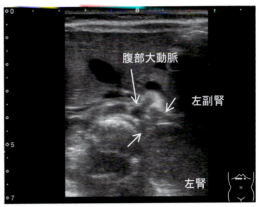

　肝左葉を音響窓として、腹部食道、胃噴門部の背側、左腎上極のやや内側、腹部大動脈の左背側を検索して左副腎を描出する。画像では左腎臓と腹部大動脈に挟まれる位置に左副腎が描出されている。

2　副腎の大きさの評価

　新生児の副腎は胎児性皮質が発達しているため、高エコーで描出される髄質を取り囲む皮質が厚く描出され副腎を認識しやすく、「V」「Y」「L」字型の構造物として描出される。新生児の副腎の長さは9〜36 mm、厚みは2〜5 mmほどで、出生後に胎児性皮質は萎縮し1〜3歳では成人とほぼ同様の所見を呈するようになる。副腎は腹部の深い位置に存在し、正常副腎は描出も容易ではないことも多い。通常、副腎の正確な大きさの計測は必要とせず、副腎の大きさに明らかな異常がないことや腫瘤性病変の有無について確認する。

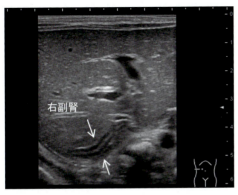
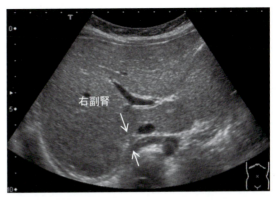

　左画像は日齢3男児の正常右副腎、右画像は2歳女児の正常右副腎である。
　新生児期は髄質が高エコーで描出され、それを取り囲む胎児性皮質が低エコーで描出される。皮髄境界も明瞭であり副腎は明瞭に確認できることが多い。2歳程度になると胎児性皮質のほとんどが萎縮し、髄質と皮質の境界も不明瞭になるため、副腎を認識することが困難であることも少なくない。

3　後腹膜の超音波検査

　通常、腹部USにおいて病変や異常所見がない場合は特に問題にならないが、腹部に由来臓器が明確でない病変を発見した際に由来臓器の特定に至らないとしても、その病変が腹腔内か後腹膜のどちらに存在するかを知ることできれば、鑑別疾患を絞り込むことが可能になる。そのため、後腹膜の解剖の理解は非常に重要になる。

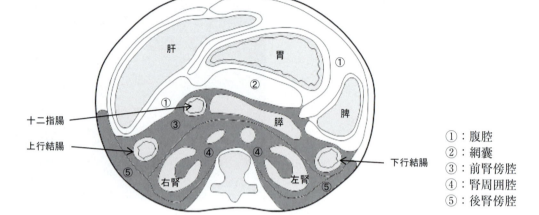

①：腹腔
②：網嚢
③：前腎傍腔
④：腎周囲腔
⑤：後腎傍腔

　腹部は大きく腹腔内と後腹膜に分けられ、後腹膜は腎筋膜によって前腎傍腔、腎周囲腔、後腎傍腔に分けられる。前腎傍腔には膵臓、十二指腸、上行結腸、下行結腸が存在し、腎周囲腔には腎臓、副腎が存在する。後腎傍腔には臓器は存在しない。腹部に何か病変を認めた場合はその病変と腹腔内臓器や後腹膜臓器との関連性を確認することで、病変の存在部位や由来臓器を推察することができる。

3-1　腹腔内消化管や後腹膜臓器との関係性

　腹部に病変を認めた場合、縦断像でその病変を描出した状態で呼吸に伴う頭尾方向の可動性を確認する。その際、病変と接する消化管（空腸や回腸といった腹腔内の消化管）との関係性を確認し、病変が腹腔内消化管と同様に頭尾方向へ可動するようであれば腹腔内腫瘍が疑われ、腹腔内消化管が大きく頭尾方向へと可動するものの病変は腹腔内消化管と分離し可動性に乏しいようであれば後腹膜腫瘍が疑われる。

　また、その病変が腹腔内病変である場合は後腹膜臓器は病変によって背側へと圧排されることが多い。その病変が後腹膜由来である場合は隣接する後腹膜臓器を圧排し、その後腹膜臓器は頭尾方向や左右方向へ圧排されることが多い。

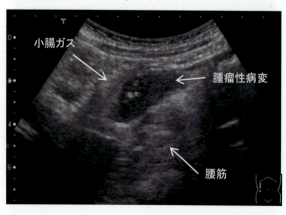

8歳　男児　神経節細胞腫（後腹膜腫瘍）
　右側腹部縦断像にて腫瘤性病変を認め、その腹側には小腸（腹腔内消化管）ガスが確認できる。この状態で深呼吸をし、腫瘤が小腸と一緒に動けば腹腔内腫瘍、小腸と分離して可動性に乏しければ後腹膜腫瘍を疑う所見である。

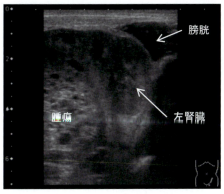

0歳1か月　女児　後腹膜奇形腫

腹部に腫瘤性病変を認め、左腎は腫瘤により尾側へ圧排、変位していた。腫瘤は左腎の頭側でやや背側から発生し腎を圧排したと推察される。腎臓よりも背側の病変が疑われることから後腹膜腫瘍を疑う所見である。

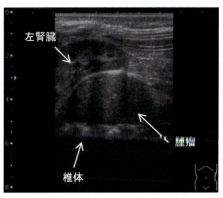

4歳　女児　神経芽細胞腫

背側からの左肋間走査で左腎臓と腫瘤性病変を描出した画像である。腫瘤は左腎臓と椎体に挟まれるように存在している。左腎臓は腫瘤により外側へと圧排、変位していることから、左腎臓よりも内側から発生した腫瘤が左腎臓を圧排したと考えられ、後腹膜腫瘍を疑う所見である。

3-2　beak sign の有無

beak sign は腫瘤性病変などが由来臓器の外側へと発育した場合にみられる所見で、病変によって由来臓器が引き伸ばされ、鳥のくちばし状に変形する所見をいう。大きな腫瘤性病変と隣接する臓器の境界部分に着目し、beak sign を認めるようであればその臓器由来である可能性が高い。

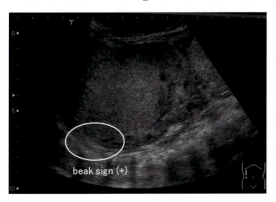

右腎の頭側に腫瘤を認めている。右腎は腫瘤を挟みこむように存在し、その先端部分では腫瘤の発育に伴い引き伸ばされたような形態を認め beak sign（＋）である。
腎由来の腫瘤性病変を疑うことができる。

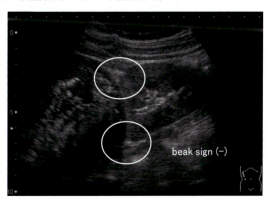

右腎の頭側に腫瘤を認めている。右腎は腫瘤によって圧排されており右腎上極は凹状に形態変化を認め beak sign（－）である。腎由来の腫瘤性病変は否定的で腎が足側へと変位している所見から腎よりも頭側の後腹膜領域から発生した腫瘤である可能性が高い。

1. 副腎出血

- 副腎出血は副腎内に出血をきたす疾患で、そのほとんどが新生児期に発症する。
- 約70％が右側に発症し、約30％が左側に発症している。
- 周産期の低酸素血症や仮死等による副腎の出血性梗塞、分娩外傷、分娩時の腹圧上昇、下大静脈圧迫による静脈圧上昇等が原因と考えられている。
- 臨床的には腫瘤触知、貧血、黄疸がみられることがある。
- 副腎出血は一般的に数週で徐々に縮小し、消失するか石灰化を伴う腫瘤として残存する経過をたどる。
- 新生児の副腎囊胞性病変の鑑別として囊胞性神経芽細胞腫が重要である。画像所見は副腎出血と類似し、鑑別困難であることが少なくない。

超音波所見

- 急性期では出血を反映し混濁した囊胞性病変として描出される
- 出血後、数日で凝血化に伴う内部の不均質化を認める
- 数週間で縮小し、消失するか石灰化を伴って残存する
- ドプラにて内部に血流信号は認めない

典型例画像

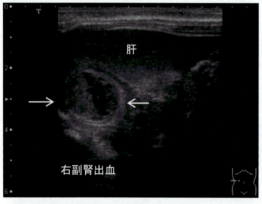

0歳1か月　男児　右副腎出血

　副腎出血の典型例では副腎に一致して出血に相当する混濁した囊胞性病変を認め、ドプラにて内部に血流信号は認めない。大きさは様々で数 mm のものから 10 cm 程度に及ぶものまである。副腎出血と画像所見が類似する鑑別疾患として囊胞性の神経芽細胞腫が重要である。内部に囊胞を伴う神経芽細胞腫はしばしば副腎出血と画像上での鑑別は困難であるが、経過観察が有用である場合が多い。一般的に神経芽細胞腫であれば大きさや形態に変化がないか徐々に増大する経過をたどる。副腎出血であれば出血により内部が混濁した囊胞性病変は1週間程度で内部が不均質化し、さらに数週間程度で縮小、消失するか石灰化を伴って残存するという経過をたどる。

検査の進め方

両側の正常副腎を確認する
副腎に囊胞性病変の有無を確認する。新生児期の正常副腎は比較的容易に確認できることが多い。左右の正常副腎が確認できれば副腎出血は否定できる。

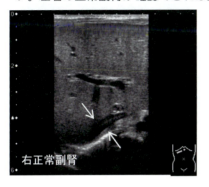

0歳1か月　男児　正常副腎
新生児期の副腎は比較的大きく、胎児性皮質が低エコーで描出されるため、確認しやすい。右側に比べ左側は消化管ガスの影響がありやや描出が難しいが、新生児では描出可能な場合が多い。

囊胞性病変内部の血流信号を確認する
副腎出血では混濁した囊胞性病変が確認でき、内部に血流信号は認めない。囊胞や出血を伴った神経芽細胞腫では充実部分に豊富な血流を認めるため、囊胞性病変内部に血流信号が確認できる場合は神経芽細胞腫を疑う。

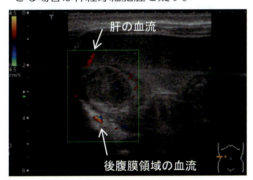

0歳1か月　男児　右副腎出血
ドプラ流速レンジを下げ、ゲインを上げ、詳細な血流信号を検出できるように設定して囊胞性病変内部の血流評価を行う。画像では肝や後腹膜に血流を認めているものの、囊胞性病変内部に血流は認めていない。

経過観察にて大きさと内部の変化、血流の有無を評価する
副腎出血であれば数日から数週間の経過観察において、内部エコーの不均質化、腫瘤の縮小が確認でき、内部に血流信号は確認できない。経過観察においても神経芽細胞腫を念頭において鑑別をすすめる。

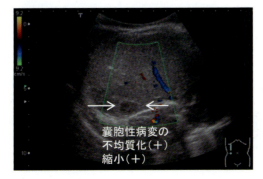

0歳3か月　男児　右副腎出血
上記症例の生後3か月時の経過観察画像である。副腎の囊胞性病変は内部が不均質化した低エコーで描出され、縮小し、血流信号も認めない。経過から副腎出血と判断できる所見である。

実際の症例

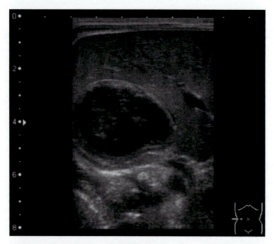

日齢7日　女児　右副腎出血

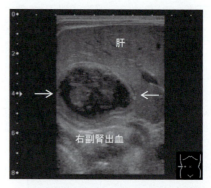

出生後、貧血を認めスクリーニング目的にてUS施行、右副腎の位置に囊胞性病変を認め副腎出血が鑑別にあがった。境界明瞭、内部は不均質で無エコー領域と低エコー領域が混在している。

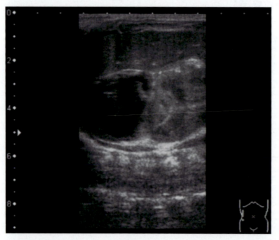

日齢7日　女児　右副腎出血

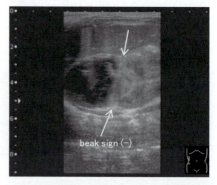

上記と同症例。囊胞性病変を縦断像で描出すると、右腎と囊胞性病変の間にはbeak sign（－）であり、右腎は囊胞性病変によって圧排されているように描出された。腎腫瘍は否定的で副腎腫瘍が強く疑われる所見であった。

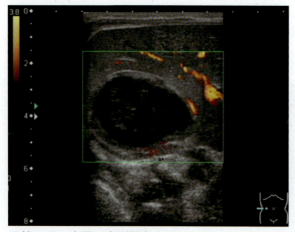

日齢7日　女児　右副腎出血

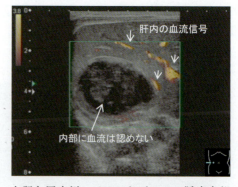

上記と同症例。パワードプラにて腫瘤内部の血流を確認している。囊胞壁外には血流信号が確認できているが、囊胞性病変内部に血流信号は確認出ない。副腎出血を疑う所見である。

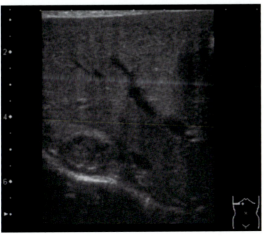

0歳2か月　女児　右副腎出血

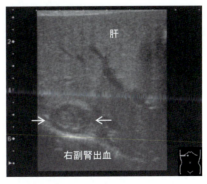

上記と同症例。生後2か月時に経過観察目的でUSが施行された。確認されていた囊胞性病変は縮小し、内部は不均質化しており、副腎出血の経過を見ているものと考えられた。

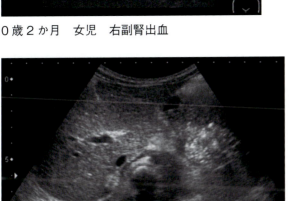

1歳1か月　女児　右副腎出血

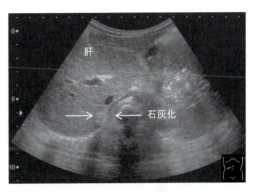

上記と同症例。生後13か月時では右副腎の位置に囊胞性病変、腫瘤性病変は確認できず、副腎の位置に一致して石灰化が確認できている。典型的な副腎出血の経過をたどった症例である。

☞ Point ☞

- 稀ではあるが両側発症の副腎出血も存在し、その場合は重篤度は高い。
- 副腎出血は通常は出生後に発症するが、出生前にUSで確認された例も報告されている。
- 副腎出血と神経芽腫との鑑別には経過観察が有用である。新生児期の神経芽腫は一般に予後良好といわれており、経過観察によって神経芽腫の診断・治療が数週間程度遅れても予後にはほぼ影響がないと考えられている。

疾患別超音波検査

2. 神経節細胞腫

- 交感神経節由来の交感神経芽細胞系腫瘍は分化度により神経芽細胞腫、神経節芽細胞腫、神経節細胞腫に分類されており、神経節細胞腫はこれらの中で分化度が高く、神経芽細胞を持たない良性腫瘍である。
- 神経節細胞腫は内分泌学的には非活性であるとされているが、10%以下の症例においてカテコラミン等の活性を有するものがある。
- 発生部位は縦隔、後腹膜、副腎の順に多く、そのほか骨盤腔や頸部にも発生する。
- 臨床症状は腫瘍による圧排に起因するものが多く、腹痛や腰背部痛、腫瘤触知、嘔気・嘔吐、下痢等があるが症状に乏しく偶発的に発見される例も少なくない。

超音波所見

- 類円形または扁平な楕円形
- 境界明瞭で実質部分は均質
- ドプラでは乏血性腫瘍
- 複数の石灰化を伴うことがある

典型例画像

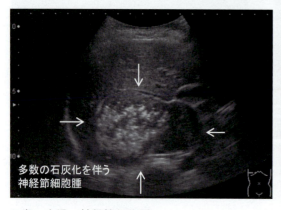
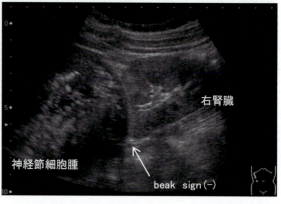

8歳　女児　神経節細胞腫

　USで発見される神経節細胞腫は副腎周囲や椎体周囲の後腹膜領域に存在していることが多い。数cmから十数cm程度の大きさがあり、腫瘍の発見自体は容易であることが多く、正中を超えて反対側へと発育することもある。典型的な超音波所見は楕円形で境界明瞭、内部は均質な低エコーで石灰化を伴うことがあり、ドプラで腫瘍内部は乏血性に観察される。大きな腫瘍では腎臓や膵臓、消化管等に接するため、どこが由来臓器であるかを確認することが重要であり、由来臓器が引き伸ばされて鳥のくちばし状に描出されるbeak signの有無を確認することが有用である。神経節細胞腫はしばしば神経芽細胞腫との鑑別が困難であるが、腫瘍内が乏血性であること、発症年齢が神経芽細胞腫よりも高齢であることが特徴的である。

検査の進め方

✓ 椎体周囲や骨盤腔内に腫瘤を検索する

腹部領域で発症する神経節細胞腫は椎体周囲の傍神経節由来であることが多く、椎体周囲に腫瘤性病変を認める場合は神経節細胞腫が鑑別にあがる。

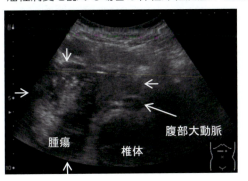

8歳　女児　神経節細胞腫
椎体（胸椎）の右側を取り囲む様に腫瘤性病変が確認できる。腫瘤は正中を超え、腹部大動脈の腹側まで存在している。腫瘤の実質部分は比較的均質であるが、多数の石灰化が存在するため内部は不均質に描出されている。

✓ 後腹膜臓器との関係性を確認する

後腹膜臓器（腎臓、膵臓、下大静脈、腹部大動脈、十二指腸、上行結腸、下行結腸等）との関連性や位置関係を確認する。腫瘤が後腹膜臓器よりも背側に位置していたり、腫瘤によって後腹膜臓器が頭尾方向、左右方向に偏位している場合は後腹膜腫瘍の可能性が高い。腹腔内腫瘍では後腹膜臓器は背側へと偏位していることが多い。

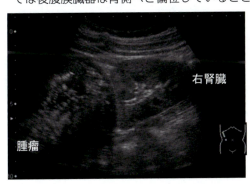

8歳　女児　神経節細胞腫
右腎臓が腫瘤によって尾側へと圧排されている様子が確認できる。腹腔内腫瘍では腹腔側から圧排され、腎は背側へと偏位することから、腫瘤は後腹膜腔に存在していると推察できる。

✓ ドプラにて腫瘤内部の血流を評価する

神経節細胞腫では腫瘤内部にわずかな血流が確認できることがあるが、乏血性腫瘤として描出される。腫瘤内の血流が豊富に描出される場合は神経芽細胞腫も鑑別にあげる。

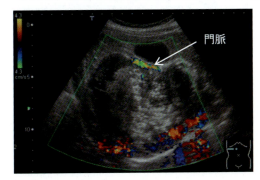

8歳　女児　神経節細胞腫
流速レンジを下げ腫瘤内部の血流を評価している。門脈血流が描出され、深部ではモーションアーチファクトが出現しているが、腫瘤内部の血流信号は確認できず、乏血性と判断できる。

実際の症例

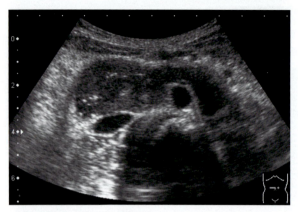

9歳　男児　神経節細胞腫

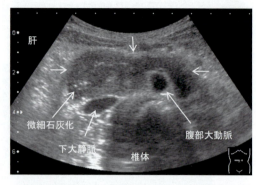

下腹部痛原因検索で施行したUSにて偶発的に腫瘤性病変を認めた。腫瘤は下大静脈、腹部大動脈周囲に位置し、内部は比較的均質な低エコーで複数の石灰化を伴っていた。

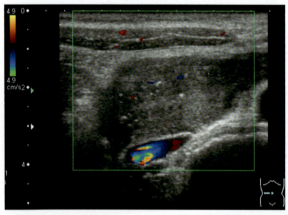

9歳　男児　神経節細胞腫

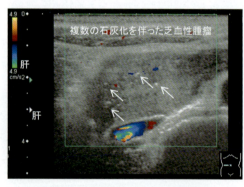

上記と同症例。体厚が薄いため高周波リニアプローブでも明瞭に観察できた。実質部分は比較的均質、石灰化を伴い、ドプラでは乏血性腫瘤として描出されている。

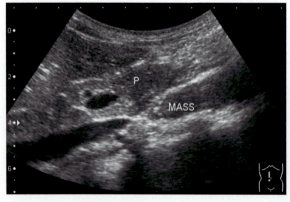

9歳　男児　神経節細胞腫

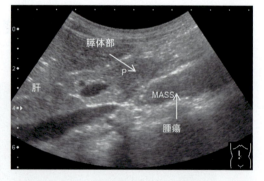

上記と同症例。縦断像で腫瘤の頭側部分は膵体部の背側へと潜り込むように位置している様子が確認できた。後腹膜腫瘍と判断でき、US所見から神経節細胞腫が疑われた。神経芽腫除外のため後日経皮的に生検が施行され、神経節細胞腫と診断された。

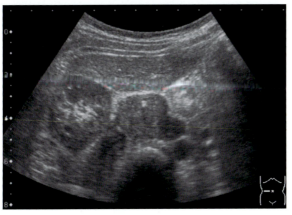

8歳　男児　神経節細胞腫

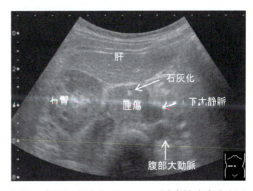

右腎の内側に最大約 24 mm の腫瘤性病変を認めた。下大静脈は腫瘍によって左側へと圧排、偏位しており、後腹膜腫瘍であると判断した。実質部分は比較的均質に描出され、石灰化を伴っている。

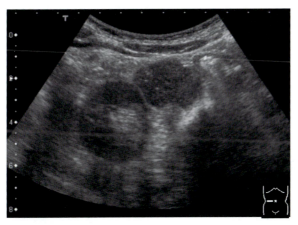

8歳　男児　神経節細胞腫

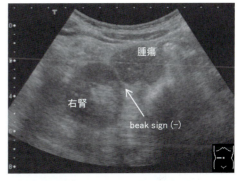

上記と同症例。右腎由来腫瘍も考慮して右腎と腫瘍の関係性について評価を行ったが、右腎からの beak sign は確認できず、右腎由来腫瘍は否定的と考えた。他の後腹膜臓器との連続性も確認できず、傍神経節由来が疑われる所見と考えた。

☞ Point ☞

- 交感神経は胎児期に神経堤由来の交感神経母細胞から交感神経芽細胞系とクロム親和芽細胞系の2方向に分化する。神経節細胞腫は前者に含まれ、後者の代表的な腫瘍として副腎褐色細胞腫や傍神経節腫がある。
- 交感神経芽細胞系の腫瘍は神経芽腫群腫瘍と呼ばれ、分化度の違いにより神経芽細胞腫、神経節芽細胞腫、神経節細胞腫に分類されている。これらは単独の疾患ではなく、互いに移行型が存在し、神経芽細胞腫の成熟型が神経節細胞腫という説が一般的である。稀ではあるが同時多発例、分化度の違う腫瘍の合併腫瘍、悪性転化や転移を認める例もあるため、経過観察において大きさや形態、血流信号に変化がないか確認することが重要である。

3. 神経芽細胞腫

- 神経芽細胞腫は白血病、脳腫瘍を除いた小児体幹部腫瘍としては最も頻度が高く、小児悪性腫瘍全体の約10％を占め、その約90％が5歳未満で発症する。
- 副交感神経節から発生する悪性腫瘍で、副腎（35％）、後腹膜（30％）、縦隔（20％）、頸部（5％）、骨盤（5％）の順に多い。
- 偶発的に発見されることが多く、発見時に約70％の患者には遠隔転移が認められ、転移による症状により発見されることもある。全身症状としては発熱、体重減少、食思不振等がある。
- 神経芽細胞腫は臨床的、生物学的に多様性があり予後良好なものから予後不良のものまで存在する。一般的には乳幼児期に発症するものは予後良好で、以後は相対的に予後不良となる。

超音波所見

- 副腎や後腹膜領域の腫瘤性病変
- 境界明瞭、内部不均質、血流豊富
- 腫瘤内部に複数の顆粒状石灰化がみられることが多い
- 進行例では腫瘤内部の出血壊死を伴うことがある

典型例画像

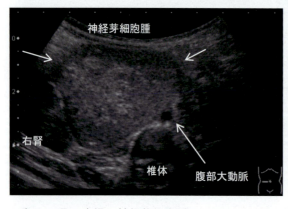 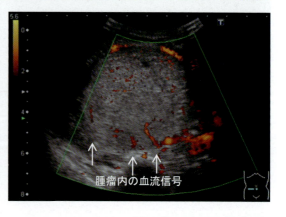

0歳2か月　女児　神経芽細胞腫

　神経芽細胞腫は小児固形腫瘍として頻度の高い腫瘤性病変であり、副腎や後腹膜領域に発症することが多く、後腹膜腫瘍を認めた場合は必ず神経芽細胞腫を考慮する。典型例では境界明瞭で比較的大きな腫瘤性病変が後腹膜領域に存在し、内部は不均質で多数の石灰化を伴う。ドプラにて腫瘤内部の血流は豊富に描出され、周囲組織や脈管への浸潤を伴っている場合も少なくない。後腹膜領域に充実性腫瘤性病変を認めた場合、神経芽腫を疑うが鑑別として神経節細胞腫も考えられる。神経芽細胞腫は5歳未満の発症が多く血流豊富であるのに対し、神経節細胞腫は神経芽腫よりも高齢で偶発的に発見されることが多く、血流は認めるものの血流に乏しい腫瘍であることが鑑別ポイントとなるが、画像所見だけで両者の鑑別は困難である。

検査の進め方

腹部に腫瘤性病変を検索する
神経芽細胞腫は数cm～十数cm程度の比較的大きな腫瘤として発見されることが多く、腫瘤の検出自体は容易であることが多い。副腎や後腹膜を意識しながら腫瘤性病変を検索する。

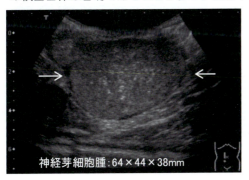

0歳2か月　女児　神経芽細胞腫
腹部右側の腫瘤触知を主訴に来院。USにて最大径約6 cmの充実性腫瘤を認めた。神経芽細胞腫は頻度の高い腫瘍であるため、腫瘤を発見した時点で神経芽細胞腫を鑑別にあげて検査をすすめるべきである。

後腹膜由来腫瘍であるか確認する
腫瘍の由来場所を知ることができれば鑑別を大きく絞り込むことができる。まずは肝由来の腫瘍でないことを確認し、次いで腎臓の偏位やbeak signの有無等から後腹膜由来の腫瘤であるかを判断する。

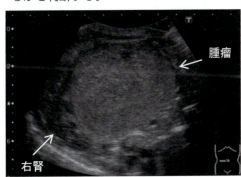

0歳2か月　女児　神経芽細胞腫
腫瘤性病変の背側は腹部大動脈や下大静脈と接し、右腎は腫瘤によって外側へと偏位している所見から後腹膜腫瘍が疑われる。beak signの有無を確認し、腎臓由来でなければ神経芽細胞腫である可能性は高い。

腫瘤内部の評価を行う
神経芽細胞腫は境界明瞭、不均質な充実性腫瘤で、顆粒状石灰化を多数伴い、血流は豊富である場合が多い。腫瘤の周囲臓器や脈管、脊柱管内への浸潤の有無についても評価を行う。

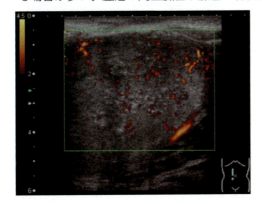

0歳2か月　女児　神経芽細胞腫
腫瘤は類円形の境界明瞭な充実性病変として描出され、内部は不均質な低エコーで多数の石灰化を伴っている。ドプラでは豊富な血流信号が確認でき、神経芽細胞腫を疑う超音波所見である。

実際の症例

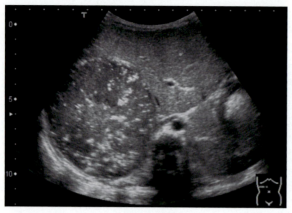

0歳1か月　男児　神経芽細胞腫

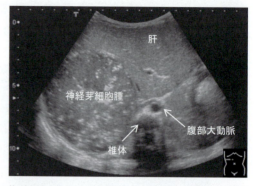

体重増加不良にて施行したUSで右側腹部に腫瘤性病変を認めた。腫瘤は脊椎に接し、右腎を足側へ圧排しており後腹膜腫瘤が疑われた。腫瘤の最大径は約85 mm、類円形、境界明瞭、充実部分は不均質な低エコーで多数の石灰化を認めた。

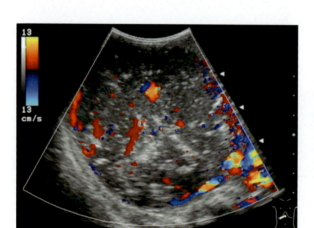

0歳1か月　男児　神経芽細胞腫

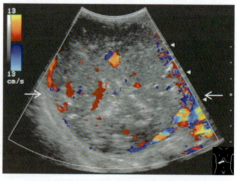

上記と同症例。US上は神経節細胞腫との鑑別は困難であるものの、5歳未満の発症であり腫瘤自体に柔らかい印象がなく、内部に豊富な血流信号が確認できることから神経芽腫を疑った。

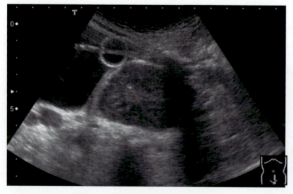

0歳9か月　男児　骨盤内神経芽細胞腫

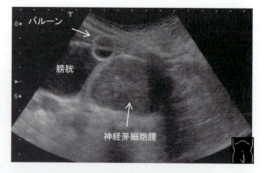

尿閉を主訴に来院、膀胱内にはバルーンが挿入されている。膀胱背側に最大約70 mmの腫瘤を認め、腫瘤の圧排による尿閉が疑われた。腫瘤については神経芽腫を疑ったが、他にも直腸由来腫瘍や奇形腫等も鑑別にあがった。

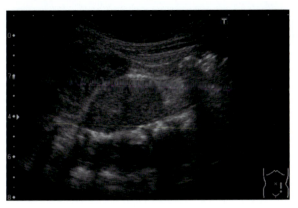

0歳4か月　男児　神経芽細胞腫

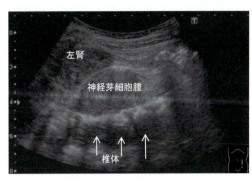

左腎と脊椎の間に最大径約 40 mm の腫瘤性病変を認めている。左腎は腫瘤によって頭側へと圧排、偏位している所見から腫瘤は後腹膜腫瘤と考えられる。左腎の beak sign は認めない。

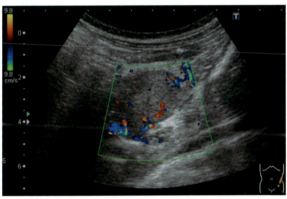

0歳4か月　男児　神経芽細胞腫

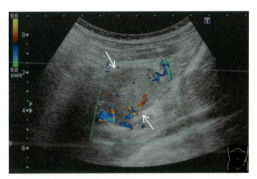

腫瘤性病変の境界は明瞭、楕円形、内部不均質で明らかな石灰化は指摘できない。ドプラでは腫瘤内部に豊富な血流信号が確認でき、神経芽細胞腫を疑う所見である。

Point

- 交感神経節由来の交感神経芽細胞系腫瘍は神経芽細胞腫、神経節芽細胞腫、神経節細胞腫に分類されている。神経芽腫は臨床的、生物学的に多様性があり、自然退縮していくものや、神経節芽細胞腫や神経節細胞腫に分化していくもの、といった予後良好な腫瘍と、大量化学療法や放射線療法を行っても予後不良な腫瘍が含まれる。
- 稀ではあるが囊胞性病変として発見される神経芽細胞腫があり、しばしば副腎出血との鑑別が問題になる。副腎出血を疑う囊胞性病変を認めた場合、一度は神経芽細胞腫の可能性を考慮する。

4. 後腹膜奇形腫

- 奇形腫は3胚葉成分からなる胚細胞性の腫瘍と定義されており、多房性の嚢胞もしくは単房性の嚢胞内部に様々な充実成分を伴った腫瘤性病変である。
- 一般的に奇形腫内には嚢胞性領域と充実性領域が混在し、腫瘤内に粗大石灰化や毛髪を伴うことがあり特徴的である。
- 腫瘤内の充実性領域には脂肪組織を伴うことがあるのが特徴的で、画像検査で腫瘤内に脂肪組織が確認できる場合は奇形腫が疑われる。
- 組織学的には成熟型（60〜70％）、未熟型（約25％）、悪性型（約5％）の3種類に分けられる。
- 奇形腫は乳幼児の早期に発見される例が多く、男児よりも女児に多い。
- 比較的大きな腫瘤として発見されることが多く、腫瘤が巨大であるが故に哺乳不良、呼吸障害、腎性高血圧、腹部膨満、嘔吐、下痢等を訴えることがある。

超音波所見

- 境界明瞭な腫瘤性病変
- 内部に嚢胞性領域、充実性領域が混在する
- 脂肪成分を反映した高エコー領域を伴う
- 粗大石灰化
- 毛髪を反映した線状エコー

典型例画像

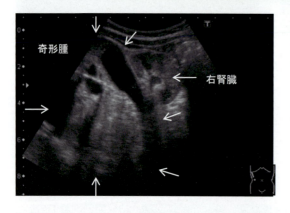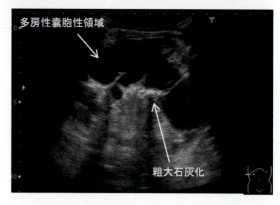

0歳4か月　女児　後腹膜奇形腫（成熟奇形腫）

後腹膜奇形腫は数cmから十数cm程度と比較的大きな腫瘤として発見されることが多い。典型例は単房性、または多房性嚢胞性病変として描出され、内部に様々な充実性領域を伴う。そのため腫瘤内部は多様な所見を呈するが、腫瘤内の嚢胞性領域に加えて脂肪組織や粗大石灰化、毛髪を疑う線状エコー等が確認できれば奇形腫を疑うことができる。ドプラでは充実部分の血流は乏血性であることが多い。成熟した奇形腫ではこれらの所見を認める場合が多いが、未熟奇形腫ではこれらの所見が確認できない場合も少なくない。

検査の進め方

 ### 腹部に腫瘤性病変を検索する

後腹膜奇形腫は数 cm から十数 cm 程の大きな腫瘤であることが多く、腫瘤自体に気付くことは容易であることが多い。そのほとんどが単発腫瘤である。

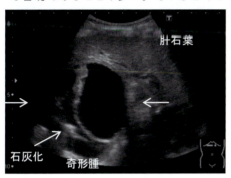

0歳4か月　女児　後腹膜奇形腫
肝右葉の背側に多房性嚢胞性病変を認めている。隔壁部分には充実性領域が確認でき、音響陰影を伴う粗大石灰化と思われる所見も確認できる。

 ### 後腹膜由来腫瘍であるか確認する

膵や腎臓、腹部大動脈や下大静脈との関連性、腹腔内臓器との分離の有無等を確認し、描出されている腫瘤が後腹膜腫瘤であるか否かを確認する。

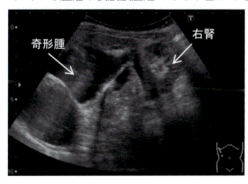

0歳4か月　女児　後腹膜奇形腫
右腎は腫瘤性病変によって尾側へと著明に偏位している様子が確認でき、後腹膜腫瘤と考えられる。

 ### 腫瘤内部の評価を行う

奇形腫は腫瘤内に多用な組織を伴う嚢胞性病変として描出される。境界明瞭な腫瘤内部に脂肪成分、粗大石灰化、毛髪を疑う所見を認めた場合は積極的に奇形腫を疑う。

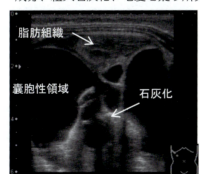

0歳4か月　女児　後腹膜奇形腫
腫瘤内部に嚢胞性領域、皮下脂肪組織と類似した所見で描出される脂肪組織、音響陰影を伴う粗大石灰化が確認でき、奇形腫を疑う。毛髪は嚢胞性領域内部に線状に確認できることが多いが、本症例では確認できていない。

実際の症例

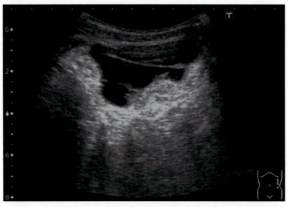

0歳1か月　女児　後腹膜奇形腫（成熟奇形腫）

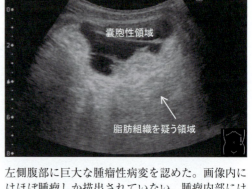

左側腹部に巨大な腫瘤性病変を認めた。画像内にはほぼ腫瘤しか描出されていない。腫瘤内部には隔壁を伴う囊胞性領域、脂肪を疑う高エコー領域、充実性領域を反映した低エコー領域が混在しており、ドプラでは乏血性に観察された。

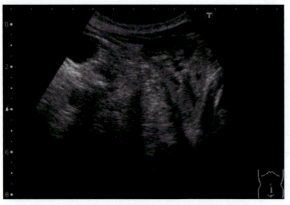

0歳1か月　女児　後腹膜奇形腫（成熟奇形腫）

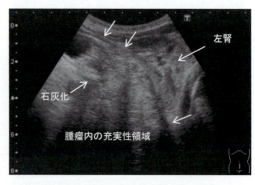

上記と同症例。腫瘤の尾側には腫瘤によって圧排された左腎を認め、膀胱と接する程度まで偏位していた。左腎の beak sign（−）であり、左腎より頭側の後腹膜腫瘤が疑われ、Bモード所見から後腹膜奇形腫を疑った。

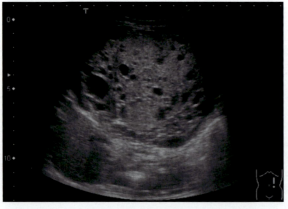

0歳1か月　女児　後腹膜奇形腫（未熟奇形腫）

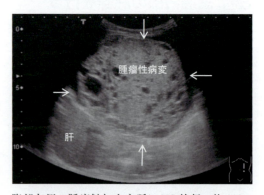

腹部左側の腫瘤触知を主訴にUS施行、約110×100×86 mmの腫瘤を認めた。境界明瞭、類円形、充実性領域は比較的均質で、多数の囊胞性領域を伴っていた。

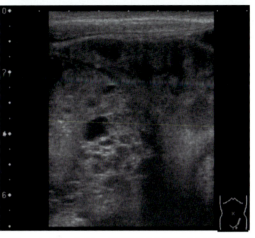

0歳1か月　女児　後腹膜奇形腫（未熟奇形腫）

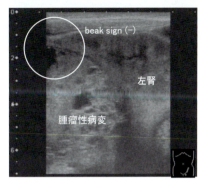

上記と同症例。左腎臓は腫瘤によって尾側に大きく偏位し、beak sign（－）であり、左腎よりも頭側から発症した後腹膜腫瘍を疑った。

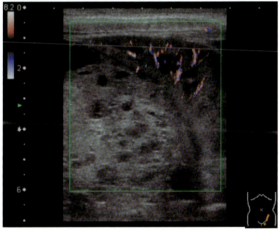

0歳1か月　女児　後腹膜奇形腫（未熟奇形腫）

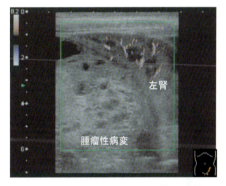

上記と同症例。ドプラでは圧排、変位した腎内の血流信号が明瞭に描出されているが、腫瘤内部は乏血性であった。USでは後腹膜奇形腫や卵黄嚢腫瘍を鑑別にあげた。

☞ Point ☞

- 後腹膜奇形腫は腎を圧排、偏位させる腫瘤性病変として発見されることが多いが、腫瘤内部の所見によってはWilms腫瘍や神経芽腫としばしば鑑別が問題となる。
- 未熟奇形腫は術後にしばしば再発がみられることが知られている。
- 奇形腫の多くは良性腫瘍であるが、画像検査だけで良悪性の鑑別は困難である。

II 検査各論 ⑥ 副腎・後腹膜 参考文献

1) 牛山知己:副腎の超音波診断.Jpn J MedUltrasonics Vol.32 No2: 123-131, 2005.
2) Scott EM, et al. Serial adrenal ultrasonography in normal neonates. J Ultrasound Med 9: 279-283, 1990.
3) 金川公夫,河野達夫:小児超音波診断のすべて.メジカルビュー社,2015.
4) O'Neill JMD, et al: An unusual presentation of neonatal adrenal hemorrhage. Eur J Ultrasound 16, 261-264, 2002.
5) Thomas, LS: Caffey's Pediatric Diagnostic Imaging. 11th ed. Mosby, Elsevier, 319-321, 2008.
6) Enzinger FM, et al: Soft tissue tumors. 3rd ed. Mosby-Year Book. St. Louis, 929-964, 1995.
7) 大塚寛,ほか:傍脊椎に発生した神経節細胞腫(ganglioneuroma)の2例.新潟整外研会誌,30; 99-104, 2014.
8) 筒井信浩,ほか:後腹膜神経節細胞腫の1切除例.日外科系連会誌,38(2):377-381, 201.
9) 文野誠久,ほか:固形腫瘍(神経芽腫).小児科診療,第80巻 増刊号:305-308, 2017.
10) 家原知子:神経芽腫.小児血液・腫瘍学,診断と治療社.525-535、2015.
11) 中川温子:神経芽腫群腫瘍-予後良好群と予後不良群の病理-.日本小児放射線学会雑誌,Vol.25 No.1: 3-7, 2009.
12) 梁井桂子,ほか:嚢胞状を呈した神経芽腫の1幼児例.日小外会誌,Vol.33 No.2: 304-307, 1997.
13) 山本弘,ほか:後腹膜原発奇形腫の臨床像と治療.小児外科,27:950-956, 1995.
14) 福澤正洋,ほか:後腹膜嚢胞性疾患-後腹膜奇形腫およびリンパ管腫を中心に-.小児外科, 28: 484-489, 1996.
15) 小原崇,ほか:出生前診断された巨大後腹膜腫瘍の1例.J.J.P.U. Vol.19 No.1, 2010.
16) 鈴木完,ほか:乳児期後腹膜奇形腫の臨床的問題点の検討.小児がん,Vol.43 No.4: 707-711, 2007.

7 消化管

- 腹部食道、胃、十二指腸、空腸、回腸、回盲部、虫垂、結腸について評価可能である。
- 就学児等で検査協力が得られ安静が保てる状態では消化管を口側から順番に観察する系統的走査が可能であるが、乳幼児等では検査協力が得られないことも多く、その場合は評価の優先順位が高い部位から観察、評価をすすめる。
- 消化管の超音波検査では各消化管における壁層構造の評価、壁肥厚の評価、拡張や蠕動運動の評価が基本になる。
- 基本的にはコンベックスプローブを用いて消化管の全体像を把握し、部分的に詳細に評価を行う場合には高周波リニアプローブを用いる。消化管の壁の厚みや層構造の評価には高周波リニアプローブの方が詳細に評価できる。
- 乳幼児等の体厚が薄い場合は高周波リニアプローブで全消化管を観察することも可能である。

1 走査方法

1-1 食道

- 超音波検査では頸部食道の一部と腹部食道の評価が可能であるが、胸部食道は肺の影響があり評価できない。
- 腹部食道は比較的描出しやすく、食道から連続性を追い食道、噴門部、胃、幽門部、十二指腸と系統的走査が可能である。
- 腹部食道は比較的深い位置に存在するため、乳幼児以上ではコンベックスプローブでの観察が中心となる。

1) 腹部食道

心窩部正中からやや左側の縦断像において、肝左葉と腹部大動脈の間に腹部食道が描出される。

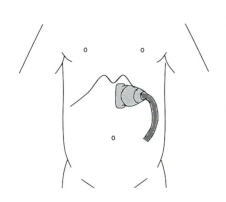
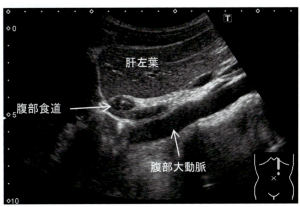

プローブを縦断像から左斜め上を見上げるように扇走査をすると腹部食道、噴門部、胃の連続性が確認できる画像が得られる。

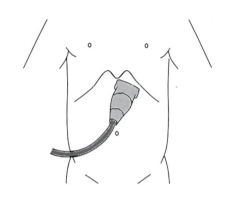
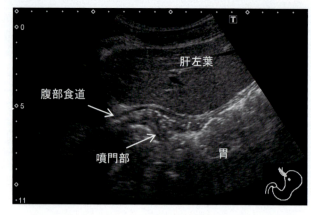

1-2 胃

- 胃前壁は明瞭に観察可能であるが、胃内の残渣やガスの状況によって穹窿部や後壁側に死角も存在するため、胃壁全体の詳細な評価は困難である。
- 仰臥位から右斜位に体位変換すると、胃穹窿部に貯留していた液体が胃体部から前庭部へと流れ、後壁側が明瞭に描出できることがある。
- 胃内に液体が貯留した状態の方が広い範囲を詳細に評価できるため、胃全体の詳細な評価が必要な場合は飲水法（乳幼児ではミルクを飲ませる）も有効である。
- 腹部食道から連続性を追って胃を確認する方法と、肝左葉下面に描出される胃前庭部から連続性を追って胃を確認する方法が一般的である。

1）胃穹窿部、胃体部

　左肋骨弓下走査にて腹部食道から噴門部、胃穹窿部、胃体部への連続性が確認できる。さらに胃角部、胃前庭部、幽門部、十二指腸球部へと連続性を確認することで系統的走査も可能になる。

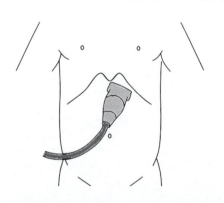
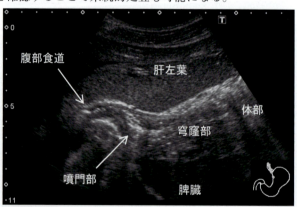

　穹窿部の後壁側は消化管ガスの影響を受け、肋骨弓下からは明瞭に描出できないことが多い。穹窿部の後壁側は左背側の肋間走査で脾臓を音響窓として描出することができる。

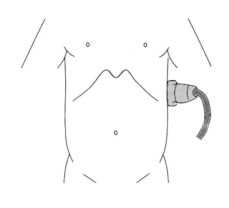
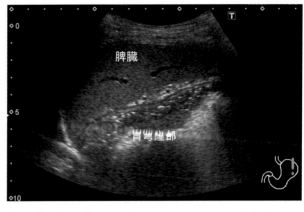

　胃体部は左肋骨弓下走査で描出でき、腹壁近傍に位置するため高周波リニアプローブでも観察可能であることが多い。腹部正中よりやや左側の腹壁直下に胃体部は描出される。

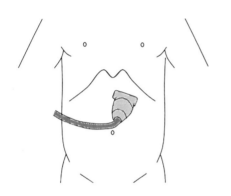
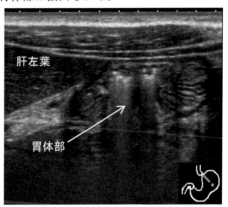

2）胃前庭部、幽門部

胃前庭部は肝の尾側、腹壁直下に位置しているため、描出が容易である。腹部正中縦走査において、肝のすぐ尾側に描出される消化管が胃前庭部である。噴門部や穹窿部の描出が難しい場合は、胃前庭部から連続性を追って胃全体を観察する。

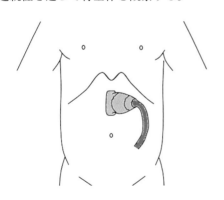
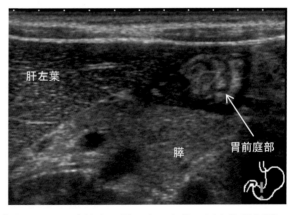

　胃の固有筋層は他の消化管と比較して厚く描出されるが、幽門部は胃の中でも特に固有筋層が厚い。十二指腸は固有筋層が薄いため、胃から連続性を追い固有筋層の低エコーが急峻に薄くなる、または確認できなくなる部分が胃幽門部と十二指腸球部の境界である。

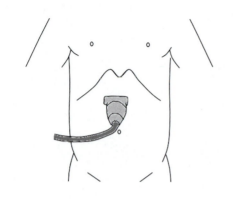
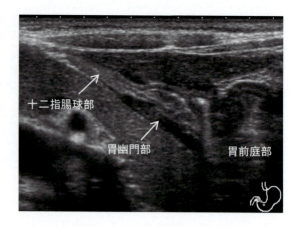

1-3 十二指腸

- 十二指腸は口側から十二指腸球部、下行部、水平部、上行部に区分される。
- 十二指腸球部は幽門から連続し腹壁近傍に存在するが、球部を超えると後腹膜に入り背側へと走行する。水平部では椎体や腹部大動脈を乗り越えるように腹側へ向かって走行し、十二指腸上行部がトライツ靭帯を超えると腹腔内へ入り、空腸へと連続する。
- 後腹膜内で固定されており系統的走査が可能である。
- 小腸であるため内膜にはケルクリング襞を有する。

1) 十二指腸球部

胃幽門部から連続性を追うと観察でき、腹部正中よりやや右側の季肋部走査で描出できる。食物残渣や液体貯留がある状態では逆三角形の形態が確認できる。

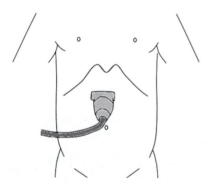
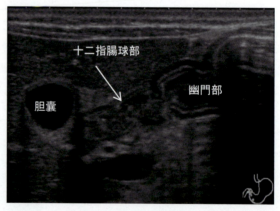

2) 十二指腸下行部

十二指腸下行部は球部から連続性を追い、球部を描出した部位よりもやや尾側の肋骨弓下走査で描出できる。十二指腸下行部は膵とファーター乳頭を形成するため膵頭部の右側を走行しており、胆嚢と膵臓の間を検索することでも十二指腸下行部を描出することができる。

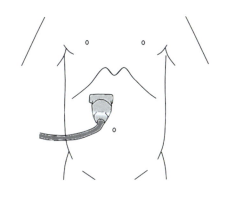
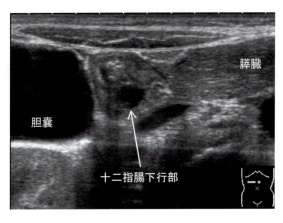

3) 十二指腸水平部、上行部

　後腹膜のやや深い位置を走行するためやや描出は難しいが、十二指腸水平部は下行部から連続性を追うことで描出できる。また水平部から上行部にかけては腹部大動脈と上腸間膜動脈の起始部の間を通過するため、この2つの動脈に挟まれる位置を検索することでも十二指腸水平部、上行部が描出できる。

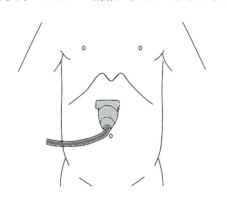
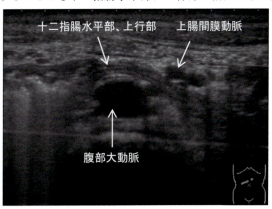

1-4　空腸、回腸

- 小腸は十二指腸、空腸、回腸に区分される。
- 十二指腸がトライツ靱帯を越え空腸へと連続し、空腸、回腸は腹腔内を走行する。
- 回腸に比べて空腸にはケルクリング襞が多く観察され蠕動も活発に確認できるが、空腸、回腸に明確な境界はなく、画像検査で区別することはできない。
- 空腸は主に臍周囲から左下腹部を、回腸は主に右下腹部を走行し、終末回腸は回盲部を形成した後、結腸（大腸）へと連続する。
- 空腸、回腸は腹膜に吊り下げられているような状態であり、用手的圧迫等により著明な可動性を認める。走行も複雑であるため超音波検査において系統的走査は困難である。

1) 空腸

　臍部から左側腹部において空腸と思われる小腸を長軸で描出しプローブの動きを止め、壁層構造、壁厚、蠕動運動の状態、拡張の有無等を評価する。2～3か所の空腸と思われる小腸について評価を行う。

近傍には横行結腸も走行しているため、活発に蠕動し、ケルクリング襞を有する消化管であることを確認する。

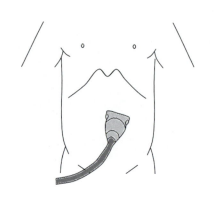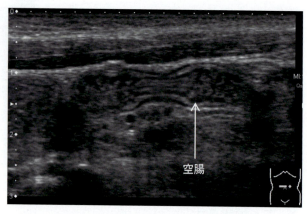

2）回腸

臍部から右下腹部において回腸と思われる小腸を長軸で描出しプローブの動きを止め、壁層構造、壁厚、蠕動運動の状態、拡張の有無等を評価する。2〜3か所の回腸と思われる小腸について評価を行う。回腸のケルクリング襞の密度は空腸に比べるとやや疎に観察される。

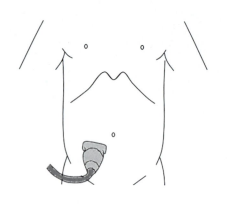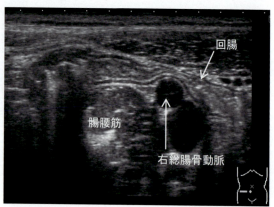

1-5　回盲部

- 回盲部は小腸の終末部と大腸の開始部が存在する領域で終末回腸、盲腸、上行結腸からなり、小腸と大腸の境界には回盲弁（バウヒン弁）が存在する。
- 回盲弁から尾側へ垂れ下がるように存在している結腸が盲腸であり、盲腸の尾側には虫垂が連続している。
- 虫垂を含め回盲部は多くの消化管疾患の好発部位でもあり、虫垂や回盲部の観察は非常に重要である。

1）上行結腸、盲腸

回盲部の観察は上行結腸、盲腸からはじめる。通常、上行結腸、盲腸は右側腹部の最外側、最背側を走行しているため、右側腹部横走査において右側最外側、最背側に位置する上行結腸と思われる消化管を検索する。

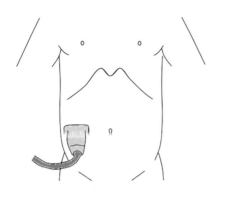 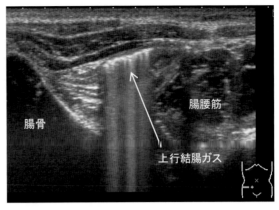

　上行結腸を疑う消化管が確認できたら、その消化管を縦走査で観察し結腸膨起（ハウストラ）が確認できれば上行結腸である。結腸の蠕動運動は乏しく、頻繁に蠕動を認める場合は近傍を走行している小腸を見ている可能性がある。

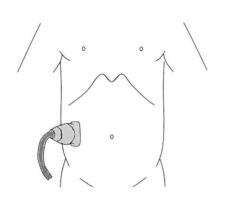 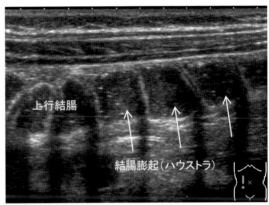

　上行結腸の結腸膨起を確認しながら結腸の尾側下端へと縦走査のままプローブをスライドし盲端を探す。結腸膨起の尾側下端が確認できれば、そこが盲腸下端である。

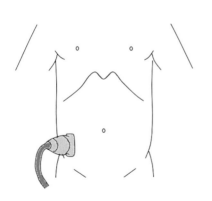 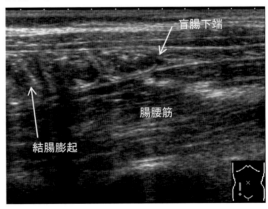

2）終末回腸、回盲部

　終末回腸は盲腸下端から約3～4 cm頭側の盲腸の内側に回盲部を形成している。前述の方法にて盲腸下端が確認できたら横断走査にし、盲腸の内側に着目しながらゆっくりと頭側へと観察をすすめる。腸腰筋を乗り越えるように走行する小腸が確認できれば終末回腸である可能性が高く、盲腸へと連続する部分が確認できればそこが回盲部である。

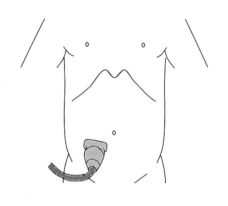
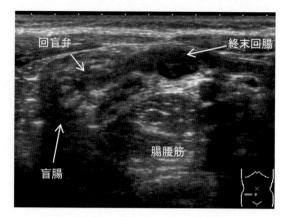

3) 虫垂

　虫垂口は回盲部と盲腸下端の間の盲腸内側に存在している。盲腸内側に着目しながら前述の手法にて確認できている回盲部と盲腸先端の間を上下するように横走査でゆっくりと走査し、虫垂口を検索する。

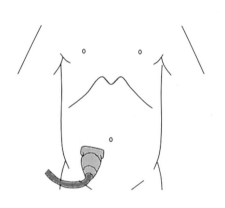
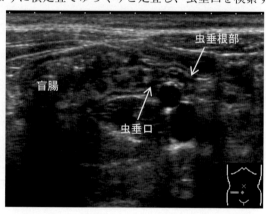

　虫垂口が確認できたら連続性を追って可能な限り虫垂先端まで観察を行う。虫垂は盲腸から始まり右総腸骨動脈を乗り越え先端が骨盤腔内に落ち込むように走行している場合が多いが、虫垂自体が可動性に富んでいるため虫垂の位置に決まりはない。虫垂は先端部が膀胱に接したり、右腎に接したりするほど長い場合もある。他の消化管と見間違えないようにするため、蠕動運動がないことや短軸像にて同心円状の構造物であることを確認する。

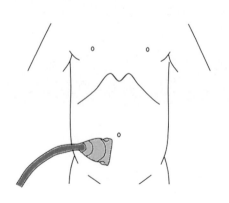
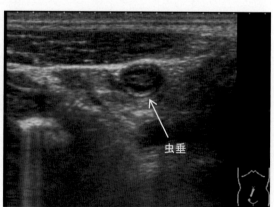

1-6 結腸（大腸）

- 結腸（大腸）は盲腸、上行結腸、横行結腸、下行結腸、S状結腸、直腸に区分される。
- 結腸はいずれも結腸膨起（ハウストラ）を認め、超音波検査では結腸の走行と結腸膨起の形態を確認することで結腸と判断することができる。
- 一般的に結腸の蠕動運動は乏しく、頻繁に蠕動を認める場合は小腸を見ている可能性が高い。
- 上行結腸は回腸末端から連続し、右側腹部の最外側、最背側を頭側へ走行した後、肝の下面で右結腸曲を形成し横行結腸へと連続する。
- 横行結腸は右結腸曲から始まり膵から横行結腸間膜によって吊り下げられ、垂れ下がるように腹部を右側から左側へと走行した後、左結腸曲を形成して下行結腸へと連続する。
- 下行結腸は左結腸曲から始まり、左側腹部の最外側、最背側を尾側へ走行した後、左腸腰筋を乗り越え骨盤腔内のS状結腸へと連続する。
- S状結腸は骨盤腔内で蛇行し可動性があり、その走行には個人差もあるため、一般的に系統的走査は困難である。
- 直腸は男性の場合は膀胱、前立腺の背側に、女性の場合は子宮の背側に描出される。直腸は深部に位置するためコンベックスプローブでの評価が中心になる。

1）盲腸、上行結腸

右側腹部横断像で最外側、かつ最背側に描出される消化管を検索する。通常の呼吸を行っている状態で観察すると、腹腔内構造物が腹壁と分離、可動する様子が確認でき、消化管を認識しやすい。

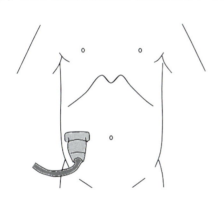
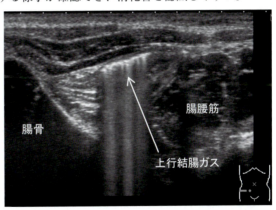

上行結腸を疑う消化管を確認したら、縦走査で頭尾方向に連続する結腸膨起（ハウストラ）を確認する。結腸膨起を確認しながら頭側へと観察を進めるが、右結腸曲近傍は次第に背側へと走行するため描出が難しい場合もしばしばある。

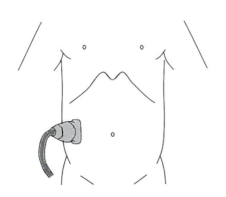
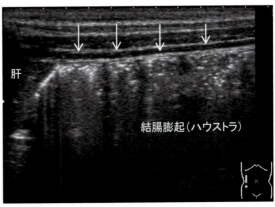

2) 横行結腸

　右季肋部横走査で右結腸曲から腹部を横断するように左右に連続する結腸膨起を確認できれば、それが横行結腸である。横行結腸は横行結腸間膜によって吊り下げられており、右結腸曲からやや足側に向かって走行する。

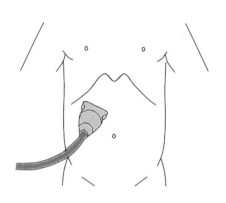
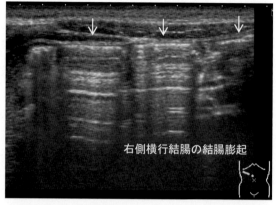

　左季肋部横走査で結腸膨起の連続性を確認しながら左結腸曲へと観察をすすめる。左側横行結腸は左結腸曲で横隔結腸ヒダによって吊り下げられているため、やや頭側へと走行する。

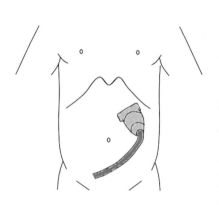
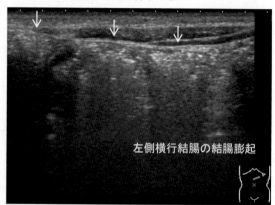

3) 下行結腸

　下行結腸は左結腸曲から左側腹部の最外側、最背側を走行する。左側腹部において横走査で左最外側、最背側の消化管を検索する。

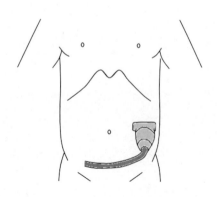
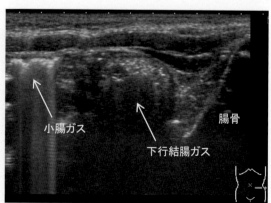

下行結腸を疑う消化管が確認できたら縦走査で描出し結腸膨起が確認できれば下行結腸である。結腸膨起の連続性を確認しながら尾側へと観察を進める。

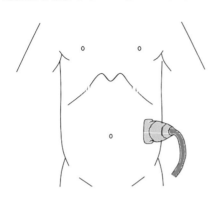
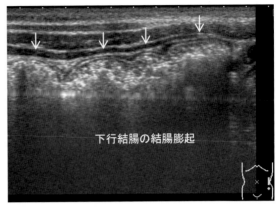

　下行結腸を尾側へと観察をすすめると左腸腰筋を乗り越えて骨盤腔内へと入りＳ状結腸へと連続する。下行結腸を描出する際、左側腹部の小腸が描出の邪魔になるがプローブで圧迫を加えることにより可動性のある小腸を除外でき下行結腸の描出が容易になる。

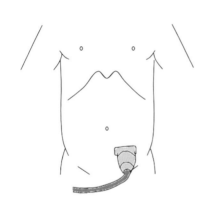
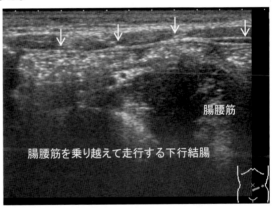

4）Ｓ状結腸

　Ｓ状結腸は骨盤腔内でＳ字状に蛇行し、可動性に富み走行に個人差もあるため、系統的走査困難な場合も少なくない。下腹部正中には小腸とＳ状結腸が混在しているが、蠕動運動が乏しく結腸膨起を有する消化管であることが確認できればＳ状結腸である。

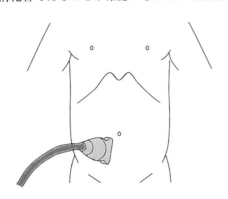
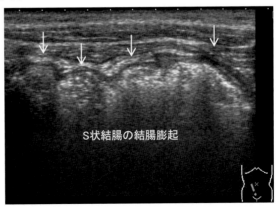

5）直腸

　直腸はS状結腸から肛門へと連続する消化管で男性であれば膀胱、前立腺の背側に、女性であれば子宮の背側に位置する。骨盤腔内でも深部を走行する消化管であるため、被検者の体厚にもよるが高周波リニアプローブでの観察が困難な場合が多い。

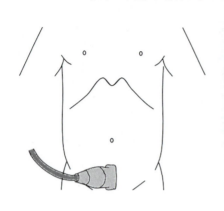
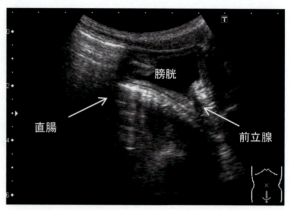

2　消化管壁層構造の評価

　超音波検査で正常の消化管壁内には5層の層構造が描出される。消化管内腔側から白－黒－白－黒－白の5層で描出され、それぞれの層は以下の構造物を反映している。

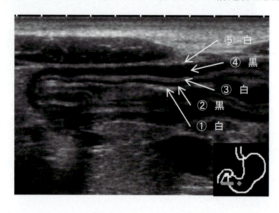

① 第1層　消化管内腔と粘膜面の境界
② 第2層　粘膜、粘膜筋板
③ 第3層　粘膜下層
④ 第4層　固有筋層
⑤ 第5層　漿膜と周囲組織の境界

　画像は胃前庭部の横断像である。描出は仰臥位で行っているため、胃前壁の粘膜面に貯留している消化管ガスを確認できれば、そこが粘膜面との境界である第1層である。第1層から白と黒の層構造を確認しながら消化管の5層構造を確認する。超音波検査では全ての消化管において消化管壁の5層構造が確認でき、特に胃は固有筋層が厚いため層構造の確認は比較的容易である。疾患によってはこの層構造が不明瞭化し、鑑別に有用な情報となる。

3　消化管壁肥厚の評価

消化管壁厚の評価は粘膜面から漿膜面までを計測して行う。前述の消化管層構造が確認できた場合、第1層から第5層までの厚みが消化管壁厚となる。各消化管における正常壁の上限は以下の通りである。

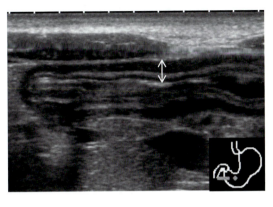

胃　　5 mm
小腸　4 mm
大腸　3 mm
直腸　6 mm

　画像は胃前庭部前壁の厚みを計測している。消化管の粘膜面から漿膜までの径を計測し、基準となる厚みを超える場合は消化管壁肥厚と考える。内視鏡検査等では消化管内に送気して消化管壁を伸展した状態で検査を行うが、超音波検査では送気せず消化管は伸展していない状態での観察となる。さらに消化管の蠕動運動もあり、屈曲した部位や蠕動で収縮した状態で消化管壁厚を計測すると過大評価となるため注意が必要である。消化管壁肥厚を認めた場合は、壁肥厚を認める消化管の範囲を確認することで疾患の鑑別をすすめることができる。

4　消化管拡張や蠕動運動の評価

　消化管の拡張を認める場合は消化管の通過障害が疑われる所見である。蠕動等でも消化管の虚脱を認めず、消化管が持続して拡張している様子が確認できれば、消化管の拡張を判断する。消化管内腔の大きさによる判断はできない。
　消化管内に腸液が貯留している状態では拡張や蠕動の状態が詳細に評価できるが、消化管ガスが貯留している場合、後壁側の評価ができず詳細な評価が困難になる。消化管の蠕動運動をリアルタイムで評価できるのは超音波検査特有の長所であり、消化管の炎症や腸閉塞等の疾患に伴う蠕動運動の低下の評価は疾患の鑑別に有用である。通常、消化管の蠕動運動は小腸では著明に観察され、大腸では乏しい。少しでも蠕動運動が確認できる場合は消化管の壊死は否定的であるが、消化管の蠕動運動が全く確認できない場合は絞扼性変化や消化管壊死の可能性も考慮する。

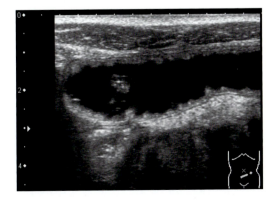

　画像は10歳女児。急性穿孔性虫垂炎に伴う腹膜炎、麻痺性イレウス症例の回腸を観察している画像である。回腸は拡張し、数分間の観察で乏しい蠕動運動は認めたが、消化管自体の虚脱は確認できなかった。
　消化管層構造が確認でき、蠕動も認めているため絞扼性変化は除外できる。

疾患別超音波検査

1. 急性胃粘膜障害

- 何らかの原因により胃粘膜に急性の炎症性変化が起きた状態を急性胃炎といい、急性胃炎に伴う広範囲に多発するびらん・出血・潰瘍形成などの所見を伴うものを急性胃粘膜病変（acute gastric mucosal lesion：AGML）という。
- 症状は突発的に生じ、強い上腹部痛や悪心・嘔吐を生ずることが一般的で、病因が除去されると速やかに病変は改善する。
- 原因としては薬剤（非ステロイド系消炎鎮痛剤：NSAID、アスピリン、ステロイド剤、抗生物質）によるものが多く、その他アニサキス、H.pylori などの感染症、ストレス等が知られている。

超音波所見

- 粘膜下層（第3層）の肥厚を主体とする胃壁肥厚
- 壁肥厚部分の層構造は保たれている
- 壁肥厚部分の蠕動運動が観察される

典型例画像

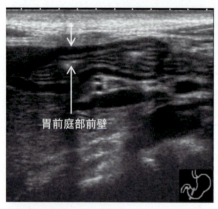

13歳　男児　正常例

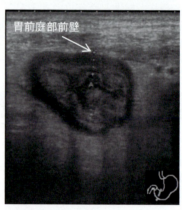

10歳　女児　AGML

　AGML では病変部分を中心とした 5〜15 mm 程度の著明な胃壁肥厚を認める。胃壁肥厚は原因となっている病変部を中心として全周性に認められるが、胃全体に及ぶことは少なく、ある領域に限局するように肥厚を認めることが多い。AGML による胃壁肥厚では第3層（粘膜下層）を中心とした肥厚を認め、層構造は保たれていることが多い。また、胃壁の進展性も保たれ、蠕動運動も確認できる。層構造の不明瞭化や蠕動運動を認めない胃壁肥厚を認めた場合は、AGML 以外を原因とする胃壁肥厚も鑑別にあげるべきである。症状は突発的な心窩部痛を訴えることが多く、痛みの最強点を観察すると肥厚した胃壁が描出されることが多い。

検査の進め方

胃壁肥厚の有無を検索する

AGMLでは病変部胃壁の著明な肥厚を全周性に認めることが多い。胃穹窿部、胃体部、胃前庭部を観察し、それぞれの部位で明らかな胃壁肥厚を認めなければAGMLは否定的である。胃壁は粘膜から漿膜までの径が5mm以上で肥厚とする。

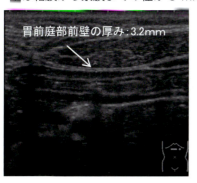

14歳　男児　正常例
胃前庭部前壁の厚みを計測している画像。仰臥位で消化管ガスが確認できる部分が前壁の粘膜面であり、そこから漿膜までの厚みを計測する。

胃壁層構造、蠕動運動を観察する

胃壁肥厚部分の壁層構造を確認する。AGMLでは壁層構造が保たれており、粘膜下層を反映する第3層を主体として肥厚を認める。また肥厚部位を慎重に観察すれば、乏しいながらも蠕動運動が確認できる。

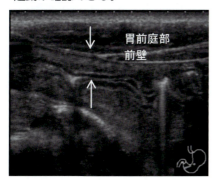

12歳　女児　AGML
胃前庭部の全周性の壁肥厚を認めている。肥厚した胃壁の層構造は明瞭に保たれ、第3層（粘膜下層）の高エコー部分が著明に肥厚している様子が確認できる。通常、胃壁は第4層である固有筋層が最も厚く描出されるが、AGMLでは第3層である粘膜下層が固有筋層よりも厚く描出される。

胃潰瘍の有無を検索する

小児におけるAGMLは消化性潰瘍を伴っていることもしばしばである。消化性潰瘍の潰瘍底は肥厚を認める胃壁の第2層、第3層内の高輝度領域として描出される。

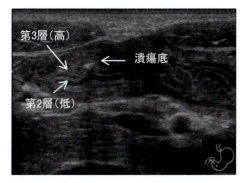

12歳　女児　AGML
画像は前庭部前壁の潰瘍形成例である。粘膜面より離れた胃前壁の第3層（高エコー：粘膜下層）内に高輝度領域が確認でき、粘膜下層まで到達した消化性潰瘍を疑う所見である。

実際の症例

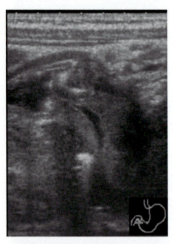
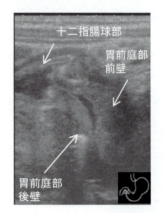

心窩部痛の最強点にプローブをあて、上記画像を得た。胃前壁の壁厚は 8.4 mm、第 3 層を主体とした肥厚を認め、層構造は保たれ、蠕動運動も確認でき、AGML を疑った。後日 H.pylori 感染が確認された症例。

12歳　女児　AGML

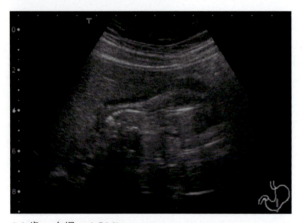
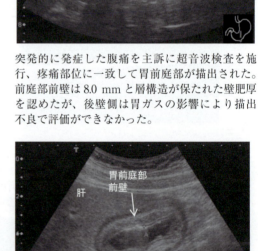

突発的に発症した腹痛を主訴に超音波検査を施行、疼痛部位に一致して胃前庭部が描出された。前庭部前壁は 8.0 mm と層構造が保たれた壁肥厚を認めたが、後壁側は胃ガスの影響により描出不良で評価ができなかった。

14歳　女児　AGML

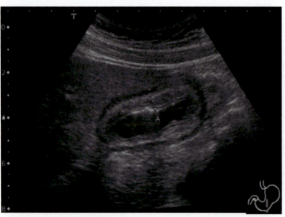

14歳　女児　AGML

上記と同症例。協力が得られたため飲水法を試みた画像である。胃内部に水があることによって、壁肥厚は胃前庭部全体に及んでいる様子が明瞭に確認できた。仰臥位では胃穹窿部に水が貯留するため、やや右斜位にて撮影している。

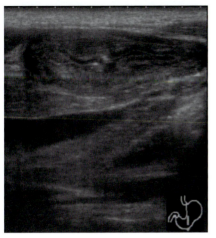
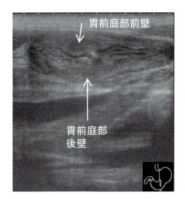

前日より自覚する激しい心窩部痛を主訴に来院。胃穹窿部に壁肥厚は認めなかったが、胃体部から前庭部に限局した胃壁肥厚（最大厚：10.4 mm）を認めた。肥厚部分の層構造は保たれAGMLを疑う所見である。

13歳　男児　AGML

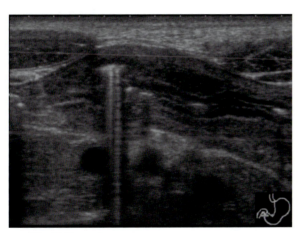
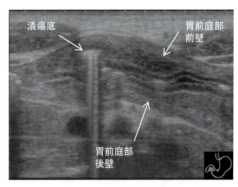

上記と同症例。壁肥厚を認める領域を入念に検索を行うと、前庭部前壁に壁層構造の第3層内に高輝度領域を認め、消化性潰瘍を疑う所見と考えた。後日施行された内視鏡検査でも同様の所見が得られ、胃前庭部前壁の消化性潰瘍をともなったAGMLと診断された。

13歳　男児　AGML

☞ Point ☜

- 小児におけるAGMLは胃前庭部に病変が存在することが多く、その多くがストレスが原因であると考えられている。
- 本来、AGMLは内視鏡検査による胃粘膜面の観察によって診断される疾患であるが、内視鏡検査に鎮静が必要な小児の場合は超音波検査による評価が非常に重要になる。
- 撮影時に胃内ガスが多く後壁側が描出不良の場合、右斜位から右側臥位にすることで胃穹窿部に貯留した胃液が前庭部へと流れ後壁側の描出が良くなることがある。年齢的に可能であれば飲水法も有効である。
- AGMLは原因の解除とともに著明な改善を認めることが多く、数日おきの経過観察にも超音波検査が有効である。

疾患別超音波検査

2. 肥厚性幽門狭窄症

- 肥厚性幽門狭窄症（hypertorophic pyloric stenosis：HPS）は、幽門輪状筋の著明な肥厚や幽門筋の攣縮状態の持続による通過障害をきたす疾患である。
- 生下時から認められることはほとんどなく、生後2週頃から2か月頃の乳児期早期に発症する病因不明の疾患である。
- 典型例の症状は非胆汁性嘔吐を何度も繰り返し、徐々に嘔吐が噴水状となる。
- 腹壁からの触診で肥厚した幽門部をオリーブ様腫瘤として触知できることがある。
- 診断が遅れると脱水、アルカローシスが進行し、体重増加不良、栄養不良をきたす。
- 肥厚性幽門狭窄症の診断には超音波検査が非常に有効である。

超音波所見

- 幽門輪状筋の肥厚（4 mm以上）
- 幽門管長の延長（15 mm以上）
- ドーナッツ状の幽門筋横断像（doughnuts sign）
- 胃から十二指腸への通過障害

典型例画像

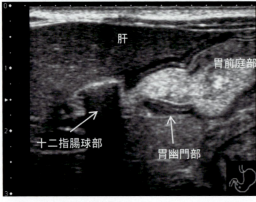

日齢18　男児　正常例

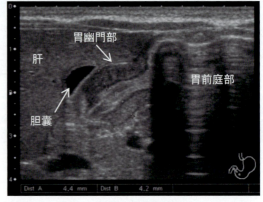

日齢20　男児　肥厚性幽門狭窄症

　消化管固有筋層は低エコーで描出され、胃の固有筋層は十二指腸の固有筋層と比較して明らかに厚い。そのため超音波上で胃から十二指腸へ固有筋層の連続性を追い、固有筋層が急峻に薄くなる、または確認できなくなる点が幽門部と十二指腸球部の境界である。幽門輪状筋の厚みが4 mm以上、幽門管の長さが15 mm以上の場合は肥厚性幽門狭窄症を疑い、この厚み、長さを満たさない場合は肥厚性幽門狭窄症は否定的である。また、幽門部を落ち着いて観察できる状態であれば、幽門部の蠕動に伴う拡張や胃から十二指腸への食物残渣の通過を確認することで幽門部での通過障害を否定することができる。

検査の進め方

幽門部を同定する
心窩部正中縦走査にて肝直下の胃前庭部を同定する。確認できた胃の連続性を追い胃幽門部を同定する。もしくは胆嚢の左側を検索し十二指腸球部を同定する。

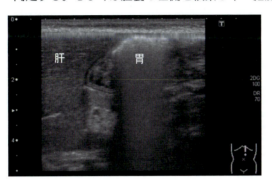

日齢42　男児　正常例
心窩部縦走査で肝臓直下に確認できる消化管が胃である。胃を確認したら心窩部横走査にし、幽門側へと胃の連続性を確認しながら幽門輪状筋を検索する。

幽門輪状筋を観察、計測する
幽門輪状筋は胃前庭部や十二指腸の固有筋層よりも厚く観察されるので、筋層の厚みを確認しながら幽門部の同定、観察を行う。幽門輪状筋が最も厚く、最も長く観察されように幽門部を長軸像で描出し、幽門輪状筋の厚み、幽門管の長さを計測する。

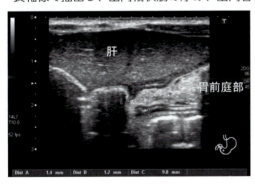

日齢18　男児　正常例
幽門輪状筋の厚みと幽門管の長さを計測している画像。固有筋層が胃前庭部や十二指腸球部と比較して著明に厚く描出されていることで幽門輪状筋と判断できる。

幽門部の通過障害を確認する
幽門部を長軸像で描出できたら、そのままの状態で通過障害の評価を行う。胃から十二指腸へ食物残渣の通過がない、または乏しい場合は肥厚性幽門狭窄症を疑う。胃内食物残渣が乏しい場合等には、右側臥位で幽門部を観察したり、ミルクを飲んで観察することも有効である。

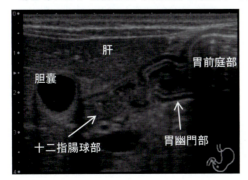

日齢39　男児　正常例
胃前庭部から幽門部、十二指腸球部にかけて液体、食物残渣が存在し、前庭部、幽門部、十二指腸球部の拡張も確認でき、通過障害は否定的である。幽門輪状筋の肥厚も認めず、肥厚性幽門狭窄症を否定できる画像である。

実際の症例

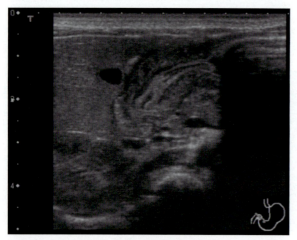

0歳1か月　男児　肥厚性幽門狭窄症

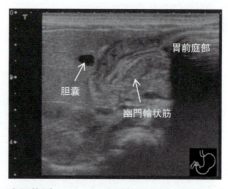

幽門筋厚 4.5 mm、幽門管長 16.7 mm であり、肥厚性幽門狭窄症と判断した。幽門部は体表に近いため、体表からオリーブ様腫瘤として触知可能であった。

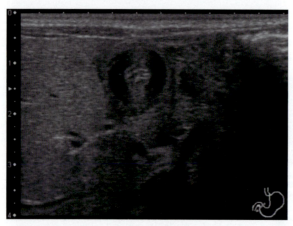

0歳1か月　男児　肥厚性幽門狭窄症

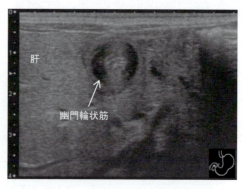

上記と同症例。幽門部を縦に観察するとリング状に幽門輪状筋が描出され、肥厚性幽門狭窄症による doughnuts sign と考えられた。

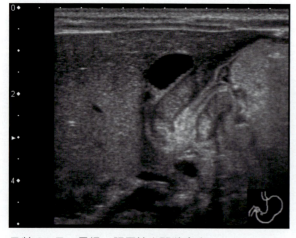

日齢25日　男児　肥厚性幽門狭窄症

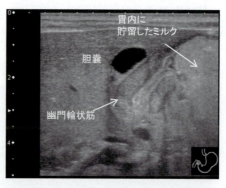

ミルクを飲ませながら幽門部を観察している。哺乳することで安静が保てたため幽門部を5分程度観察したが胃内容物が十二指腸へ流れる様子は確認できなかった。幽門筋厚 5.1 mm、幽門管長 16.6 mm であった。

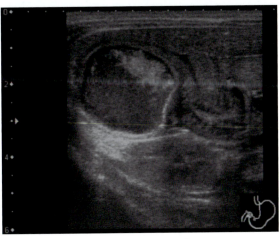

0歳1か月　男児　肥厚性幽門狭窄症

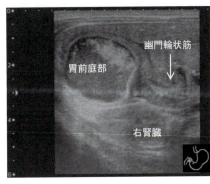

幽門筋厚5.2 mm、幽門管長15.8 mmであった。胃内容物によって胃が過伸展している場合は画像のように幽門部が胃の背側に位置することがある。幽門部の描出が難しくなるため注意が必要である。

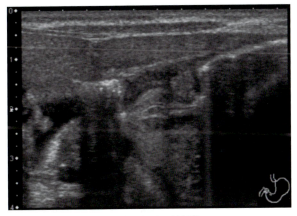

0歳1か月　男児　幽門部異所性膵

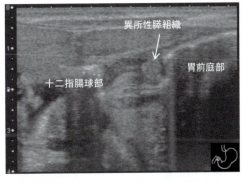

肥厚性幽門狭窄症を疑って施行した超音波検査で幽門筋の肥厚は認めなかったが、幽門部前壁側に高輝度で描出される腫瘤性病変を認めた。膵組織と対比して観察したところ、膵実質と同等の輝度で描出されていた。経過観察しても噴水様嘔吐は改善せず摘出術施行、異所性膵組織であった。

☞ Point ☜

- 肥厚性幽門狭窄症を疑う児は乳児期早期であり体厚が薄いため、幽門部の観察には高周波数のリニアプローブを用いた方が詳細な観察ができる。
- 超音波上、幽門輪状筋厚が4 mm以上、また幽門管長が15 mm以上で肥厚性幽門狭窄症を疑うが、幽門輪状筋の計測はあくまで筋層のみの計測であり、粘膜面から漿膜までの壁厚ではない。
- 生後3か月程度までに発症するのが一般的であるため、生後6か月程度までの嘔吐を認める例では肥厚性幽門狭窄症の除外を行う。
- 啼泣下での観察では激しい呼吸や腹筋の硬直等により明瞭な観察が困難な場合がある。安静が保てない場合は哺乳瓶等で授乳を行うのも一つの方法であり、安静が期待できることに加え胃内のミルクによって飲水法と同様の効果が得られ幽門部が同定しやすくなる。また十二指腸への通過障害の有無の確認も容易になる。

疾患別超音波検査

3. IgA 血管炎

- IgA 血管炎（Henoch-Schonlein purpura：HSP、アレルギー性紫斑病）は原因不明の非血小板減少性紫斑病で、アレルギー反応により全身の毛細血管の透過性亢進をきたし、組織の浮腫、出血を起こす小血管炎と考えられている。
- 従来、ヘノッホ・シェーンライン紫斑病（HSP）やアレルギー性紫斑病とも呼ばれていたが、IgA抗体が関与していることから IgA 血管炎に呼称変更された。
- 皮膚症状は 100％でみられ、関節腫脹、関節の疼痛、腹痛、血便は 50〜75％、腎炎は 21〜54％で認める。皮膚症状の出現が遅れる例が約 20％あり、その場合は鑑別が難しくなる。
- 成人でもみられるが約 90％は 10 歳以下の小児期に発症する。
- 画像検査では腹部症状を認める例において十二指腸を含む小腸を好発部位とする腸炎が観察される。

超音波所見

- 消化管壁の全周性肥厚
  小腸病変、特に十二指腸に好発
- 消化管壁肥厚部分の層構造は不明瞭化する傾向にある
- 重症例では周囲組織への炎症波及を伴い、消化管出血や穿孔、腸重積を伴うこともある

典型例画像

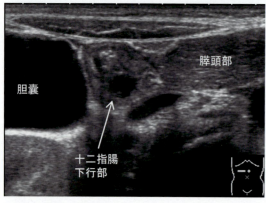

6歳　女児　正常例

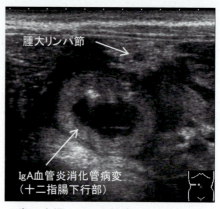

4歳　女児　IgA 血管炎

　超音波検査における IgA 血管炎の評価は腹痛を認める例における腸炎の評価になる。IgA 血管炎による消化管の浮腫性変化等により、消化管層構造の不明瞭化を伴う著明な全周性の壁肥厚を認める。IgA 血管炎の消化管病変は小腸に認められ、特に十二指腸に好発する。小腸壁厚は 4 mm 未満が正常であるため、小腸壁厚が 4 mm 以上ある場合は IgA 血管炎が鑑別にあがる。消化管病変の壁肥厚は著明であることが多く、臨床所見である特徴的な皮膚の紫斑が出現している例では鑑別は比較的容易である場合が多い。しかし、皮膚の紫斑の出現が遅れ超音波検査時に紫斑が認められない場合は他の腸炎との鑑別が難しくなる。

検査の進め方

十二指腸を観察、壁厚の計測を行う

好発部位である十二指腸について球部、下行部、水平部を描出し、それぞれ壁肥厚の有無を評価する。壁厚は4 mm以上で壁肥厚とし、層構造の不明瞭化の有無についても評価を行う。

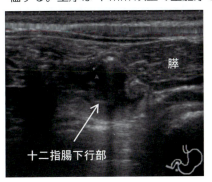

8歳 男児 正常例
十二指腸は好発部位であるため、胃から連続する十二指腸球部、胆嚢と膵の間を走行する下行部、腹部大動脈と上腸間膜動脈の間を走行する水平部のいずれも描出し壁厚の有無を評価する。画像は十二指腸下行部の壁厚を計測している。

空腸、回腸を観察、壁厚の計測を行う

十二指腸に加え、空腸、回腸を描出し壁肥厚の有無を評価する。十二指腸と異なり系統的走査が困難であるため、4～5か所の小腸について部分的に描出し、壁肥厚の有無について評価を行う。壁厚は十二指腸同様、粘膜から漿膜面までで4 mm以上ある場合は肥厚とする。

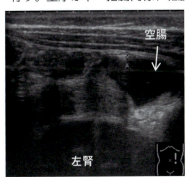

8歳 男児 正常例
小腸では系統的走査が困難であるため、十二指腸近傍、臍部周辺、左下腹部、回盲部近傍というように数か所の小腸の壁肥厚の有無について評価を行う。画像では十二指腸近傍の空腸の壁厚を計測している。

消化管壁肥厚を認める周囲を確認する

消化管壁肥厚を認める場合、その消化管周囲の状態も確認する。消化管病変から周囲組織への炎症波及に伴う輝度上昇や腸間膜リンパ節腫大を認める場合がある。また、稀ではあるが腸重積や消化管穿孔を認めることがある。

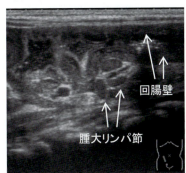

6歳 女児 IgA血管炎
小腸に消化管壁肥厚を認めた場合、その壁厚の計測と層構造不明瞭化の有無に加え、周囲組織への炎症波及の有無、リンパ節腫大、液体貯留等の消化管周囲の状況についても評価を行う。画像では消化管周囲組織の淡い輝度上昇、腸間膜リンパ節の腫大を伴っている。

実際の症例

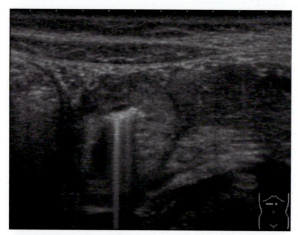

7歳　男児　IgA血管炎

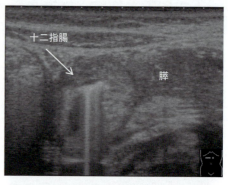

下肢の疼痛、皮膚に紫斑出現後、心窩部痛を訴え超音波検査を施行、画像は十二指腸下行部を描出している。最大壁厚は6.2 mm、全周性に著明な壁肥厚を認め、層構造は不明瞭化していた。

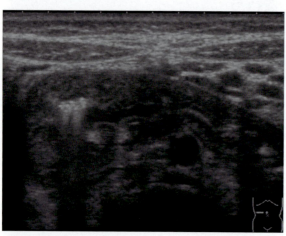

7歳　男児　IgA血管炎

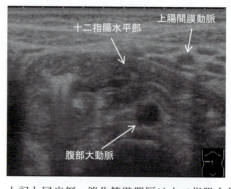

上記と同症例。消化管壁肥厚は十二指腸全体に及んでいたが、空腸、回腸、回盲部に明らかな壁肥厚は認めなかった。本症例は比較的典型的なIgA血管炎消化管病変の超音波所見を示している。

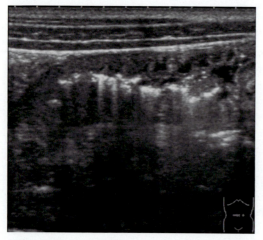

6歳　男児　IgA血管炎

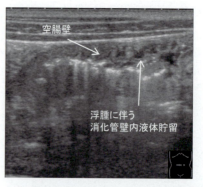

心窩部痛を訴えて施行した超音波検査で空腸、回腸の著明な浮腫性壁肥厚を認めた。最大壁厚は7.4 mm、層構造の不明瞭化を伴っていた。超音波検査時に紫斑は出現していなかったため、IgA血管炎以外の腸炎も鑑別にあげた。なお、本検査の2日後に紫斑が出現した。

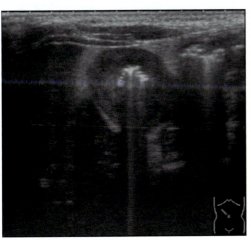

4歳　女児　IgA血管炎

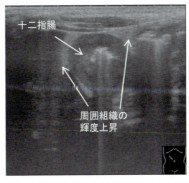

心窩部痛を主訴に超音波検査を施行、圧痛の最強点を観察すると壁厚7.1 mmと全周性に著明な壁肥厚を認める十二指腸が確認できた。壁層構造は不明瞭化し、十二指腸周囲の組織には炎症波及を疑う淡い輝度上昇を伴っていた。

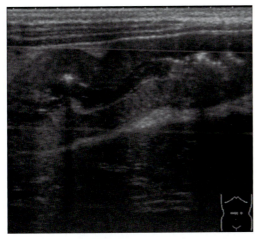

4歳　女児　IgA血管炎

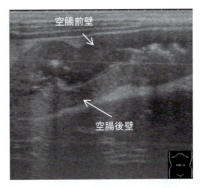

上記と同症例。壁層構造の不明瞭化を伴う壁肥厚は小腸全体に認められていた。検査時には腹部から下腿にかけて紫斑の出現を伴っており、IgA血管炎の消化管病変を疑った。

☞ Point ☞

- 好発年齢である10歳以下の小児の心窩部痛や小腸の壁肥厚を認める例では、必ずIgA血管炎を考慮して鑑別をすすめる。
- IgA血管炎における腹痛は腸炎に伴うものであるため、腹痛を強く訴える部位を聴取しそこにプローブをあてることで消化管病変を確認できることが多い。
- IgA血管炎の消化管病変は十二指腸を含めた小腸で認められる。結腸においても消化管壁肥厚や炎症所見を認める場合は、IgA血管炎以外の腸炎を考慮する。

4. メッケル憩室炎

- メッケル憩室は卵黄腸管の遺残による消化管全層を有する小腸憩室である。
- 発生頻度は2～4%といわれており、回盲弁から30～100 cm程度口側の回腸に存在する長さ1～10 cm、内径1～2 cmの単発の真性憩室である。
- 男女比は2.6：1と男性に多い。
- メッケル憩室内部に異所性胃粘膜が存在することが多く、胃酸の分泌に伴い潰瘍形成や出血を引き起こすことがある。
- メッケル憩室の合併症としては消化管出血、腸閉塞、憩室炎が多く、腸重積や腫瘍を合併することもある。
- メッケル憩室の大部分は無症状であるが、合併症を伴うと腹痛、下血、消化管通過障害等の症状を呈する。

超音波所見

- 小腸壁から突出する管腔像
- 突出する管腔像の周囲組織の輝度上昇
- 連続する小腸壁の全周性の肥厚

典型例画像

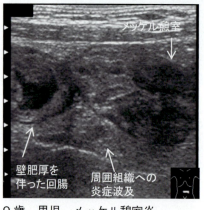 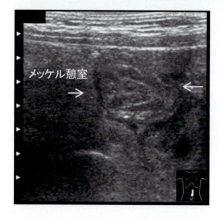

9歳　男児　メッケル憩室炎

　回盲部や虫垂は正常に描出されるが、口側の回腸で限局性の炎症所見を伴う憩室を認めるのが典型的なメッケル憩室炎の画像所見である。炎症が起こるとメッケル憩室と連続する回腸の壁は肥厚し、周囲組織へ炎症の波及を伴い淡い輝度上昇を伴うようになる。メッケル憩室は消化管全層を有するため消化管5層構造が確認できるが、炎症が進行すると壊疽性変化を伴い層構造は不明瞭化する。憩室が穿孔し膿瘍形成を認める場合もあるため、周囲に膿瘍形成がないかを確認することも重要である。メッケル憩室は卵黄腸管の遺残による小腸憩室であるが、卵黄腸管の遺残形態はメッケル憩室以外にも索状物や嚢腫等を形成することがあり、憩室炎以外にも消化管出血、腸閉塞、腸重積を呈することがある。そのため、臍周囲においてこれらの疾患を疑う所見を認めた場合は卵黄腸管の遺残を念頭において検査をすすめる。

検査の進め方

 ### 回盲部や虫垂を確認する

メッケル憩室炎では下腹部痛を呈することが多いため、回腸末端、盲腸、虫垂が正常に観察されることを確認し、急性虫垂炎や感染性腸炎の鑑別を行ってから憩室炎の有無について評価を行う。

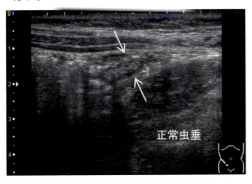

7歳　女児　正常虫垂
急性虫垂炎や感染性腸炎は頻度の高い疾患であるため、下腹部痛を訴える場合は可能な限りこれらの鑑別を行う。

 ### 下腹部の炎症所見を検索する

圧痛点が確認できる場合はその点を集中的に検索し、下腹部の限局性炎症所見を検索する。メッケル憩室は回盲弁から数cm〜十数cm離れており、下腹部正中から左下腹部に存在することが多い。

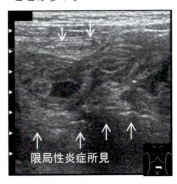

9歳　男児　メッケル憩室炎
圧痛点を検索すると、壁肥厚を伴う消化管と限局性の炎症所見が確認できた。プローブをあてている位置は下腹部正中からやや左側であり、メッケル憩室は鑑別にあげるべきである。

 ### 回腸との連続性や膿瘍形成の有無について評価を行う

限局性炎症部位に一致する構造物が小腸へと連続するようであればメッケル憩室炎が鑑別にあがる。炎症に伴う穿孔の可能性があるため、周囲組織の液体貯留や膿瘍形成の有無についても確認する。

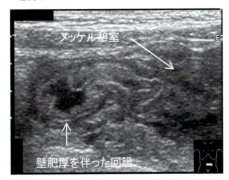

9歳　男児　メッケル憩室炎
メッケル憩室に連続する回腸は全周性に層構造の保たれた著明な壁肥厚を伴い、メッケル憩室炎として矛盾しない所見である。周囲に炎症波及を認めているが、液体貯留は確認できない。

実際の症例

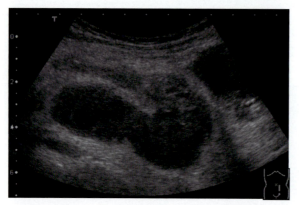

16歳　男児　メッケル憩室炎　穿孔　膿瘍形成

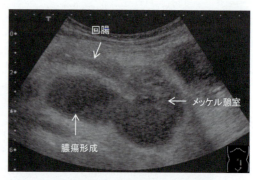

左下腹部痛を主訴にUS施行。自発痛点にプローブをあてると膿瘍を疑う液体貯留を認め、周囲組織は淡い輝度上昇を伴っていた。回腸から膿瘍へと連続する構造物が確認でき、メッケル憩室の穿孔も鑑別にあがると考えた。

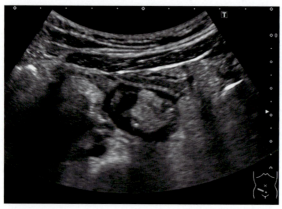

11歳　男児　メッケル憩室炎　穿孔

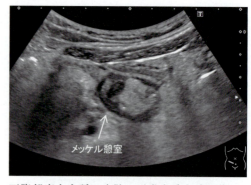

下腹部痛を主訴に来院。正常虫垂を確認後、腹部正中付近に壁層構造の不明瞭化を伴った盲端で終わる構造物を認めた。周囲腸間膜の肥厚も観察されメッケル憩室炎を疑った。

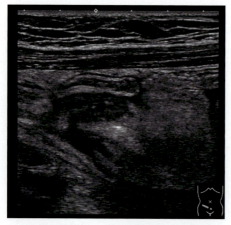

11歳　男児　メッケル憩室炎　穿孔

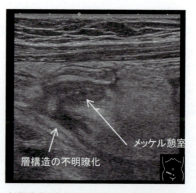

上記と同症例。明らかな膿瘍形成は確認できなかったものの層構造の不明瞭化を伴っている領域が確認でき、壊疽性変化を疑った。手術所見でメッケル憩室の穿孔が確認された。

卵黄腸管の遺残形態について、Fox らの分類（**図1**[12]）が広く知られている。

図1　Fox らの分類

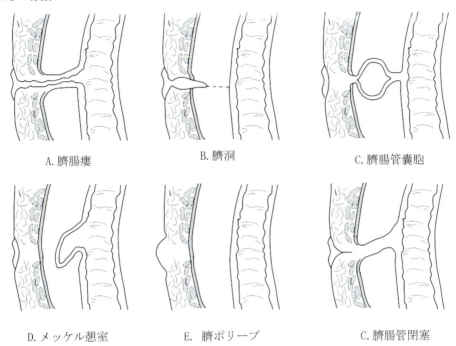

A. 臍腸瘻　　　　B. 臍洞　　　　C. 臍腸管嚢胞

D. メッケル憩室　　E. 臍ポリープ　　C. 臍腸管閉塞

　卵黄腸管遺残に内腔が存在する場合は炎症を起こす可能性があり、炎症を起こした部分を先行病変とした腸重積を引き起こす可能性がある。卵黄腸管が索状構造物として遺残している場合は、索状構造物を原因とした腸閉塞を引き起こす可能性がある。

☞ Point ☞

- メッケル憩室は通常は蠕動運動を認めるが、メッケル憩室炎では蠕動運動を認めない場合もある。
- メッケル憩室の合併症の発症年齢は 10 歳以下に最も多く、20 歳以下の若年層が全体の半数以上を占める。

疾患別超音波検査

5. 腸重積

- 消化管が連続する消化管内に嵌入した状態を腸重積（intussusception）といい、通常口側の消化管（内筒）が肛門側の消化管（外筒）へと嵌入することで発症する。
- 乳幼児の急性腹症の代表的疾患で、主症状は腹部腫瘤、間歇的腹痛（不機嫌）、嘔吐、血便である。
- 約90％以上が器質的疾患のない突発性腸重積で3歳未満に多く、そのほとんどは回盲部（小腸－大腸）の重積である。
- 3歳以上や回盲部以外での腸重積の場合は、腸重積の原因となる器質的疾患（先行病変）が存在する可能性が高く、消化管ポリープや悪性リンパ腫等の消化管腫瘍、重複腸管、Meckel憩室、感染性腸炎等が先行病変となりえる。

超音波所見

- 消化管の内腔に観察される消化管
  target sign（multiple concentric ring sign）
- 重積消化管内に観察される腸間膜リンパ節
- 重積消化管内に観察される腸間膜動静脈枝

典型例画像

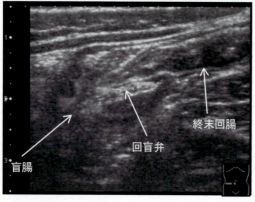

1歳　男児　正常例

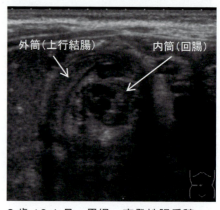

0歳10か月　男児　突発性腸重積

　腸重積部分は消化管の中に消化管が入り込むため、外筒となる消化管の径が拡張し腫瘤様に描出され比較的描出は容易である。重積部分を短軸像で観察すると内筒、外筒を形成する消化管が複数の層を形成し同心円状に観察されtarget sign（multiple concentric ring sign）の所見を形成する。腸重積の約90％以上は3歳未満の突発性腸重積であり、この場合終末回腸が上行結腸へと嵌入し重積部分は上行結腸よりも肛門側に存在する。重積が上行結腸まで至る場合は右側腹部から右上腹部に、横行結腸まで至る場合は上腹部正中程度にtarget signが描出されることもある。

検査の進め方

 ### 回盲部を同定する

正常な回盲部が確認できれば、小腸−大腸型の腸重積は否定できる。右下腹部に回盲部が確認できない場合は、重積部分が肛門側へと進んでいる可能性があるため、上行結腸や横行結腸へと観察をすすめる。

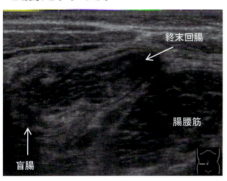

2歳　男児　正常例
右下腹部に腸腰筋を乗り越える終末回腸と回盲部が確認でき、この時点で小腸−大腸の突発性腸重積は否定できる。

 ### 重積を疑う消化管内部を観察する

腸重積では外筒となる消化管内に内筒となる消化管が観察される。その他にも外筒となる消化管内に高エコーで描出される脂肪組織や腫大した腸間膜リンパ節、脈管が観察されれば、腹腔内内容物が消化管内に嵌入した証明となり腸重積と判断できる。

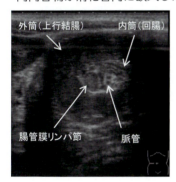

3か月　男児　突発性腸重積
外筒となる上行結腸内に内筒となる回腸を認め、target signを示す腸重積と考える。さらに外筒の上行結腸内には回腸と同様に嵌入した腫大したリンパ節や脈管が描出されている。

 ### 先行病変となる器質的疾患の有無を検索する

腸重積を認めた場合は先行病変となる器質的疾患が存在する可能性も考慮し、重積部分の肛門側に器質的疾患の検索を行う。特に3歳以上の年齢の場合や回盲部以外での腸重積例では必ず先行病変の存在を疑って検査をすすめる。

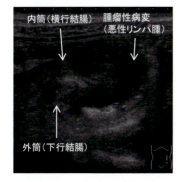

12歳　男児　腸重積（結腸−結腸）
画像はtarget signとして描出された下行結腸の縦断像である。腸重積部分に低エコーの腫瘤性病変が描出され、腸重積の先行病変と考えられた。腫瘤性病変は結腸原発悪性リンパ腫であった。

実際の症例

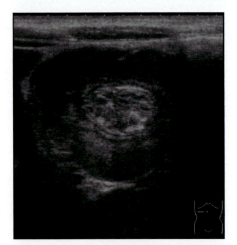

2歳　女児　突発性腸重積

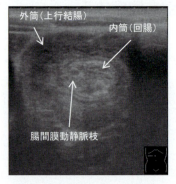

右上腹部に典型的な target sign を呈する消化管を認めている。外筒内部には内筒となる消化管以外にも脈管を疑う類円形の無エコー領域も確認できる。

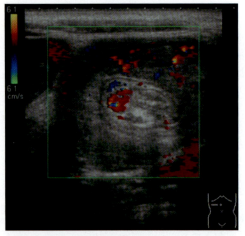

2歳　女児　突発性腸重積

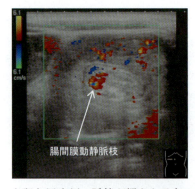

上記と同症例。脈管が疑われる無エコー領域に対してカラードプラを用いて観察すると、内部に拍動性血流と定常性血流が並走している様子が確認でき、腸間膜動静脈と考えられた。

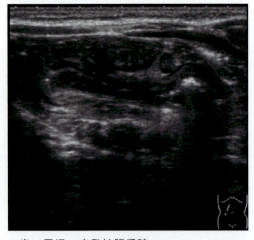

3歳　男児　突発性腸重積

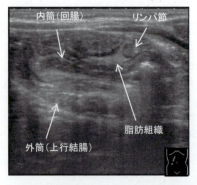

右上腹部の重積部分を長軸で観察すると嵌入した内筒の周囲に腫大した腸間膜リンパ節や脂肪組織を反映する高エコー領域が確認できた。

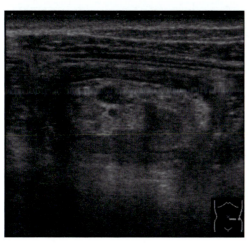

14歳　男児
結腸-結腸型腸重積（先行病変：悪性リンパ腫）

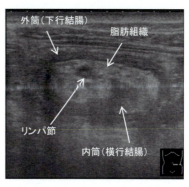

間欠的腹痛で施行した超音波検査で左側腹部にtarget signを認めた。内筒は横行結腸であり、外筒となる消化管の内部には結腸の他に脂肪組織や腫大リンパ節も確認できる。

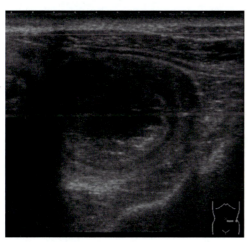

14歳　男児
結腸-結腸型腸重積（先行病変：悪性リンパ腫）

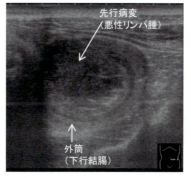

年齢や重積の位置から先行病変の存在を疑い肛門側へと観察をすすめると重積部の先端で腫瘤性病変を認めた。消化管原発悪性リンパ腫に伴う結腸-結腸の重積であった。

☞ Point ☜

- 3歳以下の腸重積は、ほとんどが小腸-大腸の突発性腸重積であるため、3歳以下では正常な回盲部が存在するか否かが最も大事な所見となる。3歳を超える場合は先行病変がある腸重積の可能性が高いため回盲部に限らず、消化管全域を検索する必要がある。
- 腸重積は腫瘤性病変として触診可能な場合も少なくない。その場合は触知できる腫瘤部分を観察し腸重積の有無を検索する。

6. 感染性腸炎

- 感染性腸炎（infectious enteritis）は細菌やウイルス、寄生虫等の病原体の感染が原因で引き起こされる腸炎で、一般的に発熱、下痢、嘔吐、腹痛などを引き起こす。
- 本邦では原因として細菌感染とウイルス感染が約90％を占め、代表的なものとしてノロウイルス、ロタウイルス、キャンピロバクター、サルモネラ、ブドウ球菌、腸炎ビブリオ等がある。
- 多くの感染性腸炎の好発部位は回盲部であり、起因菌によって炎症の程度や炎症を認める消化管の範囲は異なる傾向にある。
- 腸チフスやエルシニア腸炎、病原性大腸菌の一部では激しい腸炎を引き起こすが、多くの感染性腸炎では粘膜、粘膜下層に炎症が限局することが多い。

超音波所見

- 粘膜、粘膜下層を主体とした消化管壁肥厚
- 多くは層構造が保たれている（炎症が激しい場合は層構造が消失することもある）
- 病変部近傍の腸間膜リンパ節腫大

典型例画像

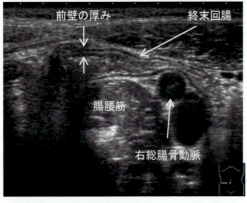

10歳　女児　正常例

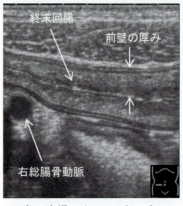

13歳　女児　キャンピロバクター腸炎

　感染性腸炎では炎症を認める領域の消化管に壁肥厚を認める。正常例における消化管壁厚は粘膜面から漿膜面までで4mm未満であるため、これ以上の肥厚を認める場合は感染性腸炎の可能性がある。細菌性腸炎の場合は直接的な組織浸潤や炎症によって消化管壁肥厚を認めやすいが、ウイルス性腸炎の場合は小腸から回盲部にかけて軽度の消化管壁肥厚にとどまることが多い。感染性腸炎の多くは粘膜、粘膜下層を主体とした層構造の保たれた壁肥厚を認め、肥厚を認める消化管の範囲は起因菌により異なる傾向にある。

検査の進め方

回盲部を確認し、壁厚を計測する

感染性腸炎の好発部位である回盲部を確認し、終末回腸や結腸の壁肥厚の有無を評価する。なるべく平行に描出されている消化管壁の壁厚を計測し、4 mm 以上であれば感染性腸炎の可能性を考慮する。また、肥厚を認める消化管の層構造が保たれているかどうかも評価する。

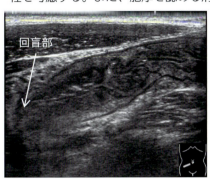

14歳　女児　キャンピロバクター腸炎
終末回腸に壁肥厚を認めている。壁厚は最も薄く描出される位置でも 4 mm あり壁肥厚と考えられる。層構造は明瞭に保たれている様子が確認できる。

肥厚を認める消化管の範囲を確認する

終末回腸に肥厚を認めた場合は口側へ、結腸に肥厚を認めた場合は肛門側へと観察をすすめ、消化管壁肥厚を認める範囲を確認する。

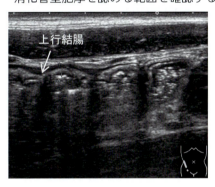

14歳　女児　キャンピロバクター腸炎
結腸へと観察を進めると、上行結腸、横行結腸の壁厚も 4 mm と肥厚を認めた。消化管の肥厚を認める範囲は終末回腸から横行結腸にかけてまでであった。層構造は結腸でも明瞭に確認できる。

その他の急性腹症を否定する

腹部の強い炎症を伴う疾患でも消化管壁肥厚を伴うことがあるため、感染性腸炎が疑わしい場合でも他の急性腹症の有無について可能な限り否定をしておく。特に急性虫垂炎は頻度も高く重篤化しやすいため、正常虫垂の描出は必ず試みる。

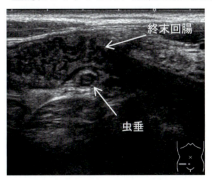

14歳　女児　キャンピロバクター腸炎
虫垂は先端まで明瞭に確認でき急性虫垂炎を否定できた。また、骨盤腔内に腹水がないことや、子宮、卵巣にも異常がないことを確認している。可能であれば上腹部臓器も確認する。

実際の症例

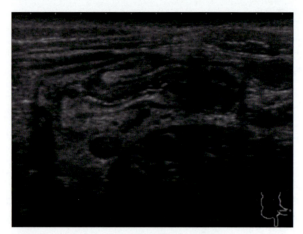

10歳　女児　キャンピロバクター腸炎

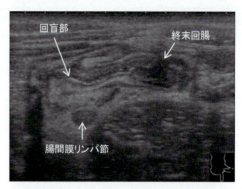

右下腹部痛を主訴に超音波検査施行、終末回腸は約 4.0 mm と壁肥厚を認めていた。全体的に消化管の層構造は保たれていた。

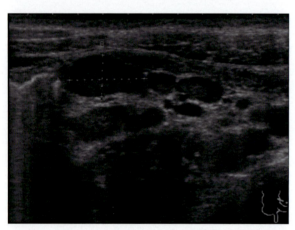

10歳　女児　キャンピロバクター腸炎

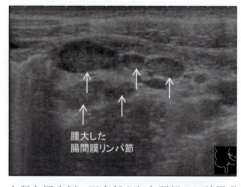

上記と同症例。回盲部よりも頭側の回結腸動静脈の走行に一致するように複数の腸間膜リンパ節腫大を認めていた。リンパ節の最大径は約 16 ×11 mm、扁平・楕円形で反応性リンパ節腫大を疑う所見で、感染性腸炎に伴うリンパ節腫大として矛盾しない。

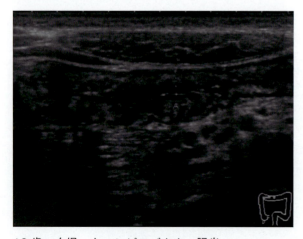

10歳　女児　キャンピロバクター腸炎

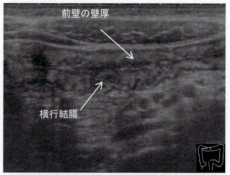

上記と同症例。さらに肛門側へと観察をすすめると上行結腸、横行結腸まで著明な壁肥厚が確認できた。結腸での最大壁厚は約 4.8 mm、層構造は明瞭に保たれていた。

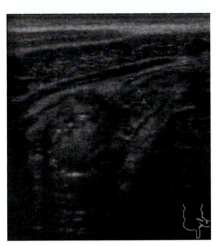

6歳　男児　ロタウイルス腸炎

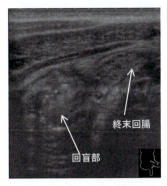

腹痛、下痢を主訴に腹部超音波検査を施行。終末回腸の壁厚は約 3.0 mm、盲腸の壁厚は約 3.2 mm と正常上限の壁厚であった。その他の急性腹症を示唆する所見も認められず、感染性腸炎や腸間膜リンパ節炎の鑑別が困難であった。

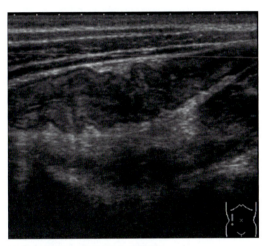

5歳　男児　サルモネラ腸炎

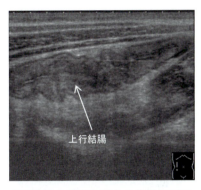

右側腹部の腹痛を訴える位置にプローブをあてると著明な壁肥厚を伴う上行結腸が描出された。上行結腸の最大壁厚は約 5.4 mm、層構造は明瞭に保たれていた。

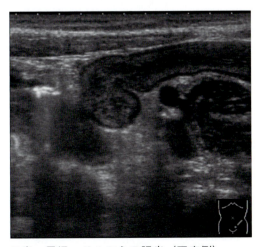

5歳　男児　サルモネラ腸炎（同症例）

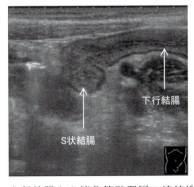

上行結腸から消化管壁肥厚の連続性を追うと、横行結腸、下行結腸、S状結腸まで肥厚している様子が確認でき、いずれも層構造は保たれていた。画像は下行結腸から骨盤腔内へと走行するS状結腸を描出している。

実際の症例

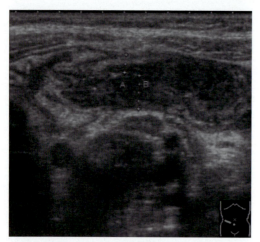

5歳　男児　エルシニア腸炎

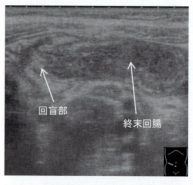

回盲部を観察すると終末回腸に限局する層構造の不明瞭化を伴う壁肥厚を認めた。最大壁厚は6.2 mmであった。エルシニアは回盲部のパイエル板を侵入経路とするため、回腸末端に限局する壁肥厚を認める。

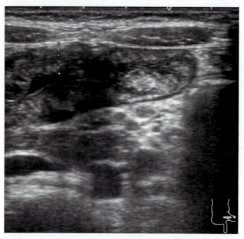

7歳　女児　O-157腸炎

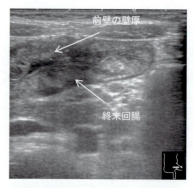

回腸末端から上行結腸に壁肥厚を認め、最大壁厚は6.0 mmであった。層構造は保たれているが一部で不明瞭化していた。前日に焼き肉屋で生肉の摂取があったため、感染性腸炎を鑑別にあげた。

> **Point**
> - 超音波検査では注腸造影や内視鏡検査のように送気せず、鎮痙も行わない状態で検査を行う。そのため消化管の壁の計測には若干の誤差が生じることが多く、消化管の壁厚が3～4 mm程度の場合は正常上限とも軽度肥厚とも判断できる。
> - 感染性腸炎以外でも類似した消化管所見を呈する疾患もあるため、生もの等の食物摂取歴、海外渡航歴、薬剤服用歴等を聴取し参考にしながら超音波所見と合わせて鑑別をすすめる。
> - 感染性腸炎は数日～数週間程度の経過であることが多く、数か月～数年程度の長い経過である場合は腸炎の所見が得られても感染性腸炎以外の腸炎の可能性が高い。

表1 病原体別 病巣分布と特徴 [21)～23)]

	サルモネラ腸炎	腸炎ビブリオ	キャンピロバクター腸炎	O-157 腸炎
病巣分布 ■ 高度 ■ 軽中等度 ● リンパ節腫大				
部位	回腸末端から右半結腸	回腸末端から上行結腸	回腸末端から右半結腸	右半結腸を中心に全結腸
層構造	明瞭	明瞭	明瞭	しばしば不明瞭
肥厚主体	粘膜下層	粘膜下層	粘膜下層	粘膜・粘膜下層
リンパ節腫大	あり	あり	あり	あり
原因	鶏卵、食肉、乳製品	生の魚介類、すし、生野菜	食肉(鶏、豚、牛、ウズラ)	汚染水、牛肉、豚肉

	エルシニア腸炎	腸チフス	ロタウイルス腸炎	MRSA腸炎
病巣分布 ■ 高度 ■ 軽中等度 ● リンパ節腫大				
部位	回腸末端が主体	回腸末端が主体	小腸全体から全結腸まで	右半結腸が主体
層構造	明瞭	しばしば不明瞭	明瞭	明瞭
肥厚主体	粘膜・粘膜下層	粘膜・粘膜下層	壁肥厚は乏しい	粘膜・粘膜下層
リンパ節腫大	著明	著明	あり	あり
原因	野菜、豚肉、ペット	汚染水、生肉	ウイルス感染	ウイルス感染

疾患別超音波検査

7. 急性虫垂炎

- 急性虫垂炎（acute appendicitis）は虫垂内腔の閉塞が原因で起こる虫垂の化膿性炎症であり、急性腹症の中でも頻度が高い。
- 急性腹症の代表的疾患で、典型的な症状は心窩部痛、嘔気に引き続き、経過とともに痛みが右下腹部へと移動する。筋性防御等の腹膜刺激症状を伴うことが多い。
- 急性虫垂炎は炎症が粘膜に限局するカタル性、虫垂全体、周囲に炎症の波及を認める蜂窩織炎性、虫垂壁に部分的な壊死を伴う壊疽性に分類される。
- 壊疽性虫垂炎では虫垂壁が破綻しやすく、穿孔すると腹膜炎や膿瘍形成を合併し重篤化する。
- 一般的に4歳以上にみられ、3歳以下では稀である。

超音波所見

- 虫垂の腫大（虫垂径6 mm以上）
- 虫垂内に糞石を伴うことがある
- 虫垂周囲組織の炎症波及に伴う輝度上昇（isolation sign）
- 虫垂壁の浮腫性肥厚（蜂窩織炎性虫垂炎）
- 虫垂壁の菲薄化、層構造の不明瞭化（壊疽性虫垂炎）
- 虫垂周囲の膿瘍形成（壊疽性膿瘍形成性虫垂炎）

典型例画像

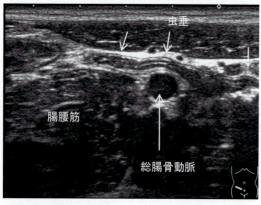

13歳　男児　正常例

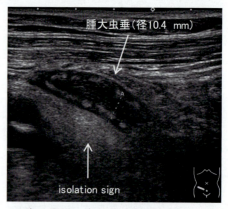

15歳　男児　急性壊疽性虫垂炎

虫垂径が6 mmを超える場合は急性虫垂炎の可能性があり、7 mmを超える場合は急性虫垂炎を強く疑う。この時、虫垂の計測は虫垂前壁の漿膜から後壁の漿膜であることに注意する。正常虫垂は可動性があり、径も4～5 mmであるため描出自体が困難な場合も少なくないが、急性虫垂炎例では虫垂径は腫大し、炎症波及に伴い右下腹部に消化管ガスが乏しい状況となるため、比較的描出しやすい。虫垂内に糞石を伴う例では糞石よりも先端部分に限局した炎症を認めることがある。蜂窩織炎性以上に進行している例では、周囲組織への炎症波及による輝度上昇が確認でき、この所見は虫垂を浮かび上がらせるように見えることからisolation signと呼ばれている。蜂窩織炎性虫垂炎では虫垂の壁層構造が保たれた浮腫性肥厚を認めるが、壊疽性虫垂炎では虫垂壁層構造が不明瞭化する部分が出現し、進行した例では虫垂壁の菲薄化を認める。虫垂周囲に混濁した液体貯留を認める場合は、穿孔に伴う膿瘍形成や腹膜炎の可能性も考慮しながら鑑別をすすめる。

検査の進め方

虫垂を同定する

盲腸下端から虫垂根部を検索し虫垂の描出を試みる。急性虫垂炎を否定するためには虫垂先端までの観察が必要になるが、炎症が存在する例よりも正常例の方が描出は難しい。腹部を圧迫しながら観察することで可動性のある小腸を骨盤腔内へと避けて描出を試みる。

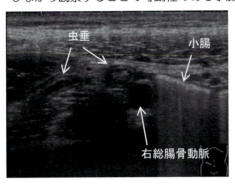

13歳　女児　正常例
虫垂は短軸像で同心円状の消化管であることを確認しながら先端まで観察を行う。強めに圧迫を加えて観察すると小腸を骨盤腔へと除外した状態で観察できるが、圧迫を弱めると虫垂周囲にも小腸が走行し、各消化管の認識、識別が難しくなる。

虫垂径を計測し、虫垂壁の状態を評価する

虫垂径が最大となる位置で前壁漿膜から後壁漿膜までを計測し、6 mm 未満は正常、6〜8 mm ではカタル性、8〜10 mm では蜂窩織炎性、10 mm 以上で壊疽性虫垂炎を疑う。穿孔を伴う場合は虫垂内腔の圧の低下に伴い虫垂径は縮小する傾向にある。また、蜂窩織炎性虫垂炎では虫垂壁自体は肥厚し壁層構造は保たれているが、壊疽性虫垂炎では壁層構造が不明瞭化している部分が確認でき、進行例では壁の菲薄化を伴う。

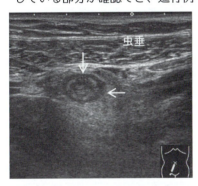

15歳　男児　急性壊疽性虫垂炎
画像で虫垂径は 10.2 mm、層構造は前壁や左側壁（→）の一部で不明瞭化を伴っており、壊疽性虫垂炎を疑う超音波所見と考える。壁自体の菲薄化は認めていない。虫垂周囲に明瞭な isolation sign を伴っていることからも急性虫垂炎を強く疑う。

虫垂の周囲の状態を評価する

急性虫垂炎では虫垂周囲への炎症波及に伴う輝度上昇を認めることがあり、これが確認できれば蜂窩織炎性以上に進行した虫垂炎を疑うことができる。また急性虫垂炎を疑った場合は虫垂の周囲に液体貯留の有無を検索する。混濁した液体貯留を伴う場合は虫垂の穿孔に伴う膿瘍形成が疑われる。

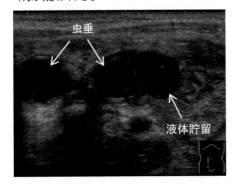

4歳　男児　急性壊疽性膿瘍形成性虫垂炎
虫垂最大径は 13 mm、虫垂壁は一部で層構造の不明瞭化を認め、壁の菲薄化を伴っている。虫垂先端部に接するように不均質な液体貯留を伴っており、虫垂穿孔に伴う膿瘍形成を疑う所見である。

実際の症例

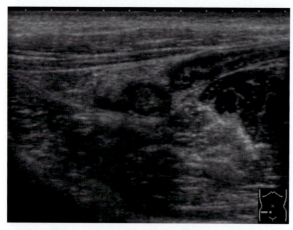

10歳　男児　急性蜂窩織炎性虫垂炎

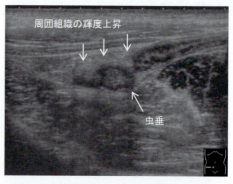

虫垂最大径7.2 mm、虫垂の層構造は明瞭に保たれ正常虫垂との鑑別に迷ったが、径が7 mmを超え、周囲組織の淡い輝度上昇を疑う所見を認めたため、虫垂炎を疑った。

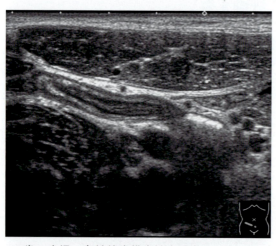

14歳　女児　急性蜂窩織炎性虫垂炎

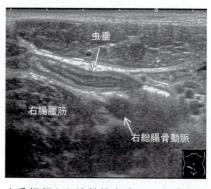

虫垂根部から連続性を追って虫垂を描出した。第3層（粘膜下層）の高エコーが目立つが、虫垂径は6.0 mmと正常上限であった。

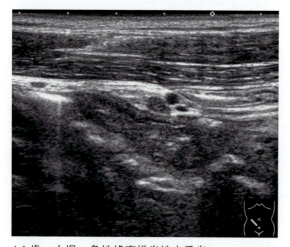

14歳　女児　急性蜂窩織炎性虫垂炎

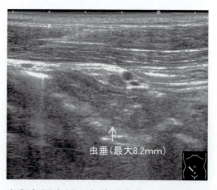

上記と同症例。虫垂は途中から尾側へと屈曲して走行しており、先端部分では虫垂最大径8.2 mmと著明に腫大していた。本症例のように虫垂が途中で屈曲している例では長軸像だけで観察していると屈曲部分を先端と見誤る可能性がある。

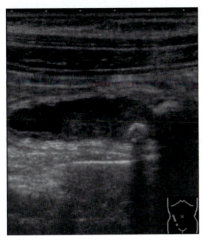

11歳　男児　急性壊疽性虫垂炎

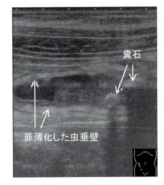

虫垂径10.2 mm、虫垂壁は全体的に菲薄化し、内膜面は不整に描出されている。虫垂壁層構造も一部不明瞭化しており、壊疽性虫垂炎を疑う。内腔には2つの糞石も確認できる。

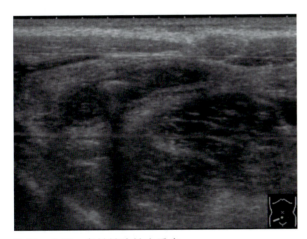

9歳　女児　急性壊疽性虫垂炎

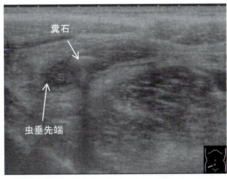

虫垂最大径は10.3 mm、虫垂の先端は盲腸の尾側で右側へと走行している。虫垂壁は菲薄化を認め、内部には糞石を疑う音響陰影を伴う高輝度構造物が確認できる。

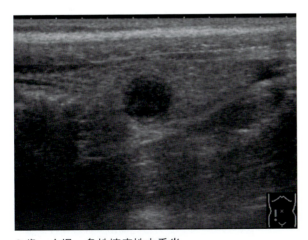

9歳　女児　急性壊疽性虫垂炎

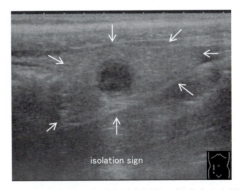

上記と同症例。虫垂先端を短軸で観察すると明瞭な isolation sign が確認できた。虫垂の層構造は不明瞭化を認め、菲薄化しており壊疽性虫垂炎を疑う。そのため、虫垂周囲に膿瘍を疑う液体貯留を検索するが、短軸で全体を観察できれば虫垂と連続する液体貯留の有無が確認しやすい。

実際の症例

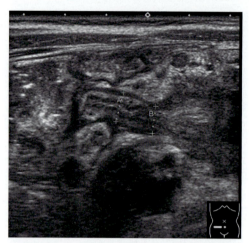

5歳　女児　急性壊疽性膿瘍形成性虫垂炎

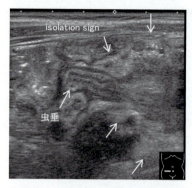

虫垂径はA：7.0 mm、B：6.5 mm、虫垂の先端方向へいくほど層構造の不明瞭化が著明で、虫垂周囲では広範囲で炎症波及を疑う輝度上昇が確認できた。

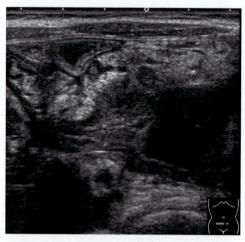

5歳　女児　急性壊疽性膿瘍形成性虫垂炎

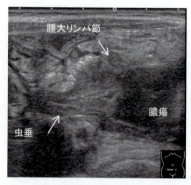

上記と同症例。虫垂の先端へと観察をすすめると壁層構造は不明瞭化し、腹腔内の膿瘍を疑う液体貯留への連続性を認め、虫垂穿孔に伴う膿瘍形成を疑った。

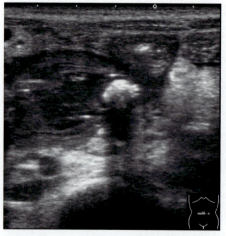

4歳　男児　急性壊疽性膿瘍形成性虫垂炎

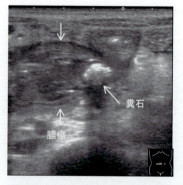

腹部正中の疼痛最強点を観察すると約45×30 mmの膿瘍を疑う液体貯留を認めた。内部には音響陰影を伴い高輝度に描出される糞石を疑う構造物を伴っていた。

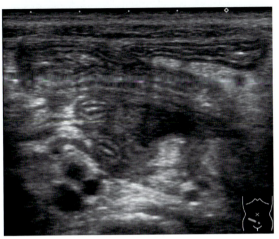

4歳　男児　急性壊疽性膿瘍形成性虫垂炎

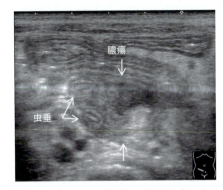

上記と同症例。下腹部の膿瘍形成であったため急性虫垂炎の評価は必須と考え右下腹部を観察すると、膿瘍の内部へと走行する虫垂を認め穿孔を伴った急性虫垂炎を疑った。虫垂最大径は8.4 mmであった。

Point

- 虫垂の径や壁層構造等の詳細な評価には高周波リニアプローブを用いるのが一般的である。
- 虫垂の長軸像は終末回腸の長軸像と類似することがある。虫垂は短軸像で同心円状の消化管であることを確認することで終末回腸と見間違えることを防ぐことができる。
- 虫垂は可動性があり、その位置に決まりはない。また、虫垂は屈曲したり蛇行したりすることもあり、先端部分までの確実な描出を試みることが重要である。
- 圧痛の最も強い位置を指で指してもらい、そこにプローブをあてることで虫垂が描出されることもある。
- 急性虫垂炎の鑑別において超音波所見の中でも虫垂径の評価が重要になる。虫垂の最も腫大した部分を描出し、正確な計測を行い7 mm以上ある場合は急性虫垂炎の可能性が高い。
- 特に小児における急性虫垂炎は病態の進行が速く、24時間以上経過している場合は虫垂炎の超音波所見が得られることが多い。急性虫垂炎の超音波所見は病態の進行に伴って経時的に変化するため、臨床経過と対比しながら鑑別をすすめることが重要である。

表1　虫垂炎の病態進行に対する超音波所見

	虫垂径	粘膜面	壁厚	層構造	周囲への炎症浸潤
正常例	〜6 mm	整	正常	明瞭	なし
カタル性	6 mm〜8 mm	整	やや肥厚	明瞭	なし
蜂窩織炎性	8 mm〜10 mm	整〜不整	肥厚	明瞭かやや不明瞭	あり
壊疽性	10 mm〜	不整	菲薄化	不明瞭	あり
穿孔性	穿孔に伴い縮小	不整	菲薄化	不明瞭	あり（著明）

疾患別超音波検査

8. 偽膜性腸炎

- 偽膜性腸炎（pseudomembranous enterocolitis）は薬剤性腸炎の一種で、何らかの感染症治療や感染予防目的にて使用された抗菌薬の使用により消化管内の常在細菌が減少、菌交代現象が起こり異常増殖した菌によって引き起こされる腸炎である。
- 小児の場合は血液疾患や悪性腫瘍等の基礎疾患を有し、広域抗生物質を使用した際にみられることが多い。
- 抗菌薬投与後約2〜20日で緩徐に発症し、主に水様性下痢を認め、発熱や粘血便を伴うことがある。
- 重篤化すると麻痺性イレウスや中毒性巨大結腸症を引き起こし、敗血症に至ることもあるため、一般的に迅速な診断、治療が望ましいとされている。

超音波所見

- 結腸の消化管壁肥厚（下行、S状結腸が好発部位）
- 壁肥厚部位の層構造は保たれていることが多い

典型例画像

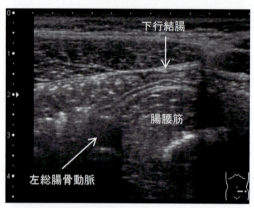

15歳 男児 正常例

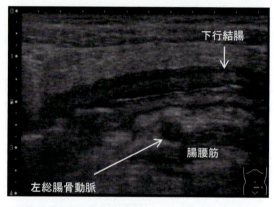

10歳 男児 偽膜性腸炎
（急性骨髄性白血病治療後）

　偽膜性腸炎は結腸の壁層構造が保たれたびまん性の壁肥厚を認めることが多い。好発部位は下行〜S状結腸で、典型例では左側結腸に限局した壁肥厚を認めるが、病変が全結腸に及ぶものもある。そのため、超音波所見上はその他の腸炎との鑑別が困難であることがあり、特に感染性腸炎や潰瘍性大腸炎と類似した超音波所見が得られることがしばしばある。腹部症状や起始経過等の臨床情報と共に薬剤使用歴の確認を行い、消化管壁肥厚を認める範囲を確認することが大切である。

検査の進め方

 結腸の壁肥厚の有無を検索する

消化管全体を評価し壁肥厚の有無を検索する。通常、結腸においては 3 mm 以上で壁肥厚とするが、偽膜性腸炎では 2 mm 程度の軽度の肥厚として描出される場合もある。

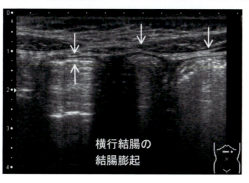

8 歳　女児　正常例
偽膜性腸炎が鑑別にあがる場合は結腸全体の観察が必須になるが、他の腸炎の鑑別も考慮して消化管全体を評価することが望ましい。画像では横行結腸の結腸膨起が確認でき層構造が明瞭で壁肥厚がないことが確認できる。

 壁肥厚部分の層構造を確認する

偽膜性腸炎は経過が長い例や重症例では消化管壁層構造が不明瞭化することもあるが、一般的には層構造が保たれた結腸の壁肥厚を認める。

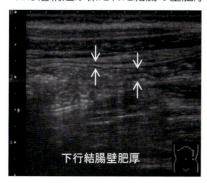

10 歳　男児　偽膜性腸炎
下行結腸の軽度壁肥厚（最大厚 2.6 mm）を認め、消化管の層構造は全体的に明瞭に保たれている。消化管壁厚は 2.6 mm と肥厚とするか判断に迷うが、固有筋層（第 4 層）よりも粘膜下層（第 3 層）が厚く描出されているため、粘膜下層を主体とした軽度の消化管壁肥厚を疑う。

 壁肥厚を認める範囲を確認する

消化管壁肥厚を認める範囲を確認し、肥厚が左半結腸に限局している場合は偽膜性腸炎を鑑別にあげる。消化管壁肥厚が結腸全域に及ぶ場合は偽膜性腸炎以外にも感染性腸炎等も考慮する必要がある。

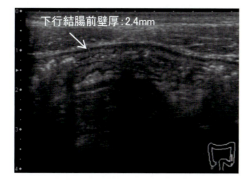

14 歳　男児　感染性腸炎
層構造が保たれた軽度の壁肥厚が大腸全域に確認でき、US 画像上は潰瘍性大腸炎や偽膜性腸炎も鑑別にあがる所見であった。しかし急性腹症として腹痛を訴えており、これまでに抗菌薬の薬剤使用歴はなく、潰瘍性大腸炎や偽膜性腸炎の可能性は低いと考えた。

実際の症例

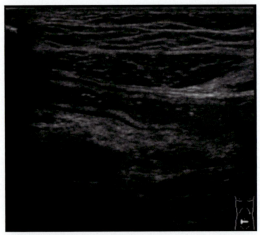

12歳　男児
偽膜性腸炎（急性骨髄性白血病治療中）

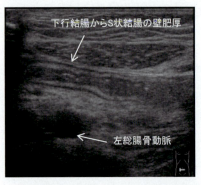

急性骨髄性白血病にて抗菌薬を長期間使用していた。水溶性下痢を認め病室で施行したUS検査でS状結腸、下行結腸に層構造の保たれた軽度の壁肥厚（最大厚2.8 mm）を認めた。

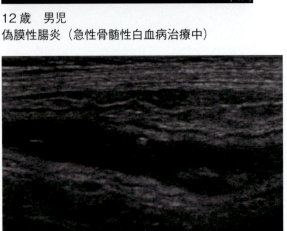

12歳　男児
偽膜性腸炎（急性骨髄性白血病治療中）

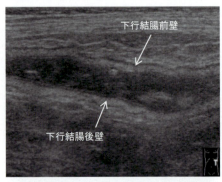

上記と同症例。層構造の保たれた壁肥厚は下行結腸まで確認できたが、横行結腸では肥厚は認めなかった。終末回腸、上行結腸にも肥厚は認めず、偽膜性腸炎が鑑別にあがった。抗菌薬の使用が中止された2週間後の検査では消化管壁肥厚は確認できず、偽膜性腸炎が疑われた。

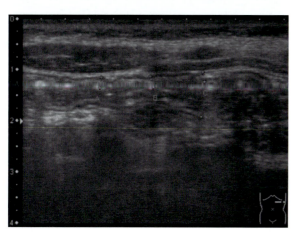

10歳　男児
偽膜性腸炎（悪性リンパ腫治療後）

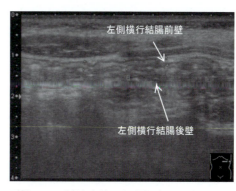

悪性リンパ腫治療後の経過観察中に水溶性下痢、少量の血便を認め US 検査施行。上行結腸より口側に消化管壁肥厚は認めなかったが横行結腸から肛門側に軽度の壁肥厚（最大厚 2.6 mm）を認めた。

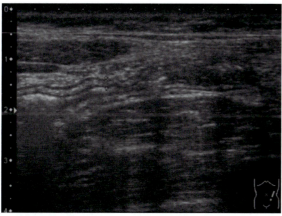

10歳　男児
偽膜性腸炎（悪性リンパ腫治療後）

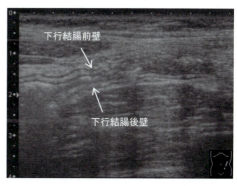

上記と同症例。下行結腸でも最大壁厚は約 2.6 mm であり、正常上限、または軽度肥厚と報告した。臨床的にも偽膜性腸炎が鑑別にあがったため、現行の抗菌薬を中止、メトロニダゾールの使用後、経過観察の超音波検査で結腸の壁肥厚は消失していた。

☞ Point ☞

- 偽膜性腸炎は腸管粘膜に偽膜を形成する内視鏡所見に由来して偽膜性腸炎と呼ばれている。抗菌薬投与後約 2～20 日で正常細菌叢が抑制され、クロストリジウム・ディフィシル（Clostridium difficile：CD）が異常増殖し毒素を産生することで引き起こされる。
- 診断には CD の存在を証明する必要があるが、便培養は検査結果がでるまでに時間がかかり、CD 毒素検査は検出率が低いことが問題となる。小児の場合、鎮静等の問題もあり簡単に内視鏡検査が施行できない例では超音波検査は非常に有用な検査である。
- 抗菌薬の中止で改善する例や、バンコマイシンやメトロニダゾールの経口投与で改善する例は、臨床的に偽膜性腸炎と診断される。

疾患別超音波検査

9. 潰瘍性大腸炎

- 潰瘍性大腸炎（ulserrative colitis：UC）は主として結腸（大腸）の粘膜、粘膜下層を侵す原因不明のびまん性特異性炎症性疾患である。
- その罹患範囲により直腸炎型、左大腸炎型、全大腸炎型、右側・区域性大腸炎型に分類される。
- UC は結腸に持続性、または反復性に炎症を認め、軽症では血便のみであるが、中等度〜重症例では腹痛、発熱、全身倦怠感、食欲低下がみられる。
- 重症例においては重篤な合併症として消化管穿孔、中毒性巨大結腸症がある。
- 10〜20 歳代に多く、性差はほぼない。

超音波所見

- 直腸から連続する結腸壁肥厚
- 粘膜、粘膜下層を中心とした壁肥厚
- 層構造は保たれていることが多い
- 消化管壁内に潰瘍底を認めることがある

典型例画像

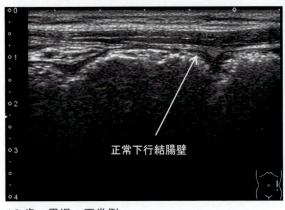

10歳　男児　正常例

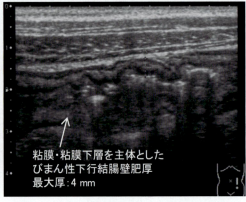

10歳　女児　潰瘍性大腸炎（全大腸炎型）

　UC では結腸において層構造が保たれた壁肥厚を認める。直腸炎型では壁肥厚は直腸に限局するが、左大腸炎では直腸から左側横行結腸まで、全大腸炎では全ての結腸において直腸からの連続性病変として消化管壁肥厚を認める。炎症は粘膜、粘膜下層主体のため、固有筋層よりも粘膜、粘膜下層が厚く描出される層構造の保たれた壁肥厚を認めるが、軽症例では壁肥厚自体が確認できない場合もある。病変部の超音波所見は他の腸炎と類似するため、左大腸炎では偽膜性腸炎等と、全大腸炎型では感染性腸炎等と鑑別が難しい場合があり、腹部症状や起始経過等の臨床情報も合わせて鑑別をすすめることが大切である。

検査の進め方

 ### 結腸の壁肥厚の有無を検索する

UCの結腸壁肥厚は層構造が保たれた軽度の壁肥厚であることが多く、直腸壁6 mm、その他の結腸壁3 mm以上で壁肥厚とする。UCでは基本的に直腸からの連続病変であり、直腸、S状結腸、下行結腸の観察が必須となる。

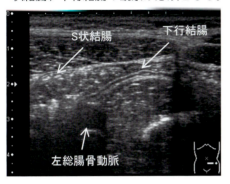

12歳　男児　正常例
左腸腰筋上を走行する下行結腸から骨盤腔内へと入るS状結腸を描出している。この部位は比較的同定しやすいため、ここから連続性を追ってS状結腸や下行結腸へと評価をすすめる方法もある。

 ### 壁肥厚部分の層構造を確認する

UCでは粘膜層、粘膜下層を中心とした壁肥厚を呈することが多く、重症例以外の多くの例では層構造は保たれている。そのため、壁肥厚部の層構造が不明瞭化している場合はUC以外の疾患も考慮する。

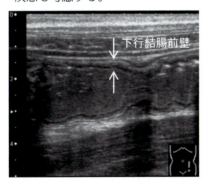

10歳　女児
潰瘍性大腸炎（全大腸炎型）
画像で描出されている下行結腸には層構造が保たれた壁肥厚を認めている。第4層の固有筋層と比較して、第2層の粘膜層、第3層の粘膜下層が厚く描出されており、粘膜、粘膜下層を主体とした壁肥厚と考えられる。

 ### 壁肥厚を認める範囲を確認する

UCは基本的に直腸からの連続性病変として描出されるため、直腸から口側へと観察を進め肥厚を認める結腸の範囲を確認する。

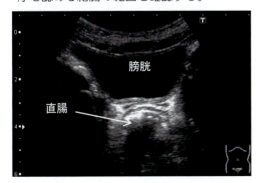

9歳　男児　正常例
直腸は膀胱背側に描出される消化管ガスを手掛かりに検索する。女児の場合は膀胱背側に子宮が確認でき、さらにその背側に消化管ガスが描出される。深部であるため高周波リニアプローブでの観察は困難な場合が多い。

実際の症例

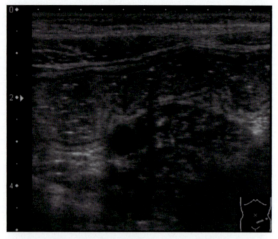

12歳　男児　潰瘍性大腸炎（全大腸炎型）

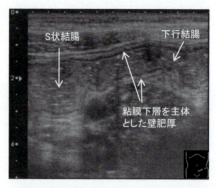

左腸腰筋の腹側を走行する下行結腸から S-Djunction を観察している。結腸壁はびまん性に層構造の保たれた壁肥厚を認め、内腔には下痢を反映した液体貯留を認めている。

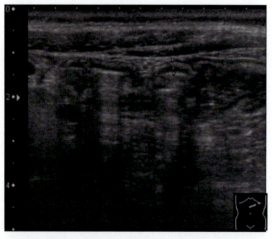

12歳　男児　潰瘍性大腸炎（全大腸炎型）

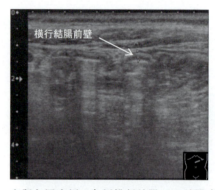

上記と同症例。左側横行結腸では結腸内腸液貯留は認めないものの、直腸、S状結腸、下行結腸と同様のびまん性壁肥厚を認め、粘膜下層が最も厚く描出されている。

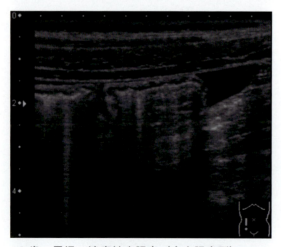

12歳　男児　潰瘍性大腸炎（全大腸炎型）

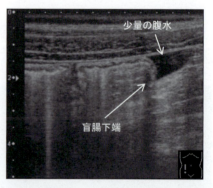

上記と同症例。右側横行結腸、上行結腸、盲腸と観察をすすめ、これらの結腸についても同様に層構造の保たれた壁肥厚を認めた。全大腸炎型の UC は鑑別にあがる所見である。

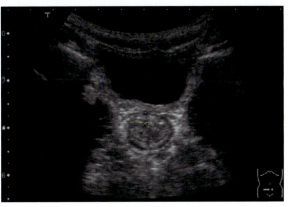

7歳　男児　潰瘍性大腸炎（左大腸炎型）

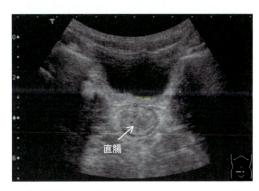

膀胱の背側に直腸が描出されている。直腸壁はびまん性に軽度の肥厚を認め、層構造は保たれている。計測されている前壁の厚みは7.2 mmであった。

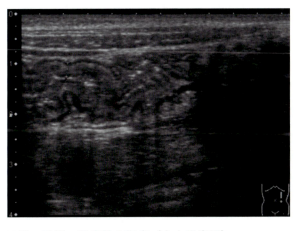

7歳　男児　潰瘍性大腸炎（左大腸炎型）

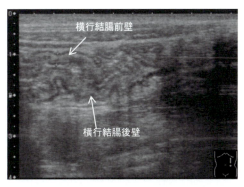

上記と同症例。直腸、S状結腸、下行結腸はいずれも同様に壁肥厚を認めた。左側の横行結腸では軽度の壁肥厚は認めるものの、右側の横行結腸壁はほぼ正常に描出された。

☞ Point ☞

- 小児の UC の場合、左大腸炎型と全大腸炎型がその多くを占める。
- 稀ではあるが右側・区域性大腸炎型の場合は層構造が保たれた壁肥厚が上行結腸や横行結腸に限局するため、感染性腸炎等の他の腸炎との鑑別が困難であることが多い。
- UC の消化管壁肥厚は軽度であることが多く、活動期では壁肥厚は確認しやすいが治癒期では大腸の変化は極軽度であり病変を指摘できないこともある。

疾患別超音波検査

10. クローン病

- クローン病（Crohn's disease）は消化管の全層性炎症を来す疾患で、病変部には縦走潰瘍、粘膜面の敷石像、腸管狭窄、瘻孔などの特徴的な病態が生じる慢性の肉芽腫性炎症性疾患である。
- 難治性であり、その原因は不明である。
- しばしば消化管外への炎症波及を伴い、腸間膜の肥厚、腸間膜リンパ節腫大、消化管穿孔に伴う膿瘍形成、近傍消化管や臓器との瘻孔形成等を伴うことがある。
- 口腔から肛門までの全て消化管で生じる可能性があり、病変の罹患範囲により、小腸型、小腸大腸型、大腸型に分類される。
- 消化管病変に起因する腹痛、下痢、発熱を認めることが多い。
- 10〜20歳代の若年者に好発し、やや男性に多い。
- 肛門周囲膿瘍や痔瘻などの難治性肛門病変を高頻度に合併する。

超音波所見

- 全層性の消化管壁肥厚（好発部位は回盲部）
- 非連続性の区域性病変（skip lesion）を認めることがある
- 消化管壁層構造は病初期は保たれるが、再発、再燃に伴い不明瞭化する
- 壁内の縦走潰瘍を反映した高エコー像
- 粘膜面の敷石像
- 消化管外への炎症波及、近傍腸間膜の肥厚、リンパ節腫大、腹腔内膿瘍形成、周囲消化管や臓器との瘻孔形成を伴うことがある

典型例画像

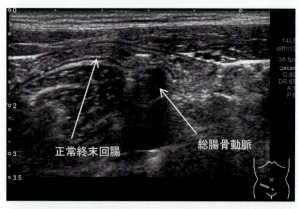

10歳　男児　正常例

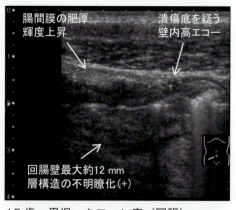

15歳　男児　クローン病（回腸）

　クローン病は病初期では層構造が保たれる場合もあるが、典型例では消化管壁層構造の不明瞭化を伴った著明な壁肥厚が認められる。画像上、他の腸炎が鑑別にあがる場合もあるが、クローン病は病変部周囲の腸間膜肥厚、リンパ節腫大といった消化管外への炎症波及を伴いやすく、病変部の潰瘍に伴う壁内の高エコー、粘膜面の敷石像、非連続性の区域性病変等のいくつかの特徴的所見が確認できれば、超音波検査でも強くクローン病を疑うことは可能である。クローン病の重大な合併症として消化管周囲の膿瘍形成、病変部近傍の消化管や臓器（膀胱等）との瘻孔形成があり、病変部の周囲、消化管外を詳細に評価する必要がある。

検査の進め方

消化管壁肥厚を検索、壁肥厚の範囲の確認を行う

観察可能な全ての消化管について壁肥厚の検索を行う。好発部位は回盲部であるが非連続性の区域性病変を認めることがあるため、消化管全体の評価が必要になる。

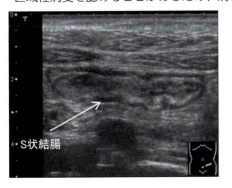

15歳　男児　クローン病
回盲部のクローン病に伴う壁肥厚は終末回腸から上行結腸の下部に限局していたが、下行結腸からS状結腸にかけても壁肥厚を認め、非連続性の区域性病変と考えられた。
S状結腸壁の最大厚は約6.2 mm、層構造は保たれていた。

壁肥厚部分の状態を評価する

クローン病における消化管壁肥厚では軽度の炎症で層構造が保たれるものから、炎症が強く層構造が不明瞭化したものまで様々で、厚みが均一ではない不整な壁肥厚を認めることが多い。縦走潰瘍による壁層内の高エコー、粘膜面の敷石像も合わせて評価を行う。

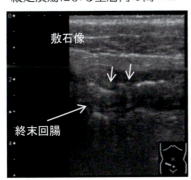

15歳　男児　クローン病
消化管壁の厚みは不整で、層構造の不明瞭化を伴っている。粘膜面には一部敷石像が確認できており、クローン病を強く疑うことのできる超音波画像である。

合併症の有無を確認する

クローン病ではしばしば消化管外への炎症の波及を認めるため、これに伴う合併症の有無を確認する必要がある。病変部近傍の腸間膜の肥厚、リンパ節腫大、穿孔に伴う膿瘍形成等を認めることがある。また、近傍の消化管や膀胱等の臓器と瘻孔を形成することがある。

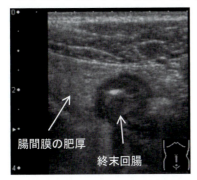

15歳　男児　クローン病
クローン病の病変部周囲の腸間膜は肥厚し、淡い輝度上昇を認めており、炎症波及に伴う変化と考えられる。終末回腸の穿孔や膿瘍形成に加え、近傍を走行する消化管への炎症波及や瘻孔形成の有無を評価する必要がある。

実際の症例

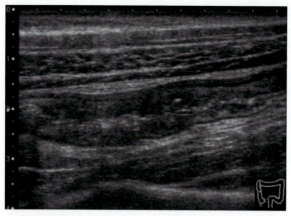

11歳 男児 クローン病（大腸型）

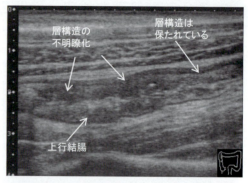

終末回腸から上行結腸にかけて消化管壁肥厚を認めた。粘膜面や壁肥厚の程度は不整で部分的に層構造の不明瞭化を伴っている。潰瘍や敷石像は認めないがクローン病が鑑別にあがる所見である。

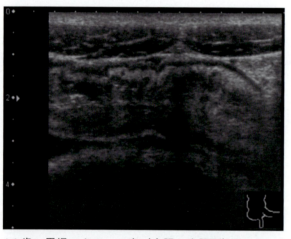

14歳 男児 クローン病（小腸・大腸型）

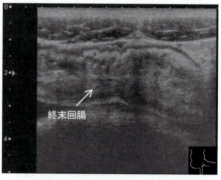

終末回腸に著明な壁肥厚を認めているが、消化管層構造は保たれているように観察される。

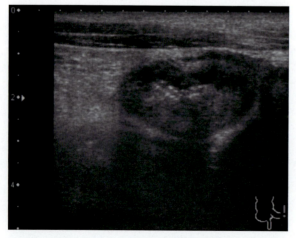

14歳 男児 クローン病（小腸・大腸型）

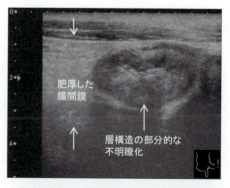

上記と同症例。消化管に対する短軸像で確認すると、部分的な層構造の不明瞭化を認め、周囲腸間膜の著明な肥厚を伴っていた。消化管外への炎症波及を伴っていることから、クローン病を強く疑うことができる。

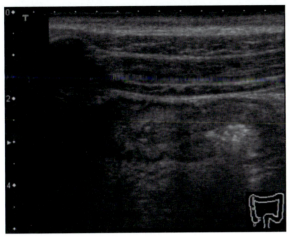

16歳　女児　クローン病（小腸・大腸型）

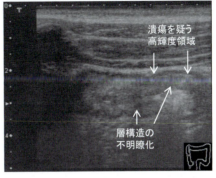

幾度となく再燃を繰り返している症例。右側腹部痛を訴え施行した超音波検査で上行結腸壁は最大約8.4 mmと肥厚し、層構造が不明瞭化している領域も確認できた。また、壁内には潰瘍を疑う高輝度領域も確認できる。

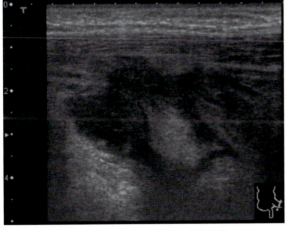

16歳　女児　クローン病（小腸・大腸型）

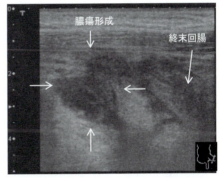

上記と同症例。圧痛の最も強い部位に一致して終末回腸が描出された。終末回腸周囲には著明な腸間膜の肥厚と不均一な液体貯留を認め、クローン病に伴う膿瘍形成を伴っていた。

Point

- 潰瘍性大腸炎とクローン病を合わせて炎症性腸疾患（inflammatory bowel disease：IBD）と呼ばれる。
- 一般的にクローン病は難治性で、再発・再燃を繰り返しながら進行するため、経過観察にも超音波検査が有用である。
- 厚生労働省の調査研究班による診断基準では、縦走潰瘍や敷石像が主要所見となっている。縦走潰瘍は4〜5 cm以上の長さの腸管長軸に沿った潰瘍でUS上は消化管壁層内の高エコーとして描出される。敷石像は大小不同の密集した玉石状の粘膜隆起であり、小腸粘膜によくみられる。

11. 腸間膜リンパ節炎

- 腸間膜リンパ節炎（mesenteric lymphadenitis）は炎症により腸間膜リンパ節の腫大を認める病態をいい、細菌やウイルスによる消化管や気道感染が原因となることが多い。特に小児の場合はYersinia Enterocolotica の感染が関与していることが多い。
- 臍部周辺から回盲部周辺が好発部位であり、下腹部痛から右側腹部痛を訴えることが多い。
- 腹膜刺激症状は認めないが臍部周辺から右下腹部にかけての疼痛を認め、発熱や白血球増加等の炎症所見を伴うことが多く、症状が類似する急性虫垂炎や腸炎との鑑別が問題になることが多い。

超音波所見

- 複数の腸間膜リンパ節腫大
- 長径：10 mm以上、短径：5 mm以上の腫大リンパ節が3つ以上で本症を疑う
- 腸間膜リンパ節腫大以外の所見は認めない

典型例画像

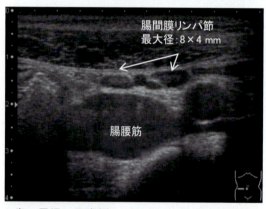

8歳　男児　正常例

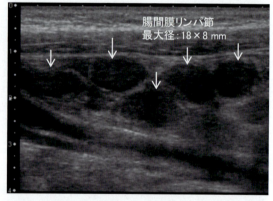

10歳　男児　腸管膜リンパ節炎

　腸間膜リンパ節炎による腫大リンパ節は扁平楕円形であることが多いが、炎症の程度が強いと類円形や多角形を示す場合もある。リンパ節辺縁部の髄質部分は均質な低エコーで描出され、リンパ節門部分は脂肪沈着を反映して高エコーに描出されるが、炎症、腫大の程度が強いとリンパ節門の高エコー領域は描出されなくなる傾向にある。ドプラではリンパ節門からのみ流入出する血流信号が確認できる。腫大リンパ節内部が不均質な場合や、リンパ節門以外からも流入出する血流が確認できる場合は、リンパ腫等の腫瘤性病変も鑑別にあがる所見である。

検査の進め方

 腸間膜リンパ節を確認し、大きさを計測する。

下腹部や回盲部を中心に腫大している腸間膜リンパ節を検索する。リンパ節が最大となる断面で長径、短径を計測する。長径 10 mm 以上、短径 5 mm 以上に腫大したリンパ節が 3 つ以上存在している場合は腸間膜リンパ節炎が鑑別にあがる。

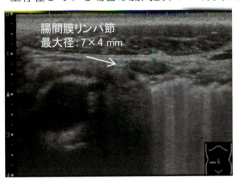

12 歳　女児　正常例
画像は腸間膜リンパ節の長径、短径を計測している画像で、A：長径 7 mm、B：短径 4 mm である。高周波プローブを用いて観察すればこのような正常例におけるリンパ節も明瞭に描出できる。

 虫垂腫大の有無を評価する

腸間膜リンパ節炎を疑う場合は必ず急性虫垂炎を除外する必要がある。虫垂を描出し、虫垂径が 6 mm 以下で虫垂炎を疑う異常所見がないことを確認する。

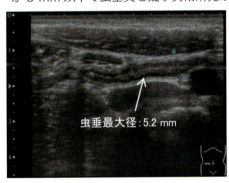

15 歳　女児　腸間膜リンパ節炎
画像では虫垂径を計測し虫垂炎を疑う所見がないことを確認している。急性虫垂炎でも回盲部の腸間膜リンパ節は腫大するため、腸間膜リンパ節炎を疑った場合は必ず急性虫垂炎の除外を試みる。

 他の腹痛の原因となる疾患を除外する

虫垂炎以外にも消化管の壁肥厚、腹腔内の炎症性疾患、婦人科疾患、腹水貯留等の異常所見の有無を確認し、他の腹痛の原因となる疾患を可能な限り除外する。

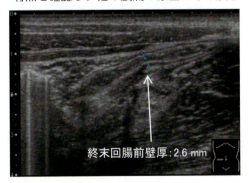

15 歳　女児　腸間膜リンパ節炎
画像では回盲部に壁肥厚がないことを確認しており、この他にも小腸、大腸の壁肥厚の有無を観察し、腸炎の鑑別を行う。また女児の場合は子宮、子宮付属器も観察する必要がある。

実際の症例

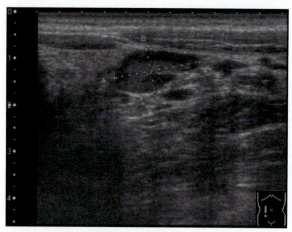

13歳　男児　腸間膜リンパ節炎

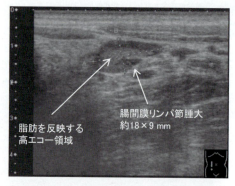

右下腹部痛を訴えて施行した超音波検査で腫大した腸間膜リンパ節を認めた。最大径は約18×9 mm、形状は扁平、楕円形、中心部にはリンパ節門に沈着した脂肪を反映した高エコー領域が確認できた。

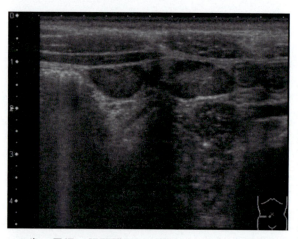

13歳　男児　腸間膜リンパ節炎

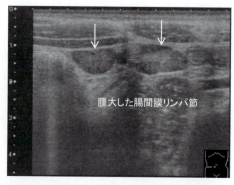

上記と同症例。右下腹部には5〜6個程度、同様に腫大したリンパ節が確認でき、腸間膜リンパ節炎が鑑別にあがる所見と考えた。回盲部や虫垂に異常所見を認めないことを確認し、腸間膜リンパ節炎疑うと報告した。

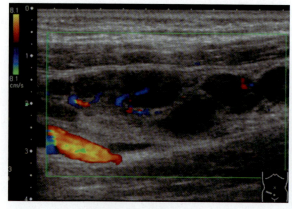

11歳　女児　腸間膜リンパ節炎

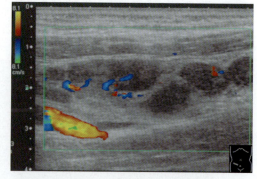

右下腹部に腫大した腸間膜リンパ節が集簇している様子が確認できた。Bモード画像ではリンパ節門を疑う高エコー領域は確認できないが、ドプラではリンパ節門を通過する血流信号が確認でき、正常なリンパ節門構造が保たれていると考えられる。

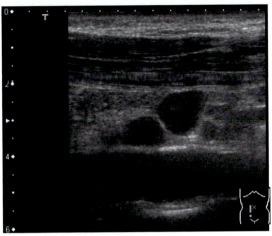

15歳　女児　腸間膜リンパ節炎

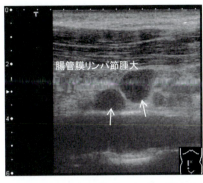

腹部正中から右下腹部にかけて腹痛を訴える部位に一致して腸間膜リンパ節腫大を認めた。最大径は約16×10 mm、内部のエコーレベルは低く、多角形で、リンパ節門に一致する高エコー領域は確認できない。

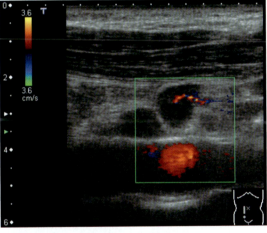

15歳　女児　腸間膜リンパ節炎

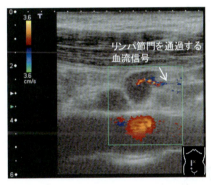

上記と同症例。カラードプラを用いて観察すると、リンパ節の一部分からのみ流入出する脈管が確認でき、リンパ節門を通過する血流形態を見ているものと考えられる。

🖝 Point 🖝

- 複数の腸間膜リンパ節腫大を認めるものの、腹腔内の炎症性疾患、虫垂腫大、消化管壁肥厚、等の異常所見を伴わない場合は腸間膜リンパ節炎として経過観察されるのが一般的である。
- 腸間膜リンパ節腫大の原因となる疾患や異常所見が確認できる場合は、その疾患に対する治療が優先される。腸間膜リンパ節炎との鑑別が問題となる急性虫垂炎等の急性炎症性疾患では、外科的治療の対象ともなるため、その鑑別は重要であり慎重に行うべきある。
- 女性の場合は下腹部痛を呈する婦人科疾患も念頭において鑑別をすすめる。

12. 腸管膜嚢腫・網膜嚢腫

- 腸間膜や網膜上に存在する被胞化された嚢胞性病変をそれぞれ腸間膜嚢腫、網膜嚢腫（mesenteric cyst）という。
- 発症部位で最も多いのは小腸腸間膜で全体の5割を占める。
- 網膜嚢腫には大網嚢腫、小網嚢腫があり、そのほとんどは大網嚢腫である。
- 腸間膜嚢腫、網膜嚢腫についての病理学的分類は現時点で統一されたものはなく、嚢胞状のリンパ管奇形（リンパ管腫）、単純性漿液嚢腫等が含まれる。
- 腸間膜嚢腫、網膜嚢腫は主に小児期に発見されることが多く、男女差はほぼない。
- 一般的に無症状で偶発的に発見されることが多い。

超音波所見

- 被胞化された腹部の嚢胞性病変
- 壁に層構造は認めない
- 腹部臓器と連続性は認めない

典型例画像

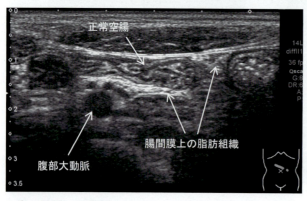

1歳　男児　正常例

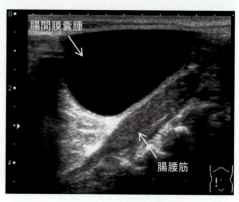

0歳6か月　男児　腸間膜嚢腫

　腸間膜嚢腫、網膜嚢腫は腹部臓器に連続せず、消化管や腸間膜、大網、小網に連続する嚢胞性病変で、被膜に層構造は認めない。小児において腹部の嚢胞性病変としては、重複腸管、卵巣嚢腫、嚢胞型胎便性腹膜炎、総胆管嚢胞、肝外発育型肝嚢胞、尿膜管嚢胞等が鑑別にあがる。超音波検査ではしばしば鑑別が困難な場合があり、特に卵巣嚢腫や重複腸管との画像所見の違いは乏しく、鑑別に苦慮することが少なくない。腸間膜嚢腫、網膜嚢腫は経時的に大きさに変化を認めないことが多いため、その経過観察としても超音波検査は有効である。

検査の進め方

✓ 腹部の囊胞性病変を検索する

肝下面から骨盤にかけて全体を観察し、囊胞性病変の有無を確認する。囊胞性病変を認めた場合は全周性に被胞化された病変であることを確認する。

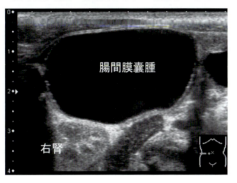

2歳　男児　小腸腸間膜囊腫
右腎の腹側に被胞化された囊胞性病変を認め、腸間膜囊腫が鑑別にあがる所見である。用手的圧迫で可動性が確認できることが多く、圧迫にて周囲臓器との可動性や分離を確認しながら由来臓器の特定をすすめる。

✓ 腹部実質臓器由来の囊胞性病変ではないことを確認する

腹部臓器や子宮、卵巣と連続しないことを確認する。特に女児の場合は卵巣囊腫の頻度が高いため、囊胞性病変と別に左右正常卵巣があることを確認できれば卵巣囊腫は否定的といえる。

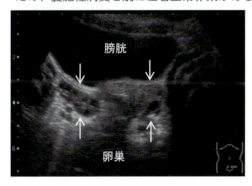

0歳6か月　女児　正常例
正常卵巣は下腹部に均質な低エコーの構造物として描出され、内部に複数の卵胞様構造物が無エコーで描出される。卵巣周囲には消化管も走行しているために超音波では確認し辛い場合もあるが、卵胞様構造物を手掛かりに卵巣を検索する。

✓ 囊胞性病変の壁層構造の有無を確認する

腸間膜囊腫や網膜囊腫は、その壁に層構造を認めない。囊胞性病変の壁に層構造が描出される場合は重複腸管や卵巣囊腫が鑑別にあがる。

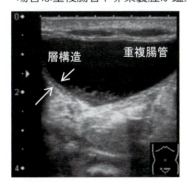

日齢1　男児　重複腸管
下腹部に被胞化された囊胞性病変を認め、腸間膜囊腫も鑑別にあがる所見である。しかし、囊胞性病変の一部の壁で層構造が確認できるため、腸間膜囊腫よりも重複腸管が疑わしいと考えることができる。

実際の症例

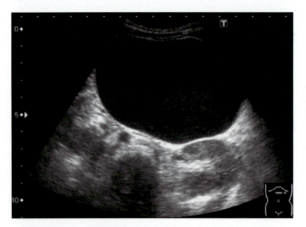

4歳　男児　大網嚢腫

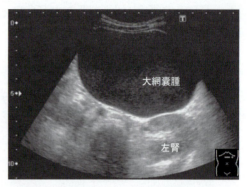

腹部膨満を訴え施行した超音波検査にて左腎の腹側に被胞化された嚢胞性病変を認めた。圧迫により消化管と同様に腹腔内を可動する様子が確認できた。

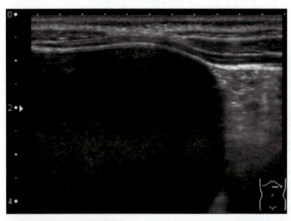

4歳　男児　大網嚢腫

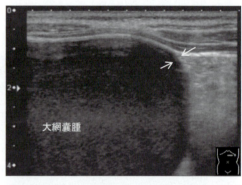

上記と同症例。高周波リニアプローブにて嚢胞壁を観察しても、被膜に明らかな層構造は確認できなかったため、腸間膜嚢腫も鑑別にあげた。後日施行された摘出術にて大網嚢腫と診断された。

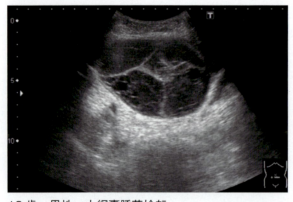

18歳　男性　大網嚢腫茎捻転

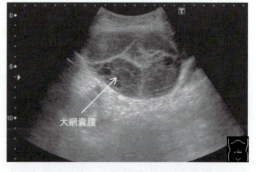

突如として発症した急性腹症で臍部に著明な疼痛を認めていた。圧痛を認める部位に隔壁構造を伴う嚢胞性病変を認め、内部は混濁したしていた。リンパ管奇形内の出血が疑われ、疼痛の改善が認められず外科的治療の対象となった。病理組織学的所見から大網に発生したリンパ管奇形の茎捻転と診断された。

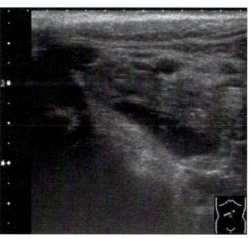

6歳　男児　腸間膜嚢腫疑い

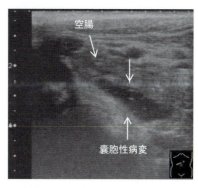

下腹部痛原因検索目的で施行した超音波検査にて腸炎の所見に加え、偶発的に空腸に接するように嚢胞性病変を認めた。病変は全周性に被胞化され壁の層構造は確認できなかった。

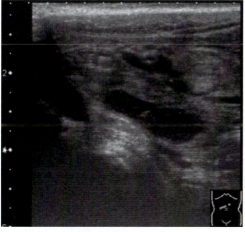

6歳　男児　腸間膜嚢腫疑い

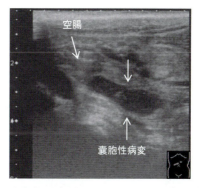

上記と同症例、リアルタイムでは用手的圧迫により小腸と同様に腹腔内を可動する様子が確認でき、嚢胞性病変の形態変化も確認できた。腸間膜嚢腫疑いとして経過観察中であるが、3年経過した段階で明らかな変化はみられていない。

☞ Point ☞

- 稀ではあるが腸間膜嚢腫、網膜嚢腫の重篤な合併症として、嚢腫の茎捻転がある。捻転は激しい腹痛を伴う急性腹症として発症し、疼痛を認める部位に一致して嚢腫が確認できる。
- 比較的頻度の高い小腸腸間膜嚢腫や大網嚢腫は可動性に富む場合が多く、用手的圧迫や解除を繰り返し、近傍の消化管と同様に可動する様子を確認する。

疾患別超音波検査

13. 重複腸管

- 重複腸管（duplication cyst）は先天性の消化管憩室であり、その内面に消化管内膜を有し、平滑筋に覆われ、正常消化管に隣接して筋層を共有している。
- 形態学的には管状型と球状型に分類され、さらに本来の腸管との交通の有無により交通性と非交通性に分類される。
- 管状型は交通性であることが多く、球状型は非交通性であることが多い。
- 重複腸管は舌から肛門までのどこでも発症しうる。部位別では小腸（40～56％）が最も多く、次いで結腸（15～30％）、食道（17～20％）に多い。
- 異所性胃粘膜や膵組織を伴っていることが多く、消化管出血、膵炎、消化管穿孔をきたすことがある。また、重複腸管は腸重積の先行病変になりえる。
- 一般的に成人でも認められるが、15歳未満の発症が70％以上と多い。

超音波所見

- 消化管に隣接する嚢胞性病変
- 嚢胞性病変の壁に層構造を認める
- muscular rim sign

典型例画像

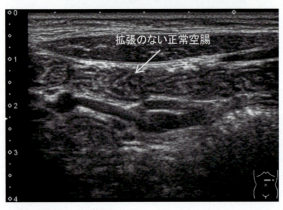

8歳　男児　正常例

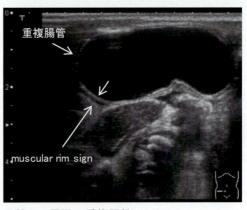

日齢1　男児　重複腸管

　重複腸管は被胞化された嚢胞性病変として描出されるが、実際に描出されるのは非交通性の重複腸管であり、交通性の重複腸管は正常消化管との区別が難しく、嚢胞性病変として描出されない。重複腸管壁には内側に存在する粘膜が高エコーで描出され、外層に存在する平滑筋が低エコーで描出される層構造を有している。この所見は muscular rim sign と呼ばれ50％以上の症例に認められるが、通常全周性に確認できることはない。壁が伸展した例等では層構造の確認が困難で腸間膜嚢腫、大網嚢腫、総胆管嚢腫、卵巣嚢腫、奇形腫、リンパ管奇形等との鑑別が問題になることがある。また、卵巣嚢腫では muscular rim sign に類似した所見が得られることがあり、その場合は経過観察で経時的な縮小傾向を認めれば卵巣嚢腫が疑われる。

検査の進め方

✓ 腹部の囊胞性病変を検索する

正常消化管に隣接する囊胞性病変を検索する。画像検査で囊胞性病変として描出されるのは非交通性重複腸管であり、内部に消化管ガスは認めない。

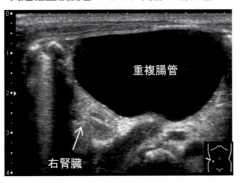

日齢4　女児　重複腸管
重複腸管は一般的に数cm以上の比較的大きな囊胞性病変として描出されることが多く、描出自体が問題となることは少ない。消化管の系統的走査をせずとも腹腔内を全般的に確認すれば囊胞性病変の有無は確認できる。

✓ 囊胞性病変の壁層構造の有無を確認する

腹部の囊胞性病変は重複腸管以外にも鑑別疾患があるが、囊胞性病変の壁に消化管と類似する層構造、muscular rim signが確認できる場合は重複腸管を疑う。

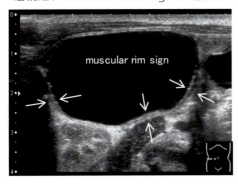

日齢4　女児　重複腸管
囊胞性病変の一部で内側が高エコー、外側が低エコーで描出される層構造が確認でき、muscular rim signが疑われる。重複腸管が疑われる所見ではあるが、女児であるため卵巣囊腫も鑑別として考慮する必要がある。

✓ 近傍の消化管に通過障害がないか確認する

重複腸管は腸重積の先行病変となりうる。重複腸管が鑑別にあがる囊胞性病変を認めた場合は、腸重積の存在や周囲消化管の拡張等の通過障害がないことを確認する。

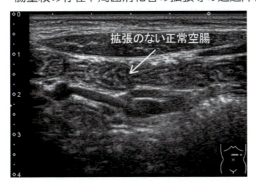

8歳　男児　正常例
重複腸管を疑う囊胞性病変を認めたら、その周囲消化管の拡張や通過障害の有無を確認する。また、用手的圧迫によって囊胞性病変と近傍の消化管の連続性が確認できれば、より重複腸管が疑われる。

実際の症例

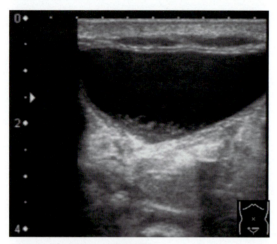

日齢1日　男児　重複腸管

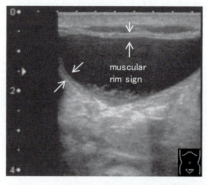

胎児エコーで下腹部に嚢胞性病変を指摘されていた。出生後の超音波検査で下腹部正中に約44×36×21 mm の嚢胞性病変を認めた。壁には muscular rim sign を疑う層構造も確認でき、重複腸管を疑った。

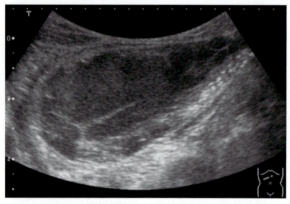

13歳　男児　重複腸管

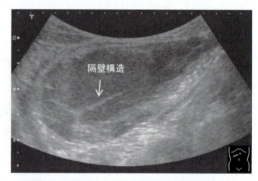

腹痛精査で施行した超音波検査で右側腹部に約65×42×37 mm の嚢胞性病変を認めた。内部には隔壁構造を認め、内容液はやや混濁し、出血を伴っている可能性があると考えた。

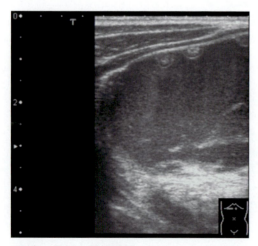

13歳　男児　重複腸管

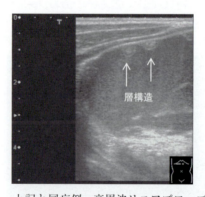

上記と同症例。高周波リニアプローブで観察すると、部分的に消化管層構造に類似する所見を認め重複腸管も鑑別にあがると考えたが、リンパ管奇形や腸間膜嚢腫等の嚢胞性病変との鑑別は困難であった。後日摘出術が施行され、出血を伴った重複腸管であった。

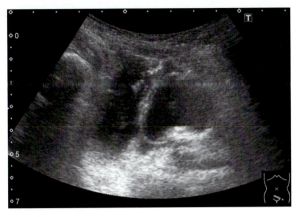

5歳　男児　重複腸管

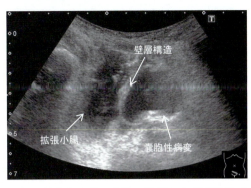

血便、嘔吐を主訴に来院、施行した超音波検査で下腹部に拡張した小腸と囊胞性病変を認めた。囊胞性病変には層構造が確認できることから重複腸管が疑われた。

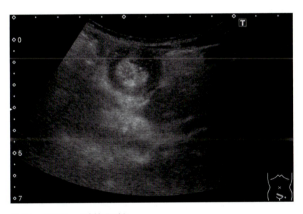

5歳　男児　重複腸管

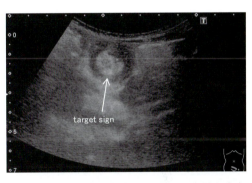

上記と同症例。囊胞性病変から少し位置を変えて観察すると、target sign が確認でき、口側腸管の拡張を認めていた。重複腸管が先行病変となった腸重積が疑われた。

Point

- 女児の場合、頻度が多く鑑別に苦慮する囊胞性病変として卵巣囊腫がある。囊胞性病変と離れた位置に左右正常卵巣が存在することを確認できれば卵巣囊腫は否定的である。
- 重複腸管は縮小傾向を認めないが、乳児期の卵巣囊腫は縮小傾向を認めることが多い。そのため、経過観察を行って縮小傾向の有無を確認することが鑑別に有効である。
- 隣接消化管の蠕動に伴って重複腸管自体にも蠕動を認めることがあり、囊胞性病変をじっと観察し蠕動が確認できれば鑑別に有用な情報となる。
- 囊胞性病変に muscular rim sign を認めないからといって重複腸管の否定はできない。
- 卵巣囊腫でも muscular rim sign に類似する所見を呈することがあるため、muscular rim sign を認める例でも女児の場合は必ず卵巣囊腫を考慮して鑑別をすすめる。

疾患別超音波検査

14. 腸回転異常症・中腸軸捻転

- 腸回転異常症（malrotation）は胎生期に中腸（十二指腸から横行結腸の 2/3 程度まで）が腹腔内に還納される際の発生学的異常をいう。
- 通常は中腸が 270°回転するところを 90°で回転が止まる non-rotation type、180°で回転が止まる mal-rotation type、逆回転を認める reversed rotation type と傍十二指腸ヘルニアである paraduodenal type の 4 つに分類され、本症の大半は non-rotation type と mal-rotation type である。
- 消化管の通過障害に伴う嘔気、嘔吐を呈する例から無症候性で成人後に偶発的に発見される例まで自覚症状は様々である。
- 腸回転異常により異所性靱帯が形成され、この靱帯を中心に中腸が捻転してしまう病態を中腸軸捻転（midgut volvulus）といい、消化管の通過障害に加え血流障害により広範囲の小腸壊死の危険性があり緊急外科的治療の対象となる

超音波所見

腸回転異常症
- 腸間膜動脈（SMA）、腸間膜静脈（SMV）の位置異常（SMV rotation sign）
- 十二指腸水平部の走行異常
- 回盲部の位置異常

中腸軸捻転
- SMA周囲のSMVの渦巻き像（whirlpool sign）

典型例画像

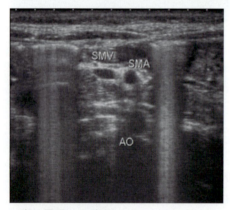

3歳　男児　正常例

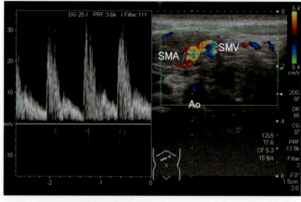

7歳　女児　腸回転異常症

　腸回転異常症は無症候性で検診やドック等によって偶発的に発見される場合も少なくない。原因不明の嘔吐、嘔気、慢性的な嘔吐、嘔気が認められる場合は腸回転異常症を念頭において検査を行う。SMV rotation sign を認める例では腸回転異常症の可能性が高く特異度の高い所見ではあるが、腸回転の程度によって SMV rotation sign を認めない腸回転異常もあり感度が高い所見ではない。そのため、腸回転異常症の可能性がある場合には SMV rotation sign に加えて、十二指腸水平部や回盲部等が正常な位置に存在していることを確認する必要がある。中腸軸捻転の 50％以上は生後 1 か月程度で発症し、そのうちの 30％程度は生後 1 週間で発症する。そのため、0 歳児の胆汁性嘔吐症例においては中腸軸捻転を考慮し検査をすすめる。

検査の進め方

SMAとSMVの位置関係を確認する

通常、腹腔内でSMAはSMVの左側を走行するが、腸回転異常症ではSMA本幹とSMV本幹の走行が左右逆転しSMAがSMVの右側へと偏位することがあるため、その走行を確認する。

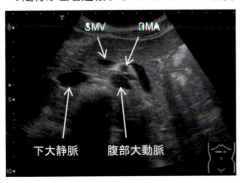

6歳　男児　正常例
腹部大動脈から分枝するSMA本幹と、門脈から分枝するSMV本幹を同時に描出し、SMAとSMVの走行を足側へ向かって確認することで、SMV rotation signの有無を確認できる。

十二指腸水平部を確認する

通常、十二指腸上行部はトライツ靱帯に固定されているが、腸回転異常症ではトライツ靱帯による十二指腸の固定されていない。そのため、十二指腸の水平部、上行部は正常例と異なる走行を認めることがあり、その走行を確認する。

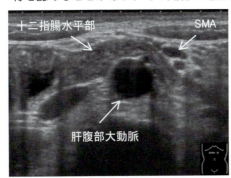

5歳　男児　正常例
正常例では画像のように十二指腸水平部から上行部にかけてが、腹部大動脈とSMAの間を水平、またはやや左頭側に向かって走行する。腸回転異常症では十二指腸が腹部大動脈とSMAの間を走行しなかったり、走行しても尾側へと走行することがある。

回盲部の位置を確認する

腸回転異常症では回盲部の右下腹部への固定が認められない。そのため、右下腹部に回盲部を描出できないことが多く、右下腹部の最背側、最外側に上行結腸、盲腸が確認できない場合は腸回転異常症を考慮する。

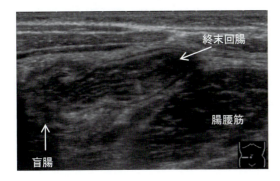

2歳　男児　正常例
右下腹部に回盲部が観察されているため、腸回転異常症は否定的である。SMV rotation signがないこと、十二指腸水平部と回盲部が正常に観察されることが確認できれば、腸回転異常症は除外できる。

実際の症例

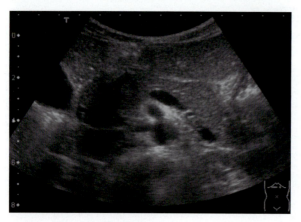

11歳　男児　腸回転異常症

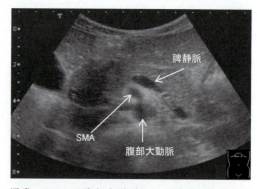

通常、SMAは腹部大動脈から分枝後、腹部大動脈の腹側を尾側へ向かって走行するが、画像ではSMAが分枝直後から右側へと偏位して走行している様子がわかる

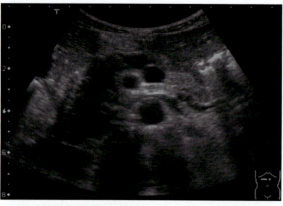

11歳　男児　腸回転異常症

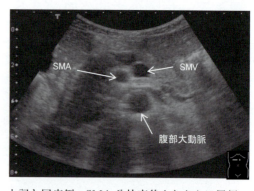

上記と同症例。SMA分枝直後よりさらに尾側へと観察をすすめると、SMAはSMVの右側へと完全に偏位しそれぞれの位置関係が逆転していた。SMV rotation signであり、腸回転異常症と判断できる所見である。

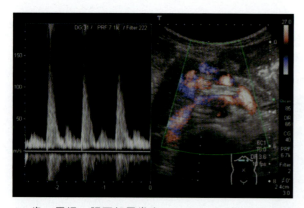

11歳　男児　腸回転異常症

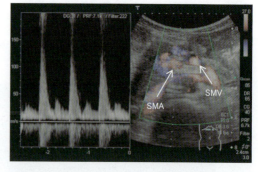

上記と同症例。SMV rotation signはBモード画像だけではSMAとSMVの区別がつきにくいため、SMAのパルスドプラを計測することでSMAが右側を走行している様子を静止画として記録することができる。

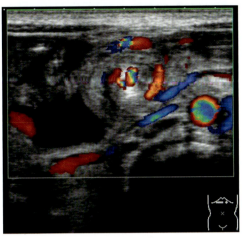

日齢1　男児　中腸軸捻転

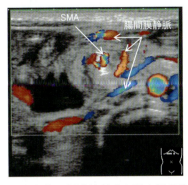

出生直後、胆汁性嘔吐を認め超音波検査を施行。腹部大動脈の右側にSMAを中心とした類円形の構造物を認め、ドプラではSMAを取り巻くような静脈が確認できた。whirlpool signであり、中腸軸捻転の所見である。

Point

- SMV rotation signは腸回転異常症を強く疑う所見であるが、SMV rotation signを認めない場合でも腸回転異常症を除外することはできない。
- 腸回転異常症では腹部正中や上腹部に回盲部や虫垂が観察されることが多い。
- 症状を認めない腸回転異常症の場合、腸回転異常症に対して治療対象とならないが、将来的に急性虫垂炎や憩室炎等の消化管疾患を発症した際に早期診断や治療に繋がるため、その診断価値は高い。
- 中腸軸捻転は異所性靱帯であるLadd靱帯を中心に捻転が起きる。Ladd靱帯は腹部正中よりも右側で形成されるため、捻転病変部分は腹部大動脈よりも右側に存在する。

図1　正常発生についてのシェーマ（文献45）より改変）

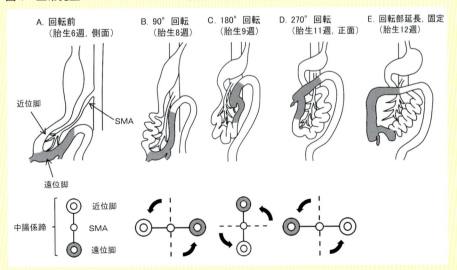

腸回転異常症は大半がnon-rotation typeとmal-rotation typeである。つまり画像の「B」または「C」で回転が止まった状態である。

15. 腸閉塞

- 腸閉塞 (intestinal obstruction) は何らかの原因によって消化管に通過障害を来した状態をいう。
- 消化管運動の減弱によって生じる麻痺性イレウスと、消化管の機械的狭窄や閉塞によって生じる機械性腸閉塞に分類される。
- 機械性腸閉塞はさらに通過障害のみが生じている単純性腸閉塞と、通過障害に加え血流障害を伴っている絞扼性腸閉塞に分類される。
- 絞扼性腸閉塞は腸管壊死、穿孔、腹膜炎、多臓器不全を引き起こす可能性があり、緊急外科的治療の対象となる。
- 腸閉塞の原因は様々であるが、成人と比較して小児の場合は腸捻転、腸重積、鼠径ヘルニア、内ヘルニア、メッケル憩室等の先天的要因を持つ疾患で発症するものが多い。

超音波所見

- 消化管の拡張
- 拡張小腸内のケルクリング襞 (keyboard sign)
- 腸内容物の反復性の流動 (to and fro movement)

絞扼性腸閉塞の場合
- 消化管層構造の不明瞭化、消失
- 小腸ケルクリング襞の不明瞭化、消失
- to and fro movement の停止
- 著明な腹水貯留

典型例画像

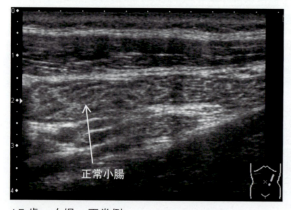

15歳　女児　正常例

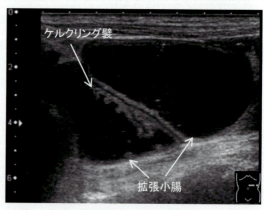

13歳　女児　麻痺性イレウス

　消化管が拡張し蠕動運動による内腔の消失が確認できない場合は腸閉塞を疑う所見である。腸内容物の肛門側への流動、口側への逆流が繰り返される所見を to and fro movement と呼び、消化管の通過障害による所見である。また小腸が拡張している場合は小腸壁に配列したケルクリング襞がピアノの鍵盤に類似することから keyboard sign と呼ばれる。腸閉塞の場合はこれらの所見や、微弱ながらも蠕動運動が確認できれば消化管が生きている証明となり絞扼性腸閉塞は否定的である。蠕動運動の消失、to and fro movement の消失、消化管壁層構造の消失、小腸ケルクリング襞の消失が確認される場合は消化管の血流障害が疑われる所見であり、絞扼性腸閉塞を念頭に検査をすすめる。

検査の進め方

 ### 消化管拡張を認める範囲を確認する

消化管の拡張を認めたら、その範囲を把握する。拡張した消化管から肛門側へと観察を進め、拡張していない消化管との境界を検索し、おおよその閉塞起点となっている部位を推定する。

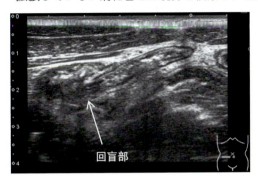

14歳　男児　正常例
消化管ガスで内部が充満している場合以外は消化管拡張の確認は比較的容易である。実際には胃、空腸、回腸、回盲部、上行結腸、下行結腸、等の確認しやすい消化管を何点か観察することで拡張の範囲を知ることができる。

 ### 絞扼性腸閉塞の可能性について評価する

拡張を認める消化管において、蠕動運動の停止、to and fro movement の停止、小腸のケルクリング襞の消失等の絞扼性腸閉塞を疑う所見の有無について評価する。絞扼性の可能性があると判断される場合は、時間をかけずに評価を行い速やかに造影CT検査へ移行する。

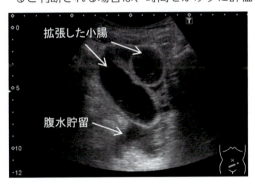

10歳　女児　絞扼性腸閉塞（内ヘルニア）
消化管拡張を認めた場合は、プローブの動きを止め拡張した消化管を数十秒じっと観察し、蠕動運動や to and fro movement を確認する。画像では小腸壁にケルクリング襞が確認できず、周囲に腹水も確認できるため、絞扼性を疑う所見である。

 ### 腸閉塞の原因疾患を検索する

超音波上、腸閉塞の原因疾患の特定は困難である場合も少なくないが、可能な限り原因疾患の特定に努める。手術歴の有無に加え小児の場合は年齢や閉塞起点となっている部位から推定される疾患も考慮しながら検査をすすめる。

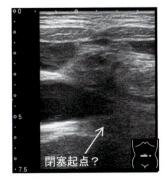

10歳　女児　絞扼性腸閉塞（内ヘルニア）
上記と同症例。終末回腸からやや口側の回腸に拡張が急峻に先細る部位を認めた。明らかな腫瘤や炎症は認めず、閉塞起点となっている部位からメッケル索状物や内ヘルニアを鑑別にあげたが原因の特定には至らなかった。

実際の症例

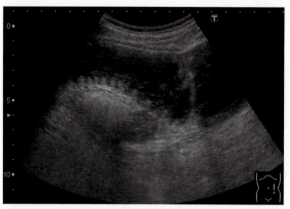

7歳　男児　麻痺性イレウス（汎発性腹膜炎による）

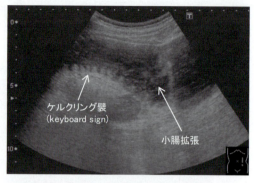

下腹部痛を主訴に US 検査施行。小腸は回腸を中心に拡張を認め、keyboard sign が確認できた。微弱ながら蠕動運動も確認でき絞扼性変化は否定的と考えられた。急性穿孔性虫垂炎を疑う所見も確認できたため、麻痺性イレウスを疑った。

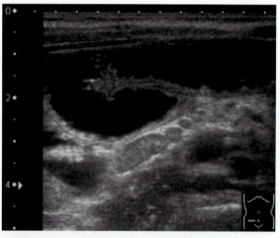

4歳　女児　麻痺性イレウス（汎発性腹膜炎による）

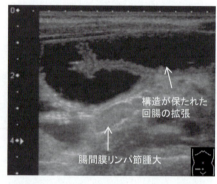

数日前から続く腹痛を主訴に来院。US 検査で結腸の拡張は認めなかったが、回腸を中心とした小腸の拡張を認めた。小腸壁層構造は保たれ、蠕動も確認でき絞扼性変化は否定的であった。

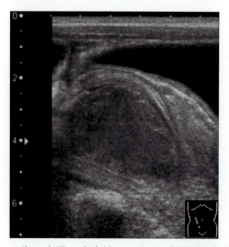

4歳　女児　麻痺性イレウス（汎発性腹膜炎による）

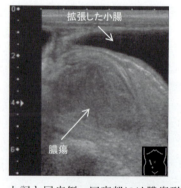

上記と同症例。回盲部には膿瘍形成を疑う液体貯留と周囲組織への炎症波及を示唆する淡い輝度上昇が確認でき、急性穿孔性虫垂炎に伴う膿瘍形成が疑われた。汎発性腹膜炎が疑われ麻痺性イレウスを合併していると考えた。

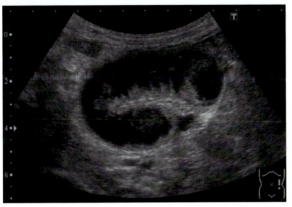

2歳　女児　機械性絞扼性腸閉塞（内ヘルニアによる）

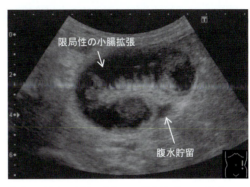

腹痛、嘔吐、活気不良にて施行したUS検査にて限局する小腸の拡張を認めた。蠕動運動は確認できず、小腸周囲には腹水の貯留も認めた。

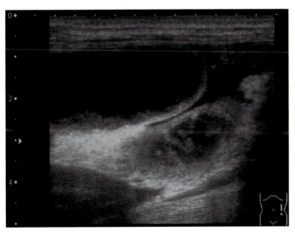

2歳　女児　機械性絞扼性腸閉塞（内ヘルニアによる）

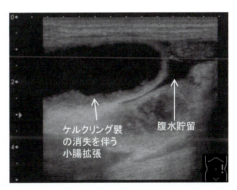

上記と同症例。高周波リニアプローブで観察しても蠕動運動、to and fro movement は確認できず、層構造は不明瞭化し、ケルクリング襞が確認できない領域もあったため、絞扼性腸閉塞を疑った。傍十二指腸ヘルニアによる絞扼性腸閉塞であった。

☞ Point ☞

- 一般的に「イレウス」と「腸閉塞」は同義として使用されることがあるが、欧米の文献では機能性イレウスは「ileus」、機械性腸閉塞は「bowel obstruction」として別の意味で使用されており、本頁もこれに沿って記載している。
- 消化管壁にドプラを用いて絞扼性腸閉塞か否かを評価する方法もあるが、消化管全体を評価するには時間がかかり過ぎる点や、絞扼部分以外の消化管では血流が認められる点などから、ドプラによる絞扼性の評価は困難な場合が多い。
- 超音波検査で絞扼性腸閉塞の可能性があると判断される場合は速やかに血流障害の評価を行うために造影CT検査へ移行するように心がける。

16. 消化管悪性リンパ腫

- 悪性リンパ腫（malignant lymphoma of the intestinal tract）は造血幹細胞の癌で、リンパ系組織や節外臓器（リンパ外臓器）から発生する。
- 消化管の悪性リンパ腫は節外臓器発生の悪性リンパ腫であるが、一般的に消化管に悪性リンパ腫の病変を認めても、消化管が原発か否かの判断は困難である例が多い。
- 消化管悪性リンパ腫の原発部位別では胃が 50～60％と最も多く、次いで小腸 20～30％、大腸 5～15％の順に多い。
- 消化管悪性リンパ腫は腸管長軸方向への発育を示し、大きく発育しても周囲との癒着が起こり難く、内腔が狭小化することなく保たれていることが多い。
- 病変はしばしば多発し、複数の消化管病変を認める例もある。
- 症状は乏しい傾向にあるが、腹痛を訴える場合が多い。

超音波所見

- 消化管内腔が保たれた著明なびまん性壁肥厚
- 病変部の層構造の消失
- 病変部のエコーレベルは非常に低い
- 病変部は血流豊富
- 近傍のリンパ節腫大

典型例画像

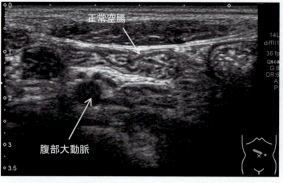

1歳　男児　正常例

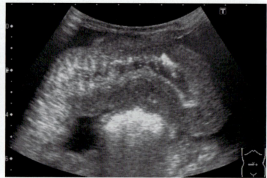

4歳　男児　悪性リンパ腫

　悪性リンパ腫の消化管病変は 10～20 mm 程度の著明な壁肥厚がびまん性に観察されるため、その同定は比較的容易である。一見すると驚くほどの壁肥厚が長い領域で確認できるわりに、消化管内腔が保たれ狭窄していない、というのが特徴的所見である。病変部は層構造が消失しエコーレベルは低く均質で豊富な血流信号が得られる。近傍の複数のリンパ節が類円形に腫大しエコーレベルが低い場合や、周囲の肝臓や脾臓にもエコーレベルが低い浸潤病変が描出されれば悪性リンパ節を疑うのは容易である。悪性リンパ腫は消化管に複数病変持つ可能性がある疾患として特徴的であるが、クローン病も非連続性区域性病変をもつ疾患として鑑別にあがる。しかしこの2つの疾患では消化管の内膜面や肥厚の程度、壁の均質性などの超音波所見が異なる傾向にある。

検査の進め方

消化管の壁肥厚を検索する

悪性リンパ腫における消化管壁肥厚はびまん性に著明な肥厚を認めることが多く、病変部の同定は比較的容易であることが多い。複数の病変を認めることもあるため、胃から直腸まで全体の観察が必要になる。

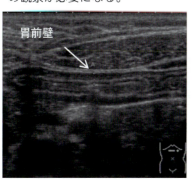

14歳　男児　正常例
悪性リンパ腫の病変はある程度の長さをもった著明な壁肥厚を認めることが多いため、画像のように層構造の保たれた消化管壁が確認できれば消化管の悪性リンパ腫は否定的である。

消化管壁肥厚部の厚みと層構造の評価を行う

消化管壁肥厚部の壁厚を計測し、胃壁 5 mm、小腸 4 mm、大腸 3 mm 以上で肥厚と考える。また消化管壁肥厚部分の層構造の不明瞭化の有無を確認する。

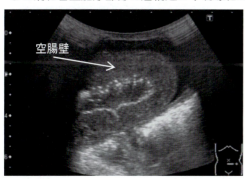

4歳　男児　悪性リンパ腫
小腸全域に著明な消化管壁肥厚を認め、最大壁厚は約 14 mm であった。肥厚部分は全て消化管壁層構造は確認できず、壁は均質な低エコーで描出されている。比較的典型的な超音波所見を呈している。

周囲のリンパ節腫大や肝臓、脾臓を観察する

消化管の悪性リンパ腫を認めた場合、その周囲の腸間膜や傍大動脈領域のリンパ節、肝臓、脾臓にも悪性リンパ腫病変が確認できることがあるため、これらの観察を行い病変の範囲を把握する。

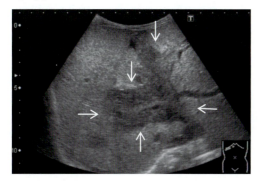

4歳　男児　悪性リンパ腫
消化管の広い範囲でリンパ腫を疑う病変を認め、腸間膜リンパ節にも悪性リンパ腫を疑う著明な腫大を認めていた。肝臓を観察すると肝門部を中心として不整、不均質な低エコー領域が確認でき、血流も豊富に描出された。肝内の悪性リンパ腫病変と考えられた。

実際の症例

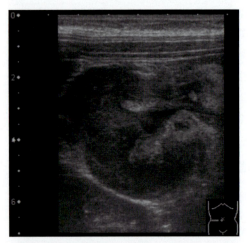

8歳　男児　悪性リンパ腫

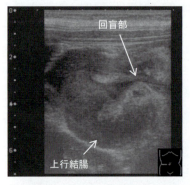

終末回腸に異常は指摘できなかったが、盲腸、上行結腸に限局する著明な壁肥厚を認めた。小腸の蠕動運動は正常に観察され、拡張も認めず、病変による消化管通過障害を示唆する所見は認めなかった。

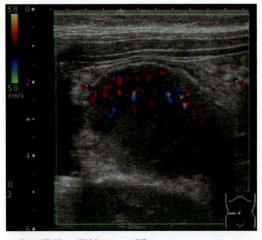

8歳　男児　悪性リンパ腫

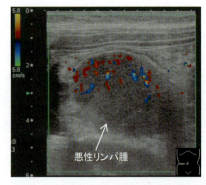

上記と同症例。消化管壁肥厚部分は境界明瞭、平滑、内部は比較的均質でエコーレベルは低く、ドプラにて豊富な血流信号が確認できた。悪性リンパ腫の特徴的所見が得られている。

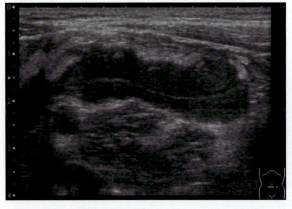

8歳　男児　悪性リンパ腫

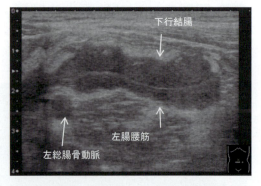

上記と同症例。観察をすすめると下行結腸にも限局した壁肥厚を認めた。超音波所見は上行結腸の病変と同様に描出され、悪性リンパ腫の複数病変と考えた。

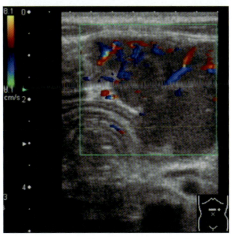

8歳　男児　悪性リンパ腫を先行病変とした腸重積

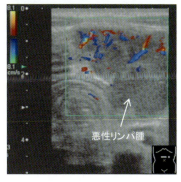

嘔吐を主訴に来院、施行した超音波検査で横行結腸に腫瘤性病変を認めた。病変部は比較的均質な低エコーで描出され、豊富な血流信号を伴っており、悪性リンパ腫が鑑別にあがった。

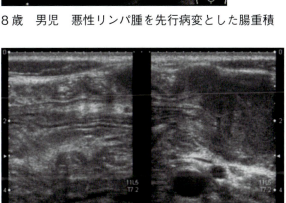

8歳　男児　悪性リンパ腫を先行病変とした腸重積

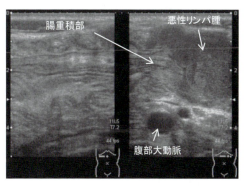

上記と同症例。消化管腫瘤周囲を観察すると、口側腸管で重積が起こっていることが確認できた。正常な回盲部が確認でき結腸－結腸型の腸重積と考えられた。

☞ Point ☞

- 小児の場合は腸重積として発症し、その先行病変として悪性リンパ腫が認められる場合がある。3歳を超える場合や回盲部以外での腸重積の場合は、消化管腫瘍を念頭においた先行病変の検索が重要である。
- 超音波検査では生体内の音響インピーダンスの変化がある部位から反射した超音波を画像化しているが、悪性リンパ腫の病変部分は同じ細胞が密に配列する構造を呈しているため、病変部分からの反射が起こりにくくなる。そのため、超音波画像では悪性リンパ腫病変部のエコーレベルは低く、均質で、後方エコーは増強する傾向になる。

Ⅱ 検査各論 ７ 消化管 参考文献

1) 北見昌広：小児超音波の基準値と正常像．小児科診療，vol.76 No.10: 1511-1518, 2013.
2) 金川公夫，河野達夫：小児超音波診断のすべて．メジカルビュー社，2015.
3) 吉村徹郎：消化器疾患の治療－胃炎．医学と薬学，59（4）: 498-503. 2008.
4) 加藤元嗣：急性胃炎と慢性胃炎．診断と治療，Vol97-No.6: 29-35. 2009.
5) 川瀬弘一：乳幼児健診でみつかる外科系疾患 肥厚性幽門狭窄症．小児科診療，75（2）268-272. 2012.
6) 内田広夫：幽門狭窄症．小児科診療，74（4）669-672. 2011.
7) Forman HP: A rational approach to the diagnosis of hypertrophic pyloric stenosis: do the results match the claims? J Pedeatr Surg 25: 262-266. 1990.
8) 藤永周一郎：血管性紫斑病．Modern Physician Vol.31 No.2 233-235. 2011.
9) 森一越：IgA 血管炎（Henoch-Schonlein 紫斑病）．小児科臨床，68（4）; 915-919, 2015.
10) 佐藤博之：小腸の内視鏡所見－シェーンライン・ヘノッホ紫斑病．Frontiers in Gastroenterology Vol.15 No.3 43-47. 2010.
11) 岩崎信広：ステップアップ消化管超音波検査．医歯薬出版．2006.
12) Fox PF: Uncommon unbilical anomalies in children. Surg gynecol Obstet 92: 91-100, 1951.
13) 田中早苗，ほか：Meckel 憩室－本邦報告例 444 例の統計的観察を中心に．外科診療，13: 818-826, 1971.
14) 山本弘：Meckel 憩室の合併症の検討－とくに急性腹症を中心に－．小児外科，27 642-648, 1995.
15) 大畠雅之，ほか：臍病変を伴った臍腸管・尿膜管遺残症例の検討．日本小児外科学会誌，39: 22-26, 2003.
16) 久保実：腸重積－日常診療における危急的症例．小児科診療，6:989-995, 2010.
17) 余田篤：腸重積－知っておくべき小児科の知識．Modern Physician Vol.31 No.2, 2011-2.
18) 井出健太郎：腸重積症－診断における CT の意義．小児外科，39: 500-504, 2007.
19) 田中芳明：腸重積症．小児内科．40 増刊号：520-522, 2008.
20) 厚生労働省：平成 22 年食中毒発生状況．
21) 松橋信行：感染性腸炎．診断と治療，vol.100-No6 129-136. 2012.
22) 藤井徹：細菌性腸炎．小児科臨床，vol.63 No4 117-122. 2010.
23) 桜井正見，岡村隆徳 著：腹部救急超音波診断．中山書店．2014.
24) 中村陽一：急性腹症の診断と治療：胃・小腸・大腸 急性虫垂炎．外科，71: 253-257, 2009.
25) Wakeley CPG: The position of vermiform appendix as described by analysis of 10,000 cases. J Anet 67: 277-283, 1933.
26) Ahmed I: The position of the vermiform appendix at laparoscopy. Surg Radiol 29（2）: 165-168, 2007.
27) 宮城良充：消化器救急疾患とその対応 虫垂炎：外科治療，Vol.93 No.6: 678-688, 2005: 12.
28) Wilcox, MH. Gastrointestinal disorders and the critically ill. Clostridium difficile infection and pseudomembranous colitis. Best Pract. Res Clin Gastroenterol. 17（3），475-493, 2003.
29) 勝木伸一，他．抗生物質と腸炎．臨床消化器内科，13（8）: 1163-1168, 2001.
30) Elinav E et al. Prolonged ileus a solemanifestation of pseudomembranous enterocolitis. Int J Colorectal Dis, 19（3）: 273-276, 2004.
31) 久部高司：炎症性腸疾患の診断のポイント．診断と治療，vol.100-No.6 91-97. 2012.
32) 潰瘍性大腸炎の診断基準改訂案（平成 21 年度）．厚生労働科学研究費補助金難治性疾患克服研究事業．難治性炎症性腸管障害調査に関する調査研究（渡辺班）．平成 21 年度総括・分担研究報告書．484-488. 2010.
33) 潰瘍性大腸炎・クローン病 治療指針 平成 28 年度改訂（平成 29 年 1 月 25 日）．厚生労働科学研究費補助金 難治性疾患克服研究事業「難治性炎症性腸管障害に関する調査研究」（鈴木班）平成 28 年度分担研究報告書，2017 年 3 月．
34) 清水泰岳：小児炎症性腸疾患の診断．小児科臨床，vol.65 No.1 15-24. 2012.
35) 厚生労働科学研究補助金 難治性疾患等政策研究事業「難治性炎症性腸管障害に関する調査研究」（鈴木班）平成 27 年度分担研究報告書別冊 平成 27 年度改訂版潰瘍性大腸炎・クローン病 診断基準・治療指針，2016.
36) Siegel MJ, et al: Pediatric Sonography, 4th ed, Lippincott Williams & Wilkins, Philadelphia, 2010, p323-338.
37) Burnett W. E. et al: Arch. Surg., 60:699, 1950.
38) Takeuchi S. et al: Jpn. J. Surg., 9: 359, 1979.
39) 服部春生，ほか：茎捻転による急性腹症を呈した大網嚢腫の 1 例．小児科臨床，第 36 巻，No.3, 602-604, 1983.
40) Macpherson RI: Gastrointestinal tract duplications: clinical, pathologic, etiologic, and radiographic considerations. Radiographics 13: 1063-1080, 1993.
41) 長嶺信夫：消化管重複症－症例報告ならびに本邦文献報告 180 例の統計的観察．外科診療，19:466-471, 1977.
42) 星加奈子，ほか：下血を契機に発見された回腸重複腸管の一例－本邦報告例の検討を含めて－．日本大腸肛門病会誌，55:43-46, 2002.
43) 森村絵里：腸回転異常症 腹壁破裂 臍帯ヘルニア．周産期医学，37（11）: 1437-1411, 2007.
44) 田口智章：腸回転異常症．周産期医学・必修知識第 6 版 36（増刊）: 621-623, 2006.
45) 横山清七：腸回転異常．標準小児外科学，4 版，118, 医学書院，2000.
46) 長谷川雄一，遠田栄一 編：消化管超音波検査（月刊 Medical Technology 別冊）．医歯薬出版，2006.
47) 上野滋：絞扼性イレウス．小児科診療．6: 137-143; 2010.
48) 正木忠彦：イレウスの診断の進め方－最近の展開．外科治療，vol.94 No.6: 889-894, 2006.
49) 栃尾人司，ほか：腸管悪性リンパ腫の超音波像．J Med Ultrasonics Vol.24 No.1: 21-28, 1997.
50) 佐々木亮，ほか：腸管悪性リンパ腫の臨床病理学的検討．胃と腸，vol.23: 1315-1322, 1998.
51) 中山すぎ子，ほか：術前超音波検査が有用であった小腸悪性リンパ腫 5 例の検討．日本臨床外科学会雑誌，Vol.59: 2597-2602, 1998.

8 子宮・卵巣

子宮
- 子宮の超音波検査では先天性異常・形態異常の有無、腫瘤性病変の有無、子宮の大きさ、内腔の液体貯留の有無の評価が基本になる。
- 可能であれば前処置として尿溜めをし、膀胱を音響窓として利用すると子宮を描出しやすい。ただし、尿を溜めすぎるとプローブで圧迫することが困難となり、逆に観察し辛くなるため適度な尿溜めを心がける。
- 恥骨直上で子宮に対して横断像、縦断像を描出するが、子宮体部が前屈している場合は正確な横断像で描出することは難しい。

卵巣
- 卵巣の超音波検査では卵巣の大きさ、卵胞の大きさ、腫瘤性病変の有無、左右差の有無の評価が基本になる。
- 可能であれば前処置として尿溜めをした方が、消化管ガスの影響を受けにくく卵巣を描出しやすい。
- 卵巣は靱帯によって骨盤壁と子宮に支持されているが、卵巣の可動性は高く、卵巣の位置は個人差が大きい。思春期には増大とともに子宮後外側に位置するようになる。
- 通常卵巣実質は均質な低エコーで描出される。内部に類円形の卵胞（無エコー）を伴う卵巣を検索する。卵巣が確認できたら卵巣が最も長く描出される長軸像、その断面に直行する短軸像から卵巣の評価を行う。

1 走査方法

1-1 子宮

1）下腹部横走査

- 恥骨の頭側にプローブをあてて横断像として膀胱の背側に子宮を描出する方法である。
- 膀胱、子宮、直腸の関係性が把握しやすく、子宮全体の描出が可能である。
- 新生児や乳幼児において膀胱内に尿量が貯留していない場合であっても、膀胱壁の背側を意識して検索すると子宮を確認しやすい。
- 思春期以降では、子宮体部の正確な横断像を得ることが難しい場合もある。
- 卵巣も同時に描出されることも多く、子宮と卵巣の位置関係を把握しやすい。

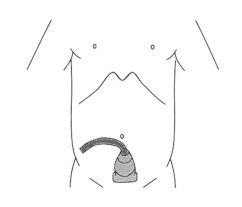
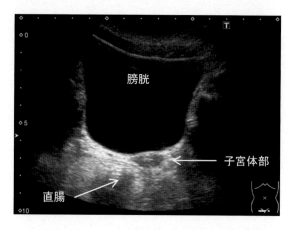

　下腹部横断像ではプローブをやや尾側へ傾けた状態で腟側から徐々に頭側へと観察をすすめ、子宮頸部、子宮体部と観察すると全体像を把握しやすい。腟壁は薄いが子宮頸部、体部は筋層が均質な低エコーとして厚みをもって描出される。

2) 下腹部縦走査

- 恥骨の頭側にプローブをあてて縦断像として膀胱の背側に子宮を描出する方法である。
- 恥骨直上で子宮を描出し、プローブを左右に動かすことで子宮全体を観察する。
- 子宮長径の計測によって大きさを評価することができ、子宮の形態も把握しやすい。
- 子宮の頭側を意識して観察することでダグラス窩の腹水貯留の評価も可能である。

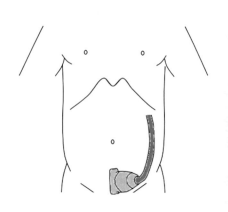
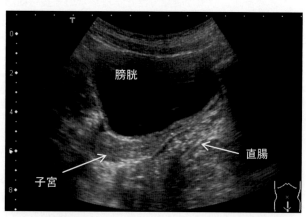

　縦断像では下腹部正中に子宮長径を確認し、プローブを左右へと動かすことにより子宮全体の観察を行う。腟は細い管腔構造物として描出されるが、子宮頸部、子宮体部は均質な厚みを持った構造物として描出される。腟から子宮頸部、子宮体部が一断面で描出されるため、子宮全体の形態が把握しやすい。

1-2 卵巣

1）下腹部走査

- 卵巣は可動性に富んでいるため、骨盤腔内を広く観察し、左右の卵巣を検索する。
- 卵巣内には均質な実質臓器内に複数の卵胞が類円形の無エコーとして描出される所見が特徴的であるが、卵胞を伴っていない卵巣の場合は認識がやや難しい。卵胞を伴わない卵巣は消化管と連続性のない実質臓器であることを確認して卵巣と判断する。
- 卵巣周囲には回腸やS状結腸が走行しているため、消化管ガスの影響により卵巣全体が明瞭に描出されないこともある。

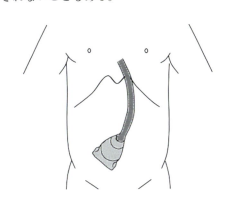
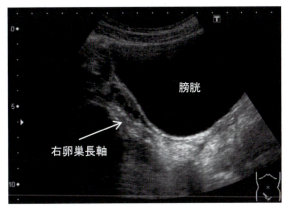

骨盤腔内を広く検索し、卵巣を確認したら卵巣が最も長く描出される断面を卵巣長軸像として、長径と厚径を計測する。次いで、長軸像に直行する断面を卵巣短軸像として短径を計測する。

2 子宮の大きさの評価

　小児の子宮の大きさは年齢、二次性徴、ホルモンの影響等によって大きさの変化を認める。新生児期の子宮は母親のホルモンの影響を受けるため大きめに描出され、筋層もやや厚みがあり、内膜が確認できることもある。乳幼児期になると母親のホルモンの影響がなくなるため、子宮の長径はやや短くなり、厚みもやや薄くなる。2歳から7歳程度までは子宮の大きさにほぼ変化を認めず管状に描出される。8歳ごろから子宮長径は長くなり、二次性徴に伴いエストロゲンの影響を受け体部が頸部よりも大きくなり、洋ナシ型に形状の変化を認め筋層の厚みも増す。

　子宮の大きさは子宮長径を計測して評価を行う。子宮長径は子宮頸部と体部の長さを足した長さであり、腟も長径に加えないように注意する。腟は壁が薄く描出され子宮頸部は壁が厚く描出される。

1. 子宮長径の計測

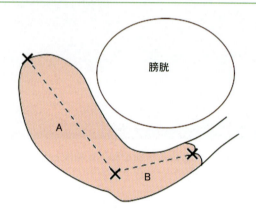

　下腹部正中縦断像において子宮が最も長く描出される画像において子宮の長径を計測する。子宮が直線的に計測できる場合はそのまま長径としてもよいが、子宮が屈曲している場合は頸部径と体部径を計測し、その和を子宮長径とする。

子宮長径（cm）= 子宮頸部径（B）+ 子宮体部径（A）

表1　年齢別の正常子宮長径[1]

年齢	長径（cm）	子宮体部前後径（cm）	子宮頸部前後径（cm）
2歳	3.3 ± 0.8	0.7 ± 0.6	0.8 ± 0.4
3歳	3.4 ± 0.8	0.6 ± 0.2	0.8 ± 0.4
4歳	3.3 ± 0.6	0.6 ± 0.4	0.9 ± 0.4
5歳	3.3 ± 1.2	0.8 ± 0.6	0.8 ± 0.4
6歳	3.2 ± 0.8	0.7 ± 0.6	0.8 ± 0.4
7歳	3.2 ± 0.8	0.8 ± 0.4	0.8 ± 0.6
8歳	3.6 ± 1.4	0.9 ± 0.6	0.8 ± 0.4
9歳	3.7 ± 0.8	1.0 ± 0.6	0.9 ± 0.4
10歳	4.0 ± 1.2	1.3 ± 1.0	1.1 ± 0.6
11歳	4.2 ± 1.0	1.3 ± 0.6	1.1 ± 0.6
12歳	5.4 ± 1.6	1.7 ± 1.0	1.4 ± 1.2
13歳	5.4 ± 2.2	1.6 ± 1.0	1.5 ± 0.4

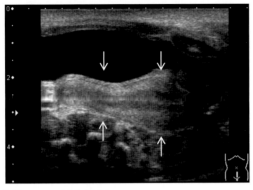

生後4日　子宮長径 37 mm
　子宮頸部が体部よりも厚く描出されている。子宮中心部分には内膜が厚みのある低エコーで描出されている。

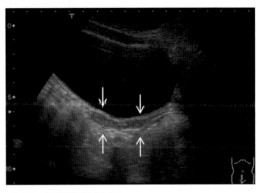

5歳　正子宮長径 37 mm
　子宮頸部と体部の境界がわからず、管状に観察されている。厚みも新生児期よりもやや薄く描出される。

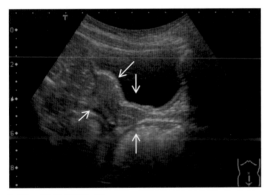

9歳　子宮長径 40 mm
　二次性徴に伴い、子宮は徐々に長くなり、厚みも増し洋ナシ状の形態を呈している。

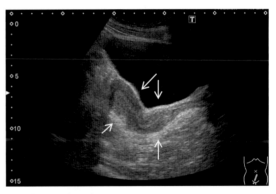

12歳　子宮長径 60 mm
　初経後はほぼ成人女性と同等の所見で描出される。洋ナシ状の子宮形態を示し、中心部には厚みのある内膜が高エコーで描出されている。

3 卵巣の大きさの評価

卵巣の大きさや形態は年齢やホルモンによって変化する。卵巣の大きさから体積を算出して評価を行う。卵巣は卵円形であることが多く、卵巣が最も長く描出される断面において、縦径と厚さ方向の径を計測する。次いで、直交する断面から横径を計測し、次式から体積を算出する。

$$卵巣体積（cm^3）= 卵巣縦経（cm）\times 卵巣横径（cm）\times 卵巣厚経（cm）\times \frac{\pi}{6}$$

算出された体積について各年齢ごとの正常値と対比して腫大の有無について評価する。年齢ごとの正常値は以下のとおり。

表2 年齢別の正常卵巣の体積[2]

年齢	平均± 2SD 範囲（cm³）
〜3か月歳	1.1 ± 2.0
4か月〜1歳未満	1.1 ± 1.4
1歳	0.7 ± 0.8
2歳	0.8 ± 0.8
3歳	0.7 ± 0.4
4歳	0.8 ± 0.8
5歳	0.9 ± 0.4
6歳	1.2 ± 0.8
7歳	1.3 ± 1.2
8歳	1.1 ± 1.0
9歳	2.0 ± 1.6
10歳	2.2 ± 1.4
11歳	2.5 ± 2.6
12歳	3.8 ± 2.8
13歳	4.2 ± 4.6
初経後	9.8 ± 1.2

4　卵胞の大きさの評価

　小児においても半数以上で卵巣内に卵胞が確認できる。卵胞の大きさは6〜7 mm が一般的で、正常例では大きくても9 mm 以下である。卵巣内に10 mm 以上の囊胞性領域を認めた場合は囊胞性病変の可能性が出てくるが、20 mm 程度の正常卵胞もあり判断は難しいことも少なくない。一般的に正常の卵胞は9 mm 以下であるが、新生児期では母親からのホルモンの影響により9 mm 以上の正常卵胞が確認できることがある。

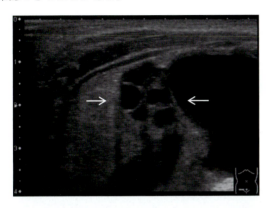

0歳1か月　右卵巣体積 1.2 cm³
　卵胞が無エコーで描出され、多数の卵胞が集簇している。子宮周囲や膀胱周囲に無エコーの集簇像を認める場合は卵巣である可能性が高い。画像は生後1か月児の卵巣で、卵胞の最大径は12 mm であった。

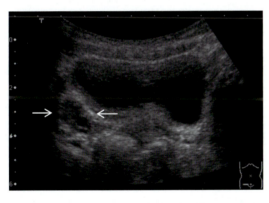

3歳　女児　右卵巣体積 1.1 cm³
　思春期前では卵胞の数は少ないながらも確認できる場合が多い。卵円形の充実性構造物内部に卵胞を疑う無エコー領域が確認できれば、卵巣である可能性が高い。

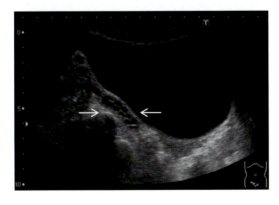

9歳　女児　右卵巣体積 2.2 cm³
　思春期以降では卵巣は腫大し、多くの卵胞が確認できるようになる。正常の卵胞は9 mm 以下であることが多い。

1. 子宮奇形

- 子宮奇形は胎生期のミュラー管の左右の癒合不全によって引き起こされる。ミュラー管を誘導するウォルフ管も関与するため、泌尿器系の奇形を合併する可能性がある。
- 子宮奇形は初経前に症状を認めることは少ない。奇形により子宮内腔に通過障害や閉塞が存在する例では、月経により子宮留血腫を伴い急性腹症を引き起こす場合がある。
- 将来的に妊娠に影響を与える可能性があり、その場合は外科的治療の対象となる。
- 子宮奇形には様々な形態があるが経腹超音波検査で詳細な形態を把握することは難しく、経腟超音波検査、MRI検査、子宮卵管造影、子宮鏡等によって総合的に判断される。

超音波所見

- 子宮体部が2つ描出される
- 腟や子宮の留水腫、留血腫を伴うことがある
- 片腎の形成異常を伴うことがある

典型例画像

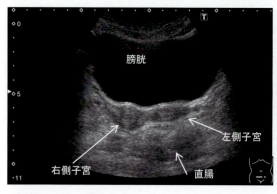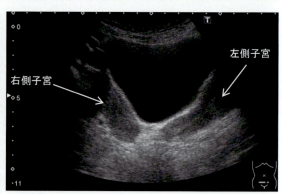

12歳　女児　重複子宮

　子宮奇形は胎児期や出生後の超音波検査等で偶発的に発見されることがあるが、無症状であることが多く成人後に不妊等によって発見される例も少なくない。腟や子宮口の閉塞、腟と子宮の両方が2つ存在する重複子宮、腟1つに対して子宮が2つある双角子宮、内腔に中隔が存在する中隔子宮、左右の片側に形成不全を認める単角子宮等があり、子宮奇形は多彩である。中隔子宮や単角子宮は経腹超音波検査で鑑別することは困難であるが重複子宮や双角子宮は子宮体部が2つ存在するため発見されやすい。腟や子宮の通過障害や閉塞を伴っている例では月経困難症を発症し、留血腫による急性腹症として発見される例も存在する。

検査の進め方

 子宮の形態を観察する

腟、子宮頸部、子宮体部の形態を確認する。思春期以前の児では子宮は小さく、細く描出が難しい場合があるが、腹部横断像で全体を観察すると子宮体部が2つ存在しないか確認しやすい。

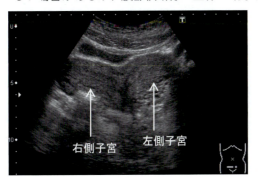

15歳　女児　重複子宮
左右の子宮が「Y」字状に分かれ、左右それぞれに子宮内膜が存在している様子が確認できる。尾側から頭側へ、腟と子宮の連続性を確認しながら形態の確認を行う。

 子宮内腔の状態を確認する

子宮奇形による内腔の通過障害や閉塞を伴う例では、子宮留水腫や留血腫を伴うことがあるため内腔の液体貯留の有無を検索する。

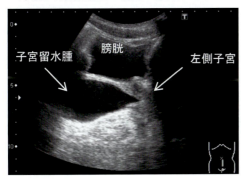

11歳　女児　重複子宮（wunderlich症候群）
重複子宮を認め、膀胱背側には嚢胞性病変も伴っていた。卵巣嚢腫も疑ったが、嚢胞性病変は左側子宮内腔から連続している様子が確認でき、左子宮留水腫と判断した。

 両側腎臓の形態を確認する

子宮の形成と両側腎の形成は密接に関与しており、腎形成不全を伴っている可能性がある。そのため子宮奇形を認めた場合は、両側腎の形態についても異常がないか確認する。

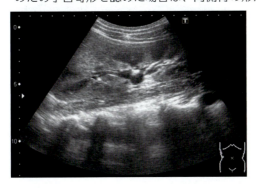

11歳　女児　重複子宮（wunderlich症候群）
左腎は描出できなかった。右腎を観察すると一断面では描出しきれない程大きく、少なくとも140 mm以上であった。片側の腎形成異常が存在する場合は、反対側の腎臓が代償性に腫大していることが多い。

実際の症例

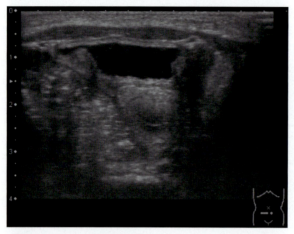

日齢4　女児　双角子宮

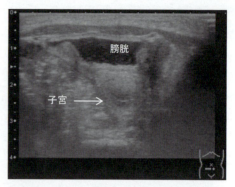

胎児期のUSで子宮奇形が疑われ、出生後にUSを施行。腟と尾側の子宮は正常に観察された。

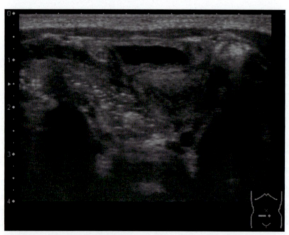

日齢4　女児　双角子宮

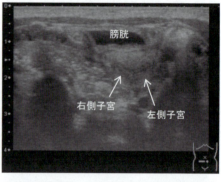

上記と同症例。上記画像から少し頭側へと観察をすすめると、子宮内腔が分離している様子が確認できた。子宮頸部は正常に描出されたことから双角子宮を疑った。

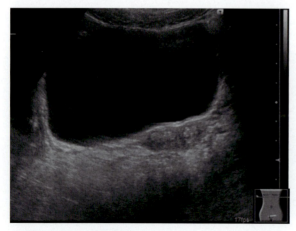

14歳　女児　重複子宮

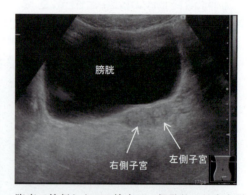

腹痛で施行したUS検査で、偶発的に子宮奇形を認めた。尾側から観察をすすめ腟から子宮の形態を確認、子宮は頸部から2つ存在していることが確認できた。

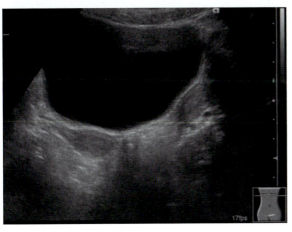

14歳　女児　重複子宮

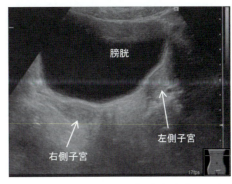

上記と同症例。頭側へと観察をすすめると、左右それぞれに同等の大きさの子宮が確認でき、重複子宮を疑った。

Point

- 生殖器の発生学的な機序についていまだ不明な点もあるため、子宮奇形の分類はいくつか報告されている。その中でも最も一般的に用いられているものは、1988年に発表された米国不妊学会（American Fertility Society：AFS）の子宮形態異常の分類である。

表1　子宮形態異常の分類[5]

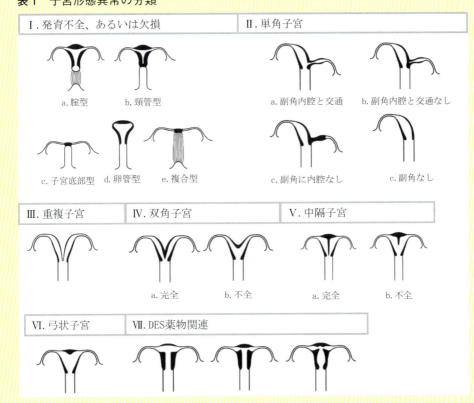

疾患別超音波検査

2. 腟閉鎖症・処女膜閉鎖症

- 子宮や腟は存在するが、その一部が閉鎖するものを鎖陰といい、腟閉鎖症と処女膜閉鎖症に大別される。腟閉鎖症は正常の子宮、卵巣を有するが腟が閉鎖した状態をいう。尿生殖洞の遺残である処女膜に通常みられる穿孔がみられない状態を処女膜閉鎖症という。
- 腟閉鎖症、処女膜閉鎖症は多くが先天性疾患であるが、初経前には症状に乏しい。月経に伴う月経血の排出が困難であることから、子宮や腟に留血腫を認め、下腹部痛を呈する。
- 典型的には思春期以降に発症し、下腹部痛以外にも下腹部腫瘤、尿閉、頻尿、排便障害等の様々な症状を呈しうる。
- 月経がはじまる思春期に原発性無月経や下腹部痛を自覚することで発見されることが多い。月経周期と一致する周期的な下腹部痛を訴える場合もある。

超音波所見

- 著明な子宮留血腫、腟留血腫
- 卵管留血腫を伴うことがある

典型例画像

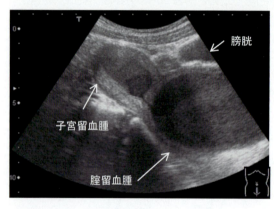 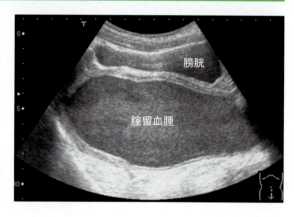

12歳　女児　処女膜閉鎖症

　腟閉鎖症、処女膜閉鎖症では月経血の排泄が困難であり、子宮や腟内腔に留血腫として貯留する。そのため、子宮内腔、腟内腔に混濁した著明な液体貯留を認める。子宮留血腫では囊胞性病変の辺縁部分に子宮筋層に相当する厚みを持った低エコーの層が確認でき、子宮や腟の形態異常がなければ、子宮留血腫、腟留血腫は下腹部正中に楕円形で描出される。留血腫により内圧が高くなると卵管へと血腫の逆流が起こり卵管留血腫を伴うこともある。腟閉鎖症において腟の閉鎖部位によっては留血腫の腟口への連続性が確認できず、卵巣嚢腫や卵巣出血との鑑別が難しい場合があるが、正常の子宮が確認できないことや、正常の左右卵巣が存在することが確認できれば留血腫を疑うことができる。

検査の進め方

 ### 腟、子宮内腔に液体貯留を検索する

思春期以降の女児で下腹部痛を訴える場合は必ず腟、子宮内腔の留血腫の有無について確認する。下腹部正中、恥骨直上で縦断像、横断像を描出し子宮内腔を確認する。

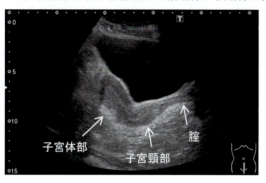

12歳　女児　正常例
思春期以降は子宮内膜も確認できることが多く、内腔の位置も確認しやすい。腟閉鎖症や処女膜閉鎖症では著明な留血腫を認めるため、留血腫の有無の確認は比較的容易である。

 ### 子宮周囲に拡張した卵管の有無を検索する

腟や子宮に留血腫を認める場合は卵管留血腫を伴っている場合がある。正常例では消化管や腸間膜と識別が難しいが、留血腫を伴った卵管は子宮周囲に蛇行する液体貯留を伴った管腔構造物として描出される。

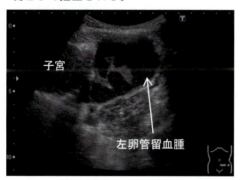

12歳　女児　処女膜閉鎖症
著明な腟、子宮留血腫を認め、処女膜閉鎖症を疑った症例。子宮周囲には拡張した卵管と思われる管腔構造物を認めた。拡張卵管を疑った場合は、脈管と見誤らないように内腔に血流がないことを確認する必要がある。

 ### 両側腎臓を確認する

腟閉鎖症や処女膜閉鎖症、子宮形態異常を伴う場合は腎の発生異常を伴っている可能性がある。そのため、両側腎臓が正常に存在していることを確認する。

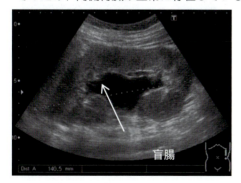

14歳　女児　wunderlich 症候群
重複子宮を認め、右側は子宮留血腫を伴っていた。右腎は描出されず左腎は長径140 mmと著明に腫大しており、右腎無形性に伴う左腎の代償性腫大と考えた。

実際の症例

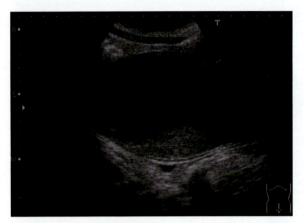

12歳　女児　処女膜閉鎖症

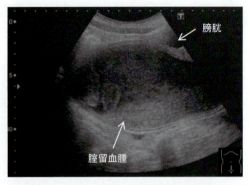

下腹部痛を主訴に来院。超音波検査で膀胱の背側に内部が混濁した嚢胞性病変を認め、腟留血腫を疑う所見であった。詳細な計測は困難であったが、長径約19 cm、短径約10 cm程度であった。

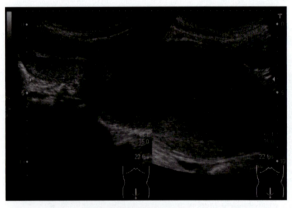

12歳　女児　処女膜閉鎖症

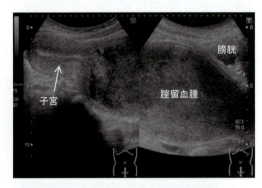

上記と同症例。嚢胞性病変の頭側を観察すると、子宮が描出された。子宮留血腫は認めなかったが、嚢胞性病変は子宮内腔と連続性があり腟留血腫と判断した。

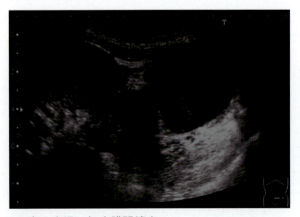

12歳　女児　処女膜閉鎖症

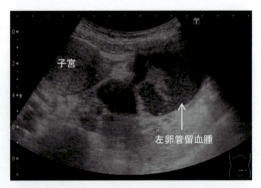

上記と同症例。子宮周囲を観察すると、左側に液体貯留を認めた。蠕動や消化管との連続性を認めないこと、内腔に血流信号がないことを確認し、消化管や脈管は否定的であり卵管留血腫を疑った。

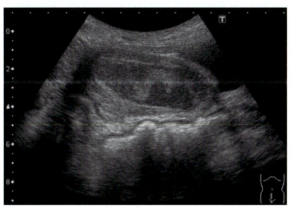

11歳　女児　腟閉鎖症

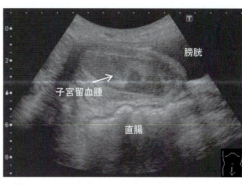

周期的な腹痛精査にて超音波検査施行。膀胱の頭側に楕円形で内部が混濁した囊胞性病変を認めた。囊胞性病変は直腸の腹側に位置していること、辺縁部分には子宮筋層を疑う所見を伴っていること、正常な子宮が確認できないことから、子宮留血腫を疑った。

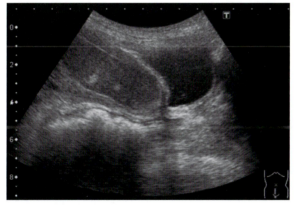

11歳　女児　腟閉鎖症

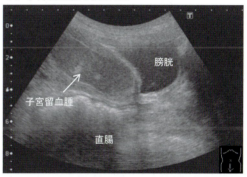

上記と同症例。尾側へと囊胞性病変の観察をすすめると、腟への連続性が確認できなかった。卵巣出血や卵巣囊腫も鑑別にあがったが左右の正常卵巣が確認でき否定的であったため、腟閉鎖症による子宮留血腫が疑われた。

👉 Point 👉

- 多くが思春期以降の初経に合わせて発症するため、10〜14歳で下腹部痛を訴える場合は、腟閉鎖症、処女膜閉鎖症を念頭におき、子宮や腟の留血腫の有無を確認する。
- 会陰部の視診において、腟閉鎖症は明らかな異常を認めないことが多いが、処女膜閉鎖症では腟留血腫を膨隆した処女膜を通して透見できる。そのため、会陰部の視診によって腟閉鎖症と処女膜閉鎖症は比較的容易に鑑別可能であるが、超音波所見だけでは鑑別が難しい場合がある。
- 処女膜閉鎖症の多くは先天性の形成異常であるが、感染症による処女膜の瘢痕性癒着を原因として後天的に発症する場合もある。
- 双角子宮や重複子宮等の子宮形態異常を認め片側子宮に留血腫を伴う場合は、腎の形成異常を伴っている可能性があるため、泌尿器系の評価をあわせて行う（疾患別超音波検査3.非対称性重複子宮 参照）。

疾患別超音波検査

3. 非対称性重複子宮

- 非対称性重複子宮には片側の囊胞性病変および同側の腎無形性を伴った病態があり、代表的なものとして Wunderlich 症候群、Herlyn-Werner 症候群、OHVIRA 症候群がある。
- Wunderlich 症候群は重複子宮の片側の子宮が盲端に終わり子宮頸部留血腫を認め同側の腎欠損を合併した病態、Herlyn-Werner 症候群は単頸双角子宮と子宮内腔に交通のある Gartner 管囊胞および同側腎欠損を合併した病態、OHVIRA 症候群は重複子宮、重複腟のうち片側の腟閉鎖および同側の腎欠損を合併した病態である。
- これらの病態では初経時からの月経困難症や下腹部痛を呈することが多いが、片側は正常に機能し一見すると正常な月経が定期的に起こるため、発見が遅れることが少なくない。
- 画像所見により子宮形態異常や片側腎無形性を認め、症候群が発見されることがあるが、思春期以前では症状に乏しく発見されにくい。

超音波所見

- 重複子宮または双角子宮
- 子宮内または腟内留血腫
- 病側の腎無形性

典型例画像

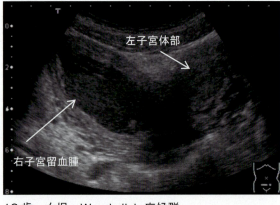 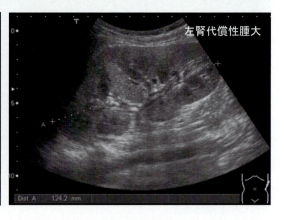

12歳　女児　Wunderlich 症候群

初経前では症状に乏しいことが多いが、双角または重複子宮、片腎無形性を認めるため、泌尿器や子宮・子宮付属器の異常から発見されることがある。典型例は初経後に双角または重複子宮の片側に留血腫を伴い、腹部腫瘤や下腹部痛を訴えることで発見される。そのため、双角または重複子宮のうち片側に留血腫を認めた場合は、必ず腎臓の観察も行う必要がある。実際には囊胞性病変や留血腫が子宮頸部か、腟か、Gartner 囊胞かの鑑別が難しい場合も多く、超音波所見だけで Wunderlich 症候群、Herlyn-Werner 症候群、OHVIRA 症候群の鑑別が困難である場合も少なくない。

検査の進め方

子宮の形態異常の有無を確認する

膀胱を音響窓として子宮を描出する。恥骨上で横断像を描出し直腸と膀胱の間に腟、子宮を確認し、そのまま頭側へと観察をすすめると子宮形態異常の有無を確認しやすい。

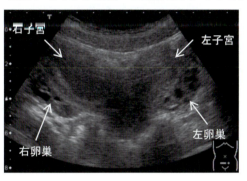

12歳　女児　Wunderlich症候群
膀胱背側、直腸の腹側に腟または子宮を確認し、そのまま頭側へと観察をすすめた画像。子宮体部が2つ確認でき重複子宮と判断できる。

腟、子宮留血腫や囊胞性病変の有無を確認する

非対称性重複子宮では腟または子宮留血腫以外にも、腟や子宮の外側へと突出する囊胞性病変を伴う場合があるため、骨盤腔内を広く観察し囊胞性病変の有無を確認する。

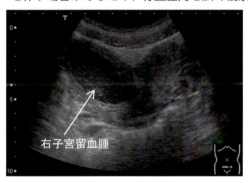

12歳　女児　Wunderlich症候群
右子宮に留血腫を認めるが、そのほかに囊胞性病変は指摘できなかった。Wunderlich症候群では腟閉鎖を伴っているため、思春期以降で片側の著明な留血腫が確認できることが多い。

左右腎臓を確認する

腎の無形性を伴っている場合、子宮や腟の囊胞性病変が描出される病側の腎臓が描出されない。反対側の腎臓は存在するが片腎であるため病側腎無形性に伴う代償性腫大を呈する。

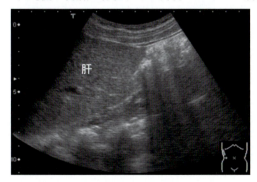

12歳　女児　Wunderlich症候群
右側の子宮留血腫を認めているため、右側の腎臓を検索している。右腎が描出されないので左腎に代償性腫大が確認できれば、右腎は無形性である可能性が高い。

実際の症例

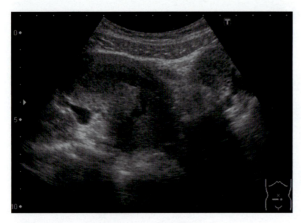

14歳　女児　Wunderlich症候群

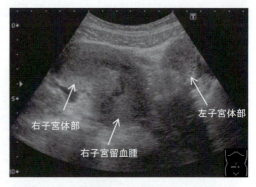

腔に明らかな異常は指摘できなかったが、腔から頭側へと観察をすすめると重複子宮を認めた。右側の子宮では頸部に留血腫を疑う混濁した液体貯留を認めている。

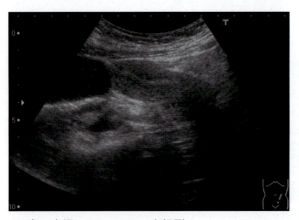

14歳　女児　Wunderlich症候群

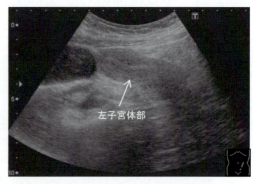

上記と同症例。左子宮を長軸で観察しているが、明らかな子宮留血腫は指摘できなかった。

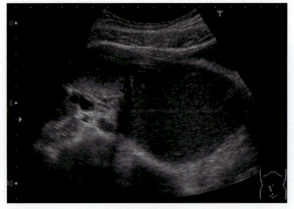

14歳　女児　Wunderlich症候群

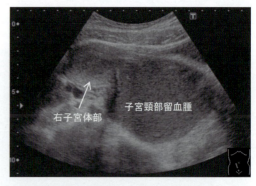

上記と同症例。同様に右子宮を観察すると子宮頸部に著明な留血腫を伴っている様子が確認できた。留血腫は尾側で盲端に終わり、腔へと連続する様子は確認できなかった。

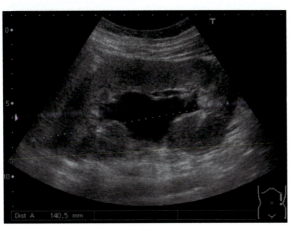

14歳　女児　Wunderlich 症候群

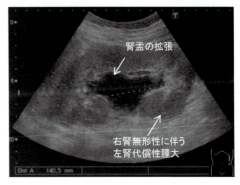

上記と同症例。右腎は描出されず、左腎長径は約 141 mm と著明に拡大し、右腎無形性に伴う左腎代償性腫大と考えられた。総じて US 画像から Wunderlich 症候群を疑った症例である。

🖝 Point 🖝

- 発生学的に子宮、卵管、腟の形成にミュラー管がウォルフ管に誘導され癒合することで形成される。そのため、腎、尿管の形成に関与するウォルフ管の発育異常が起こるとミュラー管の癒合不全が起こり、重複子宮と同側の腎無形性を合併すると考えられている。
- 3つの症候群については囊胞状の部分の組織が異なり、組織診断によって分類される。
- 欧米の報告ではこれら3つの症候群をほぼ同等の病態ととらえ、OHVIRA 症候群ないし Herlyn-Werner-Wunderlich 症候群として報告されているものがほとんどである。

表1　Wunderlich 症候群、Herlyn-Werner 症候群、OHVIRA 症候群のシェーマと特徴[11]

鑑別診断	Wunderlich 症候群	Herlyn-Werner 症候群	OHVIRA 症候群
シェーマ			
特徴	傍頸部囊胞（子宮頸部の拡大）と同側腎無形性を示す重複子宮奇形、一側盲角子宮	双角子宮と子宮内腔に交通のある Gartner 管囊胞、および同側腎無形性	重複子宮、重複腟の一側腟閉鎖および同側腎無形性
病理診断	閉鎖側に子宮頸管腺由来の円柱上皮	閉鎖側に Gartner 管囊胞由来の立方ないし円柱上皮線毛細胞	閉鎖・非閉鎖腟壁両方に重層扁平上皮

疾患別超音波検査

4. 卵巣出血

- 卵巣出血は卵巣からの出血を原因とした血性腹水に伴う腹膜刺激症状により下腹部痛を呈する疾患で、比較的頻度の高い急性腹症である。
- 排卵の前後の時期に発症する卵胞出血と、予定月経の約1週間前に発症する黄体出血に大別され、黄体出血の頻度が高い。
- 自然止血することが多く保存的加療にて治癒する例が多いが、大量出血を伴う例では外科的処置が必要な場合もある。
- 原因として外傷、性交、内診等の外因性、血症板減少性疾患や凝固因子異常、癒着、炎症等による内因性、卵巣の周期性変化による突発性に大別される。
- 成人では性交後の卵巣出血が多い。小児では突発性卵巣出血が多く、初経後の女児に多い。

超音波所見

- 卵巣腫大
- 卵巣内の出血を反映した混濁した液体貯留や凝血塊
- 腹腔内、特にダグラス窩の血性腹水
- 付属器領域にも凝血塊を認めることがある

典型例画像

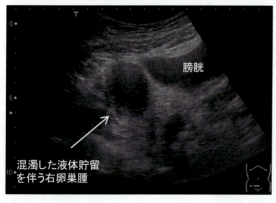
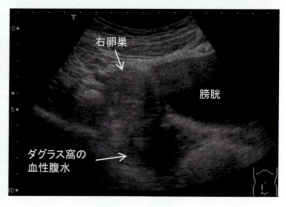

14歳　女児　卵巣出血

　典型例では卵巣内の出血を反映する混濁した液体貯留や、混濁した卵胞を伴った卵巣の腫大を認め、卵巣周囲や腹腔内に血性腹水を伴う。卵巣出血の下腹部痛は血性腹水による腹膜刺激症状が原因であるため、血性腹水はほぼ確実に描出される。卵巣内の出血や凝血塊が等～低エコーで描出されることがあり、その場合は卵巣腫瘍との鑑別が難しく、卵巣腫瘍の茎捻転と類似する場合がある。卵巣出血は保存的加療にて改善することが多いが、卵巣腫瘍の茎捻転は迅速な外科的加療が必要な場合があり、2つの疾患では治療方針が大きく異なるため、超音波検査で鑑別が困難な場合は超音波検査だけで無理に判断せず、造影CT検査等も踏まえて総合的に判断される。

検査の進め方

 左右卵巣の大きさ、形態を確認する

左右の卵巣の大きさや形態を確認し、左右差の有無を評価する。卵巣出血を伴っている卵巣は腫大していることが多い。

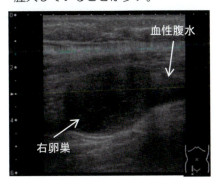

14歳　女児　卵巣出血
左卵巣は正常に描出されたが、右卵巣は46×30 mmと腫大し、左右差を認めた。内部に正常な卵胞は確認できず、混濁した液体貯留を認めている。

 卵巣内や卵巣周囲の液体貯留、凝血塊の有無を確認する

卵胞は通常無エコーで描出されるが、卵巣出血を伴っている場合は混濁した低エコーで描出されることがある。また、卵巣周囲にも出血を反映した混濁した液体貯留を認めることが多い。

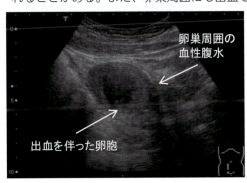

14歳　女児　卵巣出血
右卵巣内に卵胞としても矛盾しない液体貯留を認めているが、内部は混濁し出血を伴っている可能性がある。卵巣周囲にも混濁した腹水が確認されることから、卵巣出血は鑑別にあげるべき所見である。

 腹腔内、特にダグラス窩の液体貯留の有無を確認する

卵巣出血の腹痛の原因は血性腹水による腹膜刺激症状であり、腹腔内、特にダグラス窩の血性腹水はほぼ必発である。血性腹水は混濁した液体貯留として描出される。

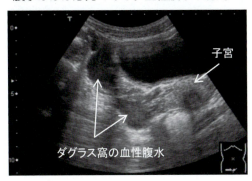

19歳　女児　卵巣出血
右卵巣に卵巣出血を疑う液体貯留を認めていた。骨盤腔内、特に病側である右下腹部には混濁した腹水貯留が確認できた。リアルタイムでは呼吸等により、腹水の流動が確認でき、血性腹水と判断するのは容易であった。

実際の症例

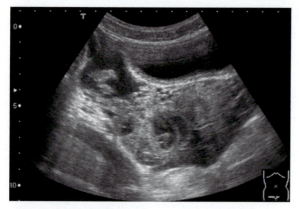

19歳　女児　卵巣出血

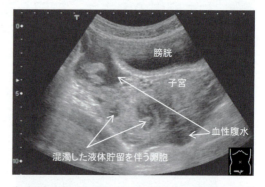

右卵巣は約 42×36 mm と腫大し、内部に確認できる卵胞は無エコーではなく、混濁していた。右卵巣周囲からダグラス窩にかけて血性腹水も伴っており、比較的典型的な卵巣出血の超音波所見を呈していた。

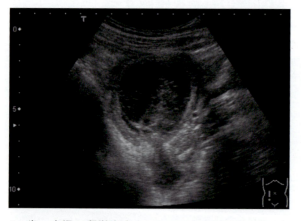

14歳　女児　卵巣出血

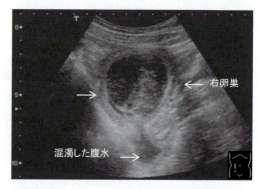

疼痛部位に一致して約 55×45 mm の嚢胞性病変を認めた。右正常卵巣が描出されず嚢胞性病変は卵巣病変である可能性が高いと判断した。病変内部は混濁し、周囲やダグラス窩に血性腹水を伴っていたため卵巣出血を疑った。

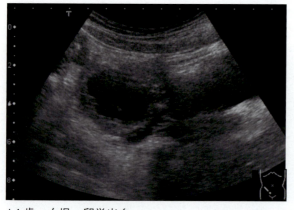

14歳　女児　卵巣出血

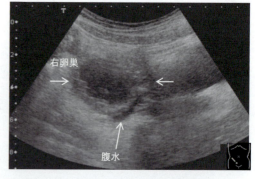

疼痛部位に一致して嚢胞性病変を認め、正常な右卵巣が確認できず卵巣の嚢胞性病変を疑った。卵巣出血も鑑別にあがったが卵巣周囲やダグラス窩の液体貯留が少量であったため、卵巣嚢腫茎捻転も鑑別にあがると考え、超音波検査だけでは鑑別が困難であった。

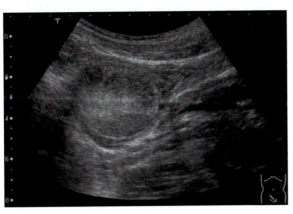

15歳　女児　卵巣出血

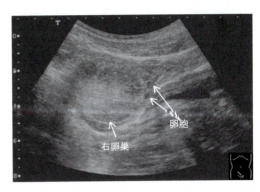

右卵巣は腫大し、内部は不均質な低エコーで描出されていた。出血による混濁した液体貯留により不均質な低エコーを呈していると考えられるが、卵巣腫瘍との鑑別が難しい。

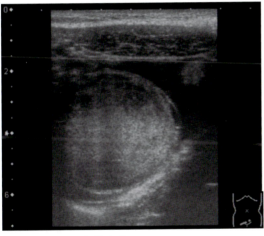

15歳　女児　卵巣出血

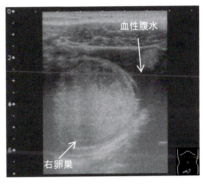

上記と同症例。腹腔内、ダグラス窩に血性腹水が確認でき卵巣出血を鑑別にあげたが、卵巣腫瘍の茎捻転の可能性があると判断した。この後、CT検査が施行され卵巣出血が疑われた。

🖝 Point 🖝

- 鑑別すべき疾患として異所性妊娠や卵巣腫瘍の茎捻転があり、これらの疾患は早急な外科的加療が必要となる場合がある。小児の場合、異所性妊娠を疑う例は少ないが、超音波検査でこれらの疾患の可能性があり卵巣出血の鑑別が困難な場合は、短期の経時的な経過観察が有用である。
- 子宮、卵巣が正常に描出され子宮、子宮付属器の急性腹症が否定的な場合は、虫垂炎や腸炎等の消化管疾患の有無についても同時に評価を行う。
- 卵巣出血は右側が多い。原因は明らかになっていないが、左卵巣の周囲に存在するS状結腸がクッションの役割をしているのが一因と考えられている。

疾患別超音波検査

5. 卵巣腫瘍

- 小児における卵巣腫瘍は半分以上が良性腫瘍であり、代表的な良性腫瘍として卵巣嚢腫、成熟奇形腫、皮様嚢腫、粘液性嚢胞腺腫、漿液性嚢胞腺腫等がある。
- 小児における代表的な悪性卵巣腫瘍として未熟奇形腫、顆粒膜細胞腫等がある。
- 卵巣嚢腫を除いた小児の卵巣腫瘍では、多くは胚細胞性腫瘍であり、上皮性腫瘍は少ない。
- 卵巣腫瘍の良悪性の判断は、充実性部分の存在、厚い腫瘍壁や隔壁の存在、腫瘍壁の乳頭状構造、腫瘍壁の不整な変化等で行うが、鑑別が困難である場合も少なくない。
- 卵巣腫瘍の超音波像は多彩であり、その分類として日本超音波医学会超音波診断基準委員会が提唱している画像パターン分類がよく知られている。

表1 卵巣腫瘍のエコーパターン分類[17]

パターン		追記が望ましい項目	解説
Ⅰ型	嚢胞性パターン（内部エコーなし）	隔壁の有無（二房性〜多房性）	1〜数個の嚢胞性パターン 隔壁の有無は問わない 隔壁がある場合は薄く平滑、内部は無エコー
Ⅱ型	嚢胞性パターン（内部エコーあり）	隔壁の有無（二房性〜多房性）内部エコーの状態（点状・線状）（一部〜全部）	隔壁の有無は問わない 隔壁がある場合は薄く平滑、内部全体または部分的に点状エコーまたは線状エコーを有する
Ⅲ型	混合パターン	嚢胞性部分：隔壁の有無、内部エコーの状態 充実性部分： 均質性：均質・不均質 辺縁・輪郭	中心充実エコーないし偏在する辺縁・輪郭平滑な充実エコーを有する 後方エコーの減弱（音響陰影）を有することもある
Ⅳ型	混合パターン（嚢胞性優位）	嚢胞性部分：隔壁の有無、内部エコーの状態 充実性部分： 均質性：均質・不均質 辺縁・輪郭	辺縁・輪郭が粗雑で不整形の（腫瘍壁より隆起した）充実エコーまたは厚く不均一な隔壁を有する
Ⅴ型	混合パターン（充実性優位）	嚢胞性部分：隔壁の有無、内部エコーの状態 充実性部分： 均質性：均質・不均質 辺縁・輪郭	腫瘍内部には充実エコーが優位であるが、一部に嚢胞エコーを認める 充実性部分のエコー強度が不均一な場合と均一な場合がある
Ⅵ型	充実性パターン	内部の均質性： 均質・不均質 辺縁・輪郭	腫瘍全体が充実性エコーで満たされる 内部エコー強度が均一な場合と不均一な場合とがある
分類不能		上記全ての項目	Ⅰ〜Ⅵ型に分類が困難

注 1) 隔壁全体または一部が厚い場合には、充実性部分とみなし、Ⅳ型に入れる。
2) 記載は医用超音波用語による。
3) エコーパターン（型）ごとに悪性腫瘍・境界悪性腫瘍である可能性は異なる
　Ⅰ型・Ⅱ型・Ⅲ型では3％以下であり、Ⅳ型は約50％、Ⅴ型は約70％、Ⅵ型は約30％である。

超音波所見を上記に合わせてパターン分類を行い、境界悪性〜悪性腫瘍はⅠ型、Ⅱ型、Ⅲ型では3％以下であり、Ⅳ型では約50％、Ⅴ型は約70％、Ⅵ型は約30％である。

検査の進め方

 ダグラス窩を中心に骨盤腔内に腫瘤を検索する

小児における卵巣腫瘍は比較的大きな腫瘤として発見される場合が多く、新生児や乳幼児で啼泣している状況であっても、骨盤腔内の検索だけで腫瘤性病変に気付けることが多い。

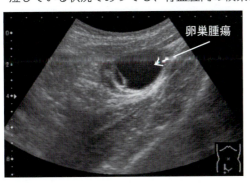

11歳　女児　成熟嚢胞奇形腫
顕微鏡的血尿精査目的の超音波検査にて、偶発的に骨盤腔内に約 38×32×30 mm の嚢胞性病変を認めた。骨盤腔全体を観察できていれば腫瘤に気付くのは容易である。

 左右卵巣を確認する

腫瘤性病変の有無に関わらず左右の卵巣を検索する。左右の正常卵巣が確認できれば卵巣腫瘍の除外ができ、腫瘤性病変を認める場合でも卵巣由来の腫瘤性病変かどうかを判断できる。

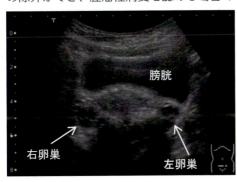

8歳　女児　正常卵巣
正常卵巣が確認できれば卵巣腫瘍の存在を除外できるが、骨盤腔内に巨大な腫瘤が存在する場合は卵巣自体の描出が困難な場合も少なくない。

6. 卵巣嚢腫

- 卵巣嚢腫は卵巣由来の非腫瘍性嚢胞性病変の総称である。
- 実際は非腫瘍性の卵巣嚢腫と嚢胞性領域を主成分とする卵巣腫瘍が混在しているのが現状で、卵巣腫瘍としては奇形腫や腺腫が代表的である。
- 下腹部の腫瘤触知、腹痛、消化管通過障害等の周囲臓器への圧迫症状を認めることがある。
- 腫瘍の茎捻転を発症することがあり、その場合は急激に発症する急性腹症となる。
- 胎児〜新生児期の卵巣嚢腫はホルモン刺激による機能性嚢胞が多く、自然退縮する例も少なくない。
- 月経前の小児期の卵巣嚢腫は濾胞の退縮異常が原因であることが多い。
- 月経後思春期の卵巣嚢腫は排卵により増大した濾胞やルテイン嚢胞が多い。この年齢層の卵巣嚢腫では悪性腫瘍の可能性も考慮する必要がある。
- 嚢腫の腔内や壁外に存在する小さな嚢胞性領域は daughter cyst sign と呼ばれ、卵巣嚢腫の特徴的所見である。

超音波所見

- 境界明瞭な無エコー腫瘤
- 出血等を伴う例では内部は低エコーで描出される
- daughter cyst sign
- 卵巣腫瘍エコーパターン分類における「Ⅰ型」「Ⅱ型」を呈することが多い

典型例画像

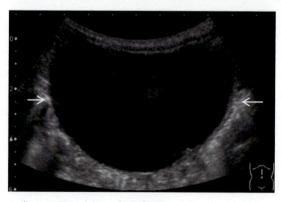

0歳1か月　女児　卵巣嚢腫

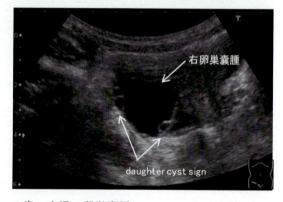

4歳　女児　卵巣嚢腫

　小児の卵巣腫瘍は比較的頻度が高く、自然消失するものも少なくないため、スクリーニングから経過観察までしばしば US が施行される。卵巣嚢腫は境界明瞭で内部無エコーで描出されるが、出血等を伴い内部が低エコーであったり、液面形成を伴う場合もある。通常 20 mm 以上で卵巣嚢腫を疑うが、20 mm 未満の場合は正常範囲内の卵胞を見ている可能性がある。鑑別としては腸管重複症、腸間膜嚢腫、水腎症、総胆管嚢腫、リンパ管奇形等があり、両側の正常卵巣が描出されれば卵巣由来の腫瘤を除外できる。卵巣由来の場合でも奇形腫や腺腫等の嚢胞性領域を伴った卵巣腫瘍の可能性があるため、嚢胞性病変内部に充実性領域が伴っていないか確認する必要がある。

実際の症例

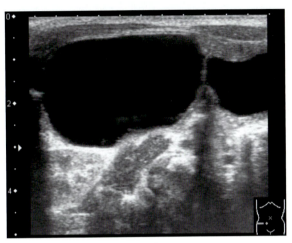

0歳1か月　女児　右卵巣嚢腫

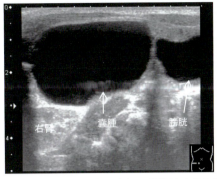

胎児期のUSにて右下腹部に嚢胞性病変を認めていた。出生後のUSで右下腹部に約40×32×30 mmの嚢胞性病変を認め、右卵巣が描出できず卵巣嚢腫を疑った。その他にも腸間膜嚢腫、大網嚢腫、リンパ管奇形、腸管重複症等が鑑別にあがると考えた。

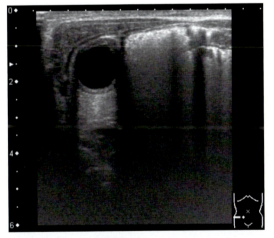

1歳　女児　右卵巣嚢腫

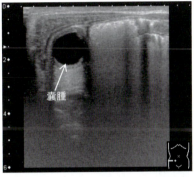

上記と同症例。経時的な経過観察にて嚢胞性病変は徐々に縮小傾向を認めていた。約1年後のUSでは約21×18×18 mmと計測され、2年後の経過観察では嚢胞性病変は消失していた。

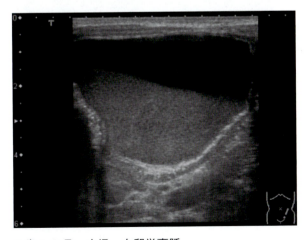

0歳1か月　女児　左卵巣嚢腫

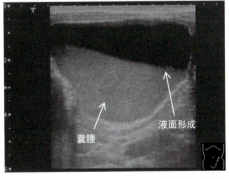

母親が左下腹部の膨隆を発見し外来を受診。USでは液面形成を伴った最大径約58 mmの嚢胞性病変を認めた。経過観察にて徐々に縮小する様子を確認し、4年後には消失した。

7. 卵巣嚢胞腺腫（腺癌）

- 卵巣嚢胞腺腫（腺癌）は小児の卵巣上皮性腫瘍では最も多く、漿液性と粘液性がある。
- 良性、境界悪性、悪性が存在するが、小児において悪性は非常に稀である。
- 漿液性嚢胞性腫瘍は卵巣表層上皮が卵管上皮へ分化を示す腫瘍群で、粘液性嚢胞性腫瘍は卵巣表層上皮が子宮頸管腺上皮あるいは腸管上皮へ分化を示す腫瘍群である。
- 漿液性嚢胞性腫瘍は単房性または少房性であることが多く、内部に乳頭状隆起を形成することがある。
- 粘液性嚢胞性腫瘍は粘液産生性の上皮細胞により構成され、多房性であることが多く内部には粘液の貯留を認める。
- 粘液性嚢胞性腫瘍は奇形腫と合併することがあり、その場合は奇形腫内の消化管上皮が粘液性嚢胞性腫瘍の発生に関与していると考えられている。

超音波所見

漿液性嚢胞性腫瘍
- 単房性または少房性嚢胞性病変
- 隔壁は認めないか少ない

粘液性嚢胞性腫瘍
- 多房性
- 内部は無〜低エコー

いずれも卵巣腫瘍エコーパターン分類における「Ⅰ型」「Ⅱ型」を呈することが多い

典型例画像

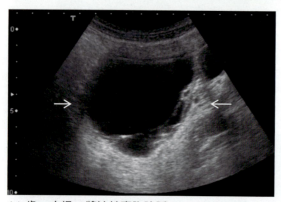

11歳　女児　漿液性嚢胞腺腫

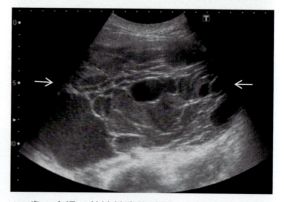

14歳　女児　粘液性嚢胞腺腫

　漿液性嚢胞性腫瘍は嚢胞壁の薄い単房性嚢胞性腫瘤であることが多く、充実部分を認めないことが多いが、内部に隔壁を認めたり、20 mm以下の小さな乳頭状の隆起を認めることがある。嚢胞壁が厚い場合、比較的大きな充実部分を伴う場合、壁や充実部分の境界が不整な場合等は境界悪性や悪性の可能性を考慮する。

　粘液性嚢胞性腫瘍は粘液産生性の上皮細胞で構成され、多房性嚢胞性腫瘤であることが多い。嚢胞は多房性で内部に多くの隔壁構造が認められることが多く、粘液産生と内部の性状の違いによりエコーレベルが無〜低エコーで描出されることがある。多房性領域が細かく多く存在している場合や明らかな実性領域を伴っている場合は境界悪性や悪性を考慮する。

実際の症例

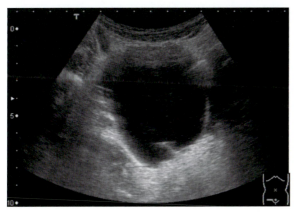

11歳　女児　漿液性囊胞腺腫

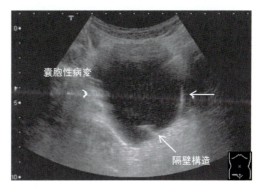

下腹部痛精査にて施行されたUSにて偶発的に囊胞性病変が発見された。約82×68×65 mm、境界明瞭で内部は明瞭な無エコーで描出され、部分的に隔壁構造も確認できたが、明らかな充実性領域は指摘できなかった。

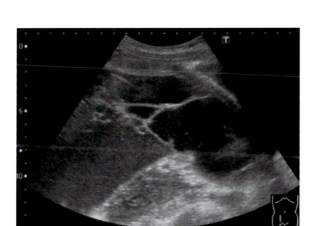

14歳　女児　粘液性囊胞腺腫

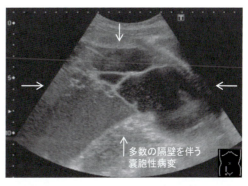

下腹部膨満を主訴に来院、USにて巨大な囊胞性病変を認めた。病変内部は多数の隔壁によって大小多数の囊胞性領域が無から低エコーで描出された。

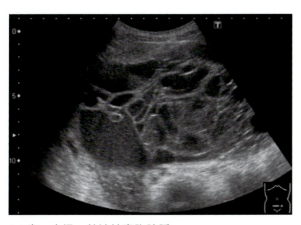

14歳　女児　粘液性囊胞腺腫

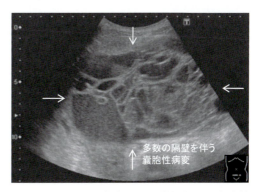

上記と同症例。病変内部に比較的細かい囊胞性領域も確認でき、エコーレベルの高い領域も確認できたが明らかな充実性領域は確認できなかった。術後病理にて境界悪性と診断された症例。

8. 卵巣奇形腫

- 卵巣奇形腫は2〜3胚葉成分（内・中・外胚葉）から構成される腫瘍をいう。
- 卵巣奇形腫は成熟した組織から構成される成熟型奇形腫と、腫瘤内に未熟な組織を含む未熟奇形腫に分類される。成熟奇形腫は充実性奇形腫と囊胞性奇形腫があり、囊胞性奇形腫は類皮囊胞腫（dermoid cyst）と呼ばれることもある。
- 未熟奇形腫は境界悪性または悪性腫瘍であり、成熟奇形腫は良性腫瘍であるが極稀に悪性転化を伴うことがある。
- 奇形腫内部には表皮、毛根、歯、毛髪、皮脂腺、汗腺、軟骨、呼吸上皮、神経組織、平滑筋、脂肪組織等が認められる。
- 無症状で巨大腫瘍となる可能性があるが、5 cmを超えるものでは腫瘍の茎捻転を合併する可能性があり、その場合は急激に発症する急性腹症として発見される。

超音波所見

- 腫瘤内脂肪組織
- 腫瘤内の歯や軟骨を反映した粗大石灰化
- 腫瘤内の毛髪を反映した線状陰影の集簇
- 超音波所見は多彩であり、全ての卵巣腫瘍エコーパターン分類にあてはまる

典型例画像

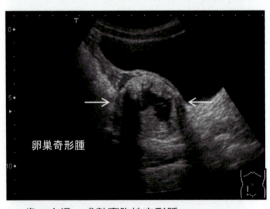

11歳　女児　成熟囊胞性奇形腫

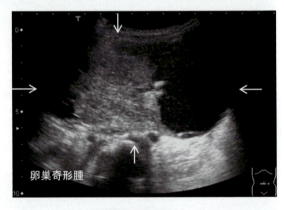

3歳　女児　成熟囊胞奇形腫

　卵巣奇形腫は腫瘤内を構成する組織によって様々な画像所見を呈するが、特徴的な所見として腫瘤内部の脂肪組織、歯や軟骨を反映した粗大石灰化、毛髪を反映した線状陰影の集簇があり、これらの所見を伴う腫瘤の場合は卵巣奇形腫が疑われる。画像所見から成熟・未熟奇形腫の鑑別は困難であるが、未熟奇形腫や悪性転化した成熟奇形腫は一側性であることが多く、良性奇形腫よりも大きい傾向を示す。皮脂腺等からの分泌物により囊胞性奇形腫の形態をとるものでは、充実性領域が小さく、卵巣囊腫と鑑別が難しいものも存在する。卵巣奇形腫は卵巣腫瘍の中でも捻転をきたしやすい腫瘍として知られているため、下腹部痛を訴える急性腹症で卵巣腫瘍を認めた場合は茎捻転も考慮しながら鑑別をすすめる。

実際の症例

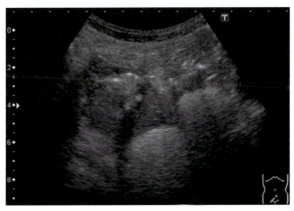

10歳　女児　成熟充実性奇形腫

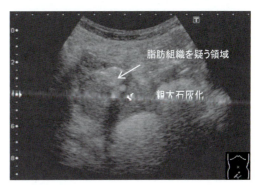

右下腹部に約 42×38×38 mm の充実性腫瘤を認めた。内部には音響陰影を伴う粗大石灰化や脂肪成分を疑うややエコーレベルの高い領域を伴い、卵巣奇形腫が鑑別にあがった。

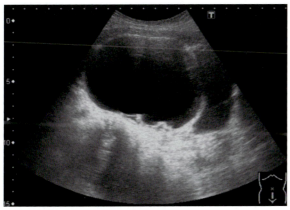

9歳　女児　成熟嚢胞性奇形腫

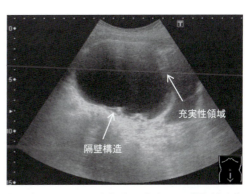

膀胱直上に 12 cm を超える大きさの嚢胞性病変を認めた。内部には一部で充実性領域や隔壁構造が確認できるが、卵巣嚢腫、漿液性嚢胞腺腫、嚢胞性奇形腫が鑑別にあがった。

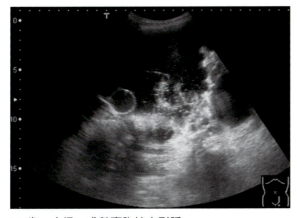

11歳　女児　成熟嚢胞性奇形腫

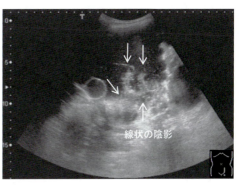

下腹部に最大径 18 cm を超える嚢胞性病変を認めた。病変内部は多彩な超音波所見を呈していたが、一部で毛髪を疑う線状陰影が描出され、成熟嚢胞奇形腫を疑った。

9. 顆粒膜細胞腫

- 卵巣顆粒膜細胞腫は性索間質系腫瘍の一つで、境界悪性群に分類される比較的稀な腫瘍である。
- 組織学的所見から成人型と若年型に分類され、割合はおよそ成人型95%、若年型5%である。
- 成人型は通常30歳以上で発症するのに対し、若年型は10歳前後（平均13歳）で発症する。小児における卵巣顆粒膜細胞腫は、ほとんどが若年型である。
- ホルモン産生腫瘍としての症状が発現することがあり、若年型顆粒膜細胞腫の約80%に思春期早発症や月経異常を認める。
- 若年型顆粒膜細胞腫の多くは、比較的予後良好とされている。

超音波所見

- 腫瘍内部に大小多数の嚢胞性領域を形成する
- 嚢胞部分は無〜低エコーまで様々
- 卵巣腫瘍エコーパターン分類における「Ⅳ型」を呈することが多い

典型例画像

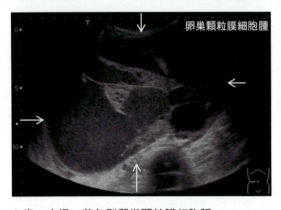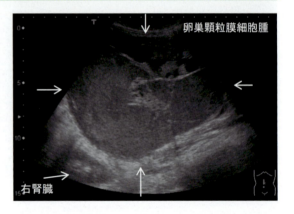

8歳　女児　若年型卵巣顆粒膜細胞腫

　小児における顆粒膜細胞腫はほとんどが若年型であり、思春期早発症や月経異常をきたす場合がある。卵巣腫瘍が大きくなり腫瘤を触知して発見される例もあるが、思春期早発や月経異常を主訴として来院し画像検査で卵巣腫瘍が発見される例もあり、この場合は若年型卵巣顆粒膜細胞腫が疑われる。顆粒膜細胞腫は腫瘍内部に隔壁構造を伴って大小多数の嚢胞性領域が存在するのが特徴的で、加えて腫瘤内部に充実性領域が確認できる場合は顆粒膜細胞腫が鑑別にあがる。しかし、粘液性嚢胞性腫瘍等でも同様の画像所見を呈する場合があり、超音波所見から腫瘍の詳細な鑑別をすすめるのは困難である場合も少なくない。

実際の症例

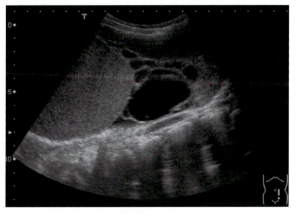

8歳　女児　若年型顆粒膜細胞腫

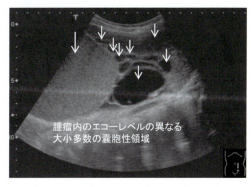

腹腔内を大きく占拠するような腫瘤性病変を認めた。内部は隔壁によって大小多数の囊胞性領域が確認でき、それぞれのエコーレベルは無〜低エコーで描出された。両側ともに正常卵巣は確認できなかった。

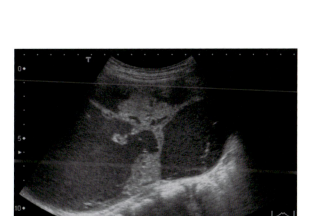

8歳　女児　若年型顆粒膜細胞腫

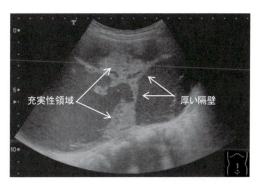

上記と同症例。腫瘤内部の隔壁には部分的に厚い領域や、乳頭状の充実性領域が確認できた。卵巣腫瘍エコーパターン分類はⅣ型に相当すると考えた。

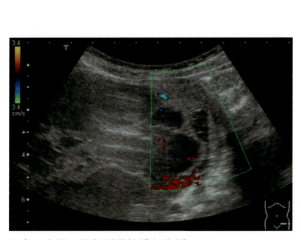

8歳　女児　若年型顆粒膜細胞腫

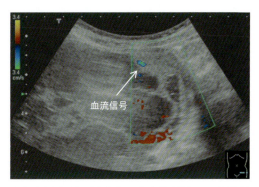

上記と同症例。腫瘤内の充実性領域には血流信号も確認できた。巨大な腫瘤で隔壁を伴った囊胞性病変であり、正常卵巣が確認できないこともあり卵巣腫瘍が強く疑われる。

10. 卵巣・卵巣腫瘍茎捻転

- 卵巣は靱帯によって骨盤壁と子宮に支持されているが可動性が高く、卵巣や卵巣腫瘍が捻転すると靱帯内血管の血流が遮断されて阻血状態になる。この病態を茎捻転という。
- 卵巣腫瘍以外でも正常卵巣や卵管（腫瘍）が捻転することがあり、小児においては茎捻転の約 40% が正常卵巣であるといわれている。
- 卵巣腫瘍茎捻転はほとんどが良性腫瘍で発症し、その多くが成熟嚢胞性奇形腫で、次いで卵巣嚢腫が多い。悪性腫瘍での発症は少ない。
- 腫瘍径が 5～10 cm のものが最も茎捻転を起こしやすく、ほとんどが片側発生である。
- 患側の痛みを訴えるが軽度の痛みを訴える例からショック症状を呈する例まである。嘔気、嘔吐を認めることも多く、発症から時間が経った例では発熱もみられる。

超音波所見

- 卵管の肥厚
- 卵巣腫瘍壁の肥厚
- 支持組織の短縮による子宮の病側への変位
- 卵巣腫瘍や卵胞内での出血
- 腹水貯留は少量の場合が多い

典型例画像

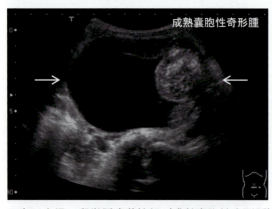 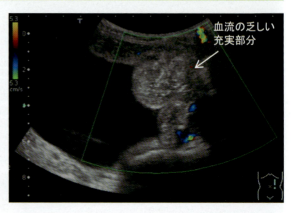

8歳　女児　卵巣腫瘍茎捻転（成熟嚢胞性奇形腫）

　卵巣腫瘍茎捻転では疼痛部位に一致する腫瘤性病変を認め、卵巣茎捻転では疼痛部位に一致して病側卵巣が腫大している。捻転に伴う鬱血で卵管や卵巣の腫大を認め、卵胞や腫瘍内部では出血を伴っている場合がある。また、卵巣腫瘍では捻転に伴い子宮との支持組織が短縮され、卵巣腫瘍から子宮へと向かう protrusion（突出）が出現したり、子宮が病側へと変位することがあるが、卵巣腫瘍の protrusion は超音波検査では確認が難しい場合が多い。病変部の血流は静脈血流は障害されていても動脈血流が保たれている場合があり、ドプラで血流が確認できるからといって茎捻転の除外とはならない。類似した臨床症状を呈し鑑別すべき疾患として卵巣出血や異所性妊娠、消化管の急性腹症を呈する疾患等があり、US だけで茎捻転と判断することが難しい例も少なくない。

検査の進め方

 ### 左右卵巣を確認する

卵巣茎捻転では疼痛部位に一致して病側卵巣を認め、腫大していることが多い。卵巣の大きさは個人差も大きいが、左右差があるようであれば卵巣茎捻転の可能性を考慮する。

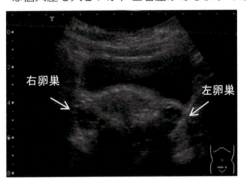

8歳　女児　正常例
左右の卵巣の大きさに左右差がなく、腫大も認めていないことが確認できれば、卵巣茎捻転、卵巣腫瘍茎捻転は除外できる。

 ### 腫瘤性病変の有無を確認する

卵巣腫瘍茎捻転では疼痛部位に一致して卵巣腫瘍を認める。多くは5 cm以上であり卵巣嚢腫や奇形腫の場合が多い。捻転に伴い周囲に少量の腹水を認めることがあるが、多量の腹水を認めることは少ない。

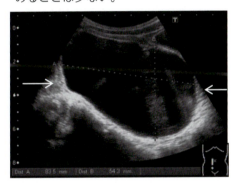

6歳　女児　卵巣嚢腫
疼痛を訴える部位に一致する嚢胞性腫瘤を認めた場合は必ず卵巣・卵巣腫瘍茎捻転を考慮する。茎捻転ではなくても、卵巣腫瘍を認めた場合は大きさを計測しておくことが重要になる。

 ### ドプラにて血流を評価する

ドプラによる評価が難しい場合も少なくないが、卵巣動脈のらせん状の走行や卵巣の血流の左右差（病側血流の減少・消失）が確認できる場合はより強く茎捻転が疑われる。

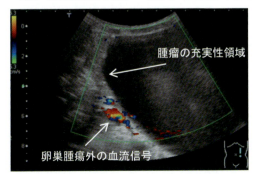

8歳　女児
卵巣腫瘍茎捻転（成熟嚢胞性奇形腫）
ドプラにて認められている明瞭な血流信号は腫瘤外の血流信号である。腫瘤の充実性領域には血流信号が乏しいが、奇形腫はもともと血流豊富に描出されないことが多く、ドプラ所見だけで茎捻転の判断ができない場合も多い。

実際の症例

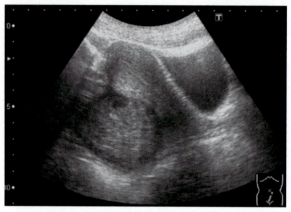

14歳　女児　左卵巣捻転

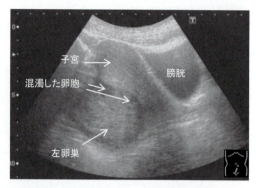

右卵巣は正常であったが、左卵巣は約86×75×72 mm、体積は約240 cm³ と著明に腫大し左右差を認めた。内部には無エコーで描出されない卵胞も確認できた。

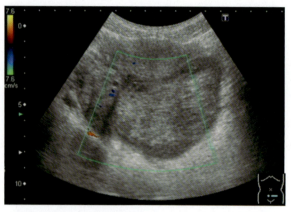

14歳　女児　左卵巣捻転

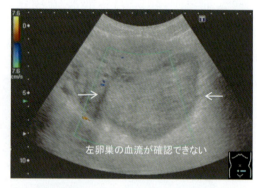

上記と同症例。ドプラにて腫大した左卵巣内の血流信号は乏しく、左卵巣との左右差も認めた。疼痛部と一致していたことも考慮すると、卵巣捻転を疑うことができる。

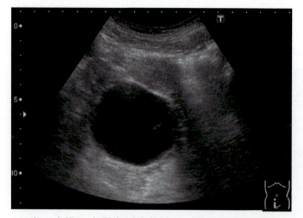

15歳　女児　右卵巣腫瘍茎捻転（漿液性嚢胞腺腫）

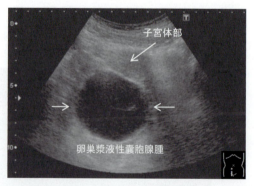

下腹部痛を主訴に来院、約58×52×48 mm の嚢胞性病変を認めた。卵巣腫瘍茎捻転を鑑別にあげた。US検査後に施行された造影CT検査で造影不良が確認され、緊急摘出術となった。

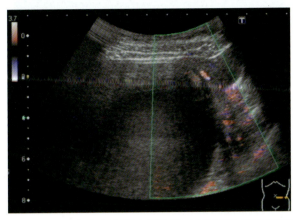

15歳　女児　左卵巣腫瘍茎捻転（成熟嚢胞性奇形腫）

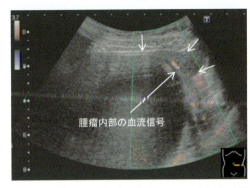

急激な下腹部痛を主訴に来院。9 cm を超える嚢胞性腫瘤性病変を認め、卵巣腫瘍茎捻転を鑑別にあげたが、ドプラにて充実部分に血流信号が確認できた。

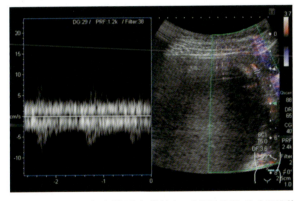

15歳　女児　左卵巣腫瘍茎捻転（成熟嚢胞性奇形腫）

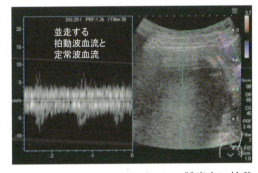

上記と同症例。パルスドプラにて腫瘤内に拍動波と定常波血流が計測された。腫瘍茎捻転では、完全に血流がなくなるわけではないので、感度良く検索すると血流信号が検出される場合がある。

> ☞ **Point** ☜
> - 捻転を発症すると壁の薄い静脈血流が最初に障害され、動脈血流は保たれるため徐々に鬱血が強くなり、卵巣はさらに腫大し、最終的には虚血に陥る。また卵巣は卵巣動脈と子宮動脈の二重供給となっていることもあり、茎捻転を起こしていてもドプラにて卵巣や腫瘤内に拍動性血流が保たれる場合がある。
> - 疼痛の状態や発症してからの時間等を考慮して総合的に判断する必要があるが、鑑別が困難な場合は速やかに血流評価が可能な造影 CT 検査等に移行することを意識する。
> - 半数以上の例では診断までに同様のエピソードを繰り返しており、断続的な捻転と捻転解除が繰り返されていると考えられている。過去の同様の症状の有無についての聴取も鑑別の一助となる。

Ⅱ 検査各論 ⑧ 子宮・卵巣　参考文献

1) Orsini LF, et al: Pelvic organs in premenarcheal girls: real-time ultrasonography. Radiology 153:113-116, 1984.
2) Siegel MJ: Female pelvis. Siegel MJ ed., Pediatric sonoglaphy. 4th ed., Lippincolt Wiliams and Wilkins, 509-553, 2010.
3) 北見昌広：小児超音波の基準値と正常像．小児科診療，vol.76 No.10: 1511-1518, 2013.
4) 金川公夫，河野達夫：小児超音波診断のすべて．メジカルビュー社 ,2015.
5) The American Fertility Society: The American Fertility Society classifications of adnexal adhesions, distal tubal occlusion, tubal occlusion secondary to tubal ligation, tubal pregnancies, mullerian anomalies and intrauterine adhesions. Fertill Steril 49: 944-955, 1988.
6) 竹下俊行：子宮形態異常 .HORMONE FRONTIER IN GYNECOLOGY Vol.19 No.1: 43-47, 2012.
7) 草刈万寿夫，ほか：超音波検査が診断に有用であった処女膜閉鎖症の 1 例．産科と婦人科，57: 1795-1798, 1990.
8) 埜口亮輔，ほか：尿閉，下腹部腫瘤で発症した処女膜閉鎖症の 2 例．日本小児放射線学会雑誌，Vol.22 No.2 124-128, 2006.
9) 熊澤由紀代：腟奇形．産科と婦人科，81: 326-320, 2014.
10) 藤本剛史，ほか：腟閉鎖症，処女膜閉鎖症に対する Granjon 手術．産婦人科手術，No.23: 43-48, 2012.
11) 鈴木義也，ほか：妊娠を契機に診断された Wunderlich 症候群の 1 例．産科と婦人科，Vol.80 No.5: 671-675, 2013.
12) 堀内由佳，ほか：Wunderlich 症候群の 1 例．産婦の進歩，56: 85-90, 2004.
13) 竹内雄毅，ほか：腹部腫瘤により発見された Herlyn-Werner-Wunderlich 症候群の 1 例．日小外会誌，Vol.50 No.1: 76-80, 2014.
14) 田村亮，ほか：当科で経験した卵巣出血 56 例の臨床的検討．産科と婦人科，12（97）:1527-1531, 2011.
15) 村尾寛，ほか：黄体性卵巣出血の保存的療法 116 例の臨床的検討から．臨産婦，48:568-572, 1994.
16) 谷垣伸治，ほか：産婦人科救急の超音波検査．Jpn J Med Ultrasonics Vol.38 No.4: 413-420, 2011.
17) 日本超音波医学会 用語・診断基準委員会：卵巣腫瘍のエコーパターン分類．Jpn J Med Ultrasonics 27: 912-914, 2000.
18) Norris HJ, et al: Relative frequency of ovarian neoplasms in children and adolescents. Cancer 30:713-719, 1972.
19) 西島栄治，ほか：小児外科疾患に対する標準的治療指針－卵巣嚢腫－．外科治療，vol.96 No.4: 844-849, 2007.
20) 田中潔：出生前診断された卵巣嚢腫の治療方針．産婦人科治療，vol.103 No.2: 301-305, 2011.
21) 小西郁生：卵巣・卵管の腫瘍・類腫瘍．産婦誌，Vol.61 No.11: 560-565, 2009.
22) 北井里実，ほか：卵巣，子宮における粘液性腫瘍．臨床画像，Vol.27 No.11 :1346-1358, 2011.
23) 日本産科婦人科学会・日本病理学会 編：卵巣腫瘍・卵管癌・腹膜癌取扱い規約 病理編．金原出版 ,2014.
24) 長坂徹郎：卵巣腫瘍のトピックス－未熟奇形腫－．病理と臨床，Vol.29 No.8: 840-844, 2011.
25) 寺岡有子：皮脂腺癌への悪性転化をきたした卵巣成熟嚢胞性奇形腫の一例．現代産婦人科，Vol.62 No.1: 69-72, 2013.
26) 井上正樹：性索間質性腫瘍．症例から学ぶ婦人科病理学入門 シリーズ 22 性索間質性腫瘍．産婦人科治療，90: 93-104, 2005.
27) 植田多恵子，ほか：卵巣顆粒膜細胞腫 20 例の臨床的検討．日本婦人科腫瘍学会雑誌，26: 285-291, 2008.
28) 牧野寛史：下腹部痛．治療，vol.93 No1 109-110, 2011.
29) 五十嵐秀樹：産婦人科救急と画像診断．産婦人科治療，vol.100 増刊 512-520, 2010.
30) 赤松信雄：卵巣腫瘍茎捻転の術前画像診断．産婦人科治療，vol.101 No.1 65-70, 2010.
31) 山下博：卵巣茎捻転．産婦人科治療 vol.100 増刊，342-346, 2010.

9 外傷・FAST

FAST（focused assessment with sonography for trauma）とは

　FASTは日本救急医学会および日本外傷学会が作成した外傷初期診療ガイドラインの中で推奨されている外傷時の体腔内出血の評価法で、外傷診療の質を向上させるために考案された超音波検査方法である。外傷時に患者がショックを呈する代表的な原因として心タンポナーデと出血性ショックがあり、これらの危険性の有無をFASTで確認する。目的はあくまで液体貯留（echo free space）の検索であり、FASTでは損傷部位の評価や出血部位の検索は行わない。FASTでは評価するポイントが決められており、全てを評価しても1～2分程度で終了する。

- 外傷直後は出血性ショック等による急変の可能性があるため、超音波検査としてはFASTのみが施行されることが一般的である。血行動態が保たれ、FASTで大量出血が否定できる場合の画像検査の第一選択は造影CT検査である。
- FAST（focused assessment with sonography for trauma）は早い段階の循環評価として施行される心囊内、胸腔内、腹腔内の液体貯留の検索を目的とした迅速簡易超音波検査法である。
- 外傷後の経過観察に超音波検査は有用である。特に被曝に敏感な小児の場合は外傷後の頻繁な経過観察にCT検査を施行しにくい側面があり、超音波検査にて経過観察が行われる場合がしばしばある。
- 経過観察時の超音波検査では、既知の損傷部位や血腫の経時的な変化、損傷部位の治癒に伴う遅発性合併症の有無の評価が重要になる。

1　FASTの走査方法

　FASTは患者が仰臥位のまま動かさないように以下の点について評価を行う。
走査は全てコンベックスプローブを用いて速やかに評価を行う。

1　心囊
2a　右胸腔
2b　モリソン窩
3a　左胸腔
3b　脾周囲
4　ダグラス窩

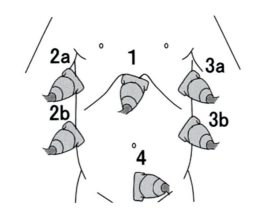

1) 心嚢

心窩部正中査から左上を見上げるように扇状にプローブを走査し、心嚢を観察する。

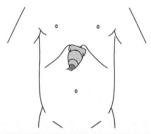

FAST 陽性の場合は心臓の周囲を取り囲むように心膜で被胞化された嚢胞性領域が観察される。多量の胸水が貯留している場合も心臓の周囲に液体貯留が観察されるが、心臓周囲を取り囲む心膜が確認できない。

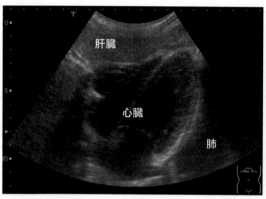

FAST 陰性例　　　　　　　　　FAST 陽性例

2) 右胸腔

右胸部の肋間走査により右側胸腔内の液体貯留を検索する。

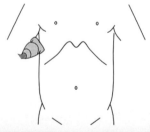

通常、横隔膜よりも頭側を肋間走査で観察すると肺が描出され、空気によるアーチファクトを認める。横隔膜の頭側にエコーフリースペースが確認できる場合はFAST陽性とする。

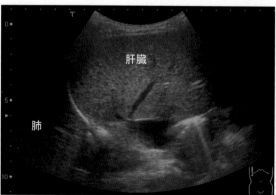
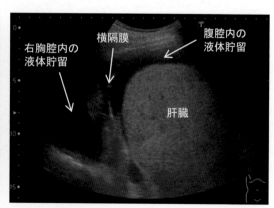

FAST 陰性例　　　　　　　　　FAST 陽性例

3）モリソン窩

　右胸腔を観察した肋間よりも2～3肋間尾側を観察し、肝臓と右腎との間のモリソン窩やその周辺、腹腔内の液体貯留を検索する。

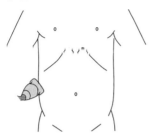

　FAST陽性の場合はモリソン窩や肝の足側にエコーフリースペースを認める。液体貯留が大量である場合は横隔膜と肝臓の間や腹壁と肝臓の間にもエコーフリースペースが確認できるようなる。

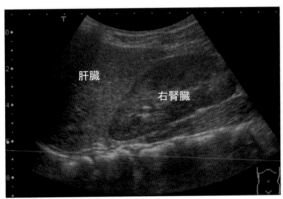

FAST　陰性例

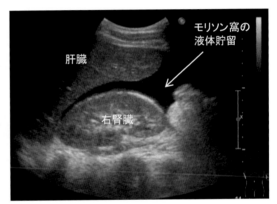

FAST　陽性例

4）左胸腔

　左胸部の肋間走査により左側胸腔内の液体貯留を検索する。

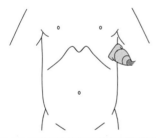

　通常、脾臓の頭側に横隔膜が存在し、横隔膜の頭側には肺内の空気によるアーチファクトを認める。横隔膜の頭側にエコーフリースペースが確認できる場合はFAST陽性とする。

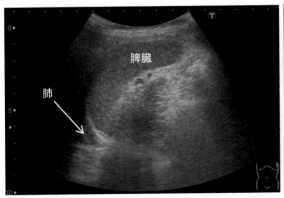

FAST　陰性例

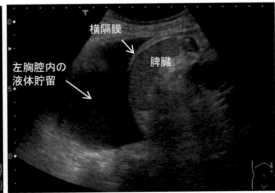

FAST　陽性例

5）脾周囲

　左胸腔を観察した肋間よりも2～3肋間尾側を観察し、脾臓と横隔膜の間、脾臓と腹壁の間、脾臓と左腎臓の間に液体貯留を検索する。

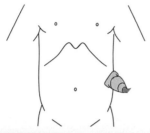

　脾臓は左背側に位置しているため、腹腔内の液体貯留は脾臓周囲に観察されることが多い。横隔膜の尾側、脾臓周囲にエコーフリースペースが確認できる場合はFAST陽性とする。

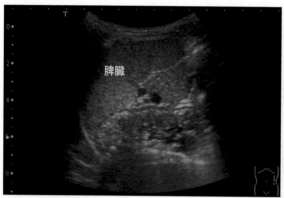

FAST　陰性例　　　　　　　　　　FAST　陽性例

6）ダグラス窩

　下腹部正中、恥骨直上の縦走査にて膀胱の頭側、背側に液体貯留を検索する。

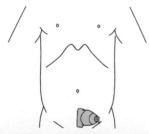

　女性では膀胱の背側に子宮、直腸が、男性の場合は前立腺、直腸が確認できる。膀胱の頭側には消化管が存在しているが、膀胱直上にエコーフリースペースが確認できる場合はFAST陽性とする。外傷時に膀胱内尿量が乏しい場合でも恥骨背側を覗くように検索すると虚脱した膀胱でも描出できることが多い。

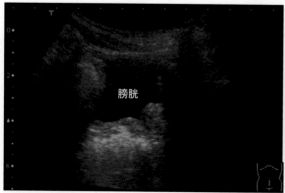
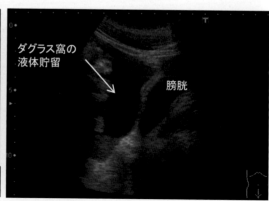

FAST　陰性例　　　　　　　　　　FAST　陽性例

2　FASTの適応

1. 循環不安定
2. 腹部所見が信頼できない状況
    - 意識障害や脊髄損傷の合併
    - アルコール・薬物の服用
    - 他部位の損傷による疼痛の存在
    - 高齢者、乳幼児、精神疾患など、気管挿管後
3. 腹部所見の異常
4. 近接する部位の外傷
    - 下位胸郭から骨盤までの体表損傷、シートベルト痕
    - 下位の肋骨骨折、肺挫傷、血気胸、骨盤骨折、血尿
5. 腹部外傷を来しやすい受傷機転
    - ハンドル外傷、腹部強打

(日本外傷学会，日本救急医学会 監：日本救急医学会外傷初期診療ガイドライン JATEC．改訂第4版．へるす出版，2012．より引用)

近年、気胸に対する超音波の有用性についての検討が多数報告され、FASTに気胸の評価を加えたextended FAST：EFASTという検査方法が提唱されるようになってきた。

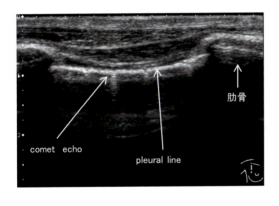

正常では胸壁と肺、つまり壁側胸膜と臓側胸膜は接しており、肋間からこの2つの胸膜が接する部位を観察すると輝度の高い線として描出され、この線はpleural lineと呼ばれる。

正常例においてこのpleulal lineを縦断像で観察すると、呼吸に合わせて臓側胸膜が頭尾方向にスライドする様子が確認できる。この所見はlung sliding signと呼ばれ、臓側胸膜が壁側胸膜に接しているため確認できる所見で、つまり気胸を否定できる所見である。また、肺内で胸膜下の肺胞内空気と小葉間中膜の間でcomet echoが生じることが知られており、pleural line近傍にcomet echoが確認できる場合も気胸を否定できる所見である。

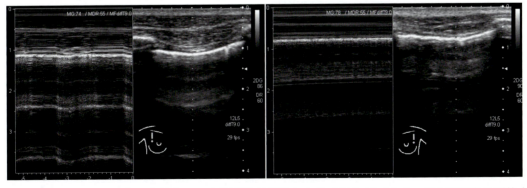

lung sliding signを画像に記録するには動画保存が最も有効であるが、Mモードを利用すれば静止画としても保存可能である。左画像は正常例、右画像は左側気胸のUS画像である。正常例では呼吸に伴い肺の陰影が可動している様子がMモード画像に記録されているが、気胸例ではMモードで肺の陰影は全て平行線で可動性が確認できない。

1. 肝損傷

- 交通外傷、転落、転倒、殴行等の外傷によって肝に損傷を受けた状態をいい、小児の外傷のほとんどは鈍的外傷である。
- 肝被膜の断裂の有無、深部重要構造（脈管や胆管等）の損傷の有無等の外傷の程度によって、保存的に治癒するものから、緊急的に治療を有するものまで様々である。
- 外傷直後は肝損傷や脈管損傷による出血の状態を把握することが重要である。また遅発性の合併症として胆管損傷による胆汁性嚢胞（biloma）形成、血管損傷による仮性動脈瘤形成等があり、経過観察も重要である。

超音波所見

- 肝被膜下や被膜外の混濁した液体貯留（血腫、血性腹水）
- 肝損傷部の不均質化
  （損傷部位の超音波所見は経過観察とともに変化を認める）

遅発性合併症
- 胆汁性嚢胞
- 仮性動脈瘤

CT画像とUS画像の対比

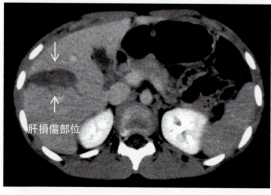 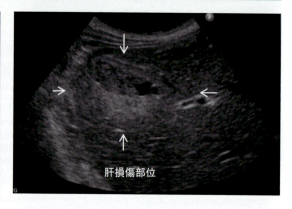

11歳　女児　肝損傷（Ⅲb型）

　事前に造影CT検査が施行されている場合はその所見を参照しながら、外圧が強く加わった部位を中心に、損傷していない均質な肝実質と比較しながら検索すると損傷部位を確認しやすい。肝損傷部は高エコーで描出される領域を伴って不均質に描出され、出血や胆汁漏出による液体貯留を伴っている場合は無エコー領域を伴って不均質に描出される。損傷部位の外縁に肝被膜断裂の有無、肝被膜下と被膜外の液体貯留の状態を把握する必要があり、血性腹水はやや混濁した液体貯留として描出される。また、肝損傷部位の範囲内を走行する脈管や胆管の断裂の有無についても確認する必要がある。経過観察では損傷部位の不均質な所見は変化しながら不明瞭化することが一般的で、損傷部位に新規に嚢胞性領域が出現した場合は仮性動脈瘤や胆汁性嚢胞が鑑別にあがるため、ドプラを用いて内部の血流について評価を行う。

検査の進め方

✅ FASTを施行する

外傷直後に超音波検査を施行する場合、必ず最初にFASTを施行する。FAST陽性であった場合は直ちに超音波検査は終了とする。

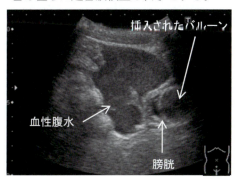

10歳　男児　肝損傷（Ⅲb型）
FASTを施行すると膀胱直腸窩に混濁した著明な腹水を認め、外傷に伴う血性腹水を疑う所見であった。腹腔内の持続性出血の可能性があるためUSはFASTで終了とし、造影CT検査へ速やかに移行する必要がある。

✅ 肝損傷の範囲、肝被膜断裂の有無を評価する

FAST陰性で血行動態が安定している場合の画像検査の第一選択は造影CTである。超音波検査でも評価が必要と判断される場合は肝損傷の範囲や肝被膜断裂の有無、肝以外の臓器損傷の有無について評価を行う。

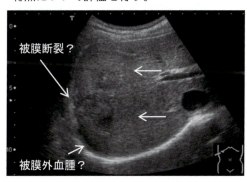

18歳　男性　肝損傷（Ⅲb型）
肝右葉S5〜S6に損傷部位が確認できる。肝辺縁は不整で被膜断裂の存在が示唆され、背側には被膜外血腫を疑う液体貯留も確認できる。損傷部位から右副腎や右腎の外傷も考慮しながら検査をすすめる必要がある。

✅ 遅発性合併症について評価を行う

超音波検査は経過観察に有効である。今後胆汁性嚢胞や仮性動脈瘤が出現した場合に対比できるように、肝損傷の範囲を把握し評価しておく。経過観察の際には、既存の血腫や損傷部位の変化、遅発性合併症の有無について評価を行う。

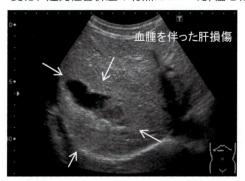

8歳　男児　肝損傷（Ⅰb型）
外傷後の初期評価で肝右葉に血腫と思われる混濁した液体貯留を認めている。今後、経過観察においては損傷部や血腫部分の改善を確認し、胆汁性嚢胞や仮性動脈瘤等の新規病変の出現の有無を念頭において検査を行う。

実際の症例

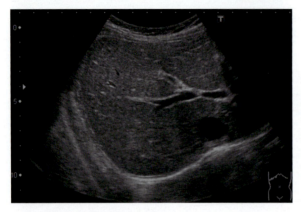

8歳　男児　肝損傷（Ⅰb型）

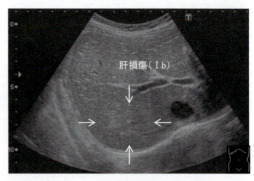

公園で遊んでいて転倒、造影CTにてⅠb型損傷と診断された。今後の経過観察を考慮しUSが施行され、損傷部は非常に淡い領域として描出された。実質の軽度の損傷の場合はUS画像で損傷部位の確認が困難な場合が少なくない。

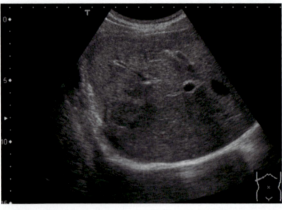

15歳　男児　肝損傷（Ⅲb型）

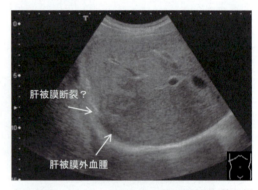

交通外傷。肝S5～S6に広い範囲で不均質な領域が確認できる。S6の辺縁部分は凹凸不整で被膜外に血腫を疑う液体貯留を認めているため、被膜断裂を疑う所見である。

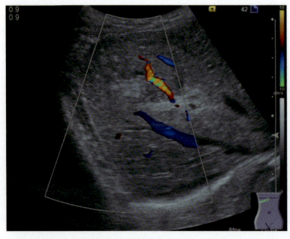

8歳　男児　肝損傷（Ⅲb型）

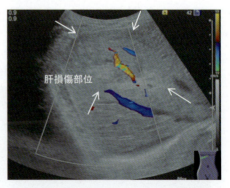

交通外傷。肝S5を中心とした肝損傷を認めている。造影CTでⅢb型損傷と診断されているが、USでは被膜断裂や被膜外血腫は確認できなかった。肝内にも明らかな液体貯留は指摘できなかった。

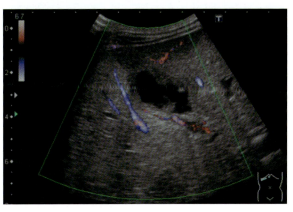

8歳　男児　肝損傷（Ⅲb型）

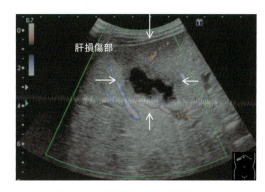

上記と同症例。3週間後の経過観察で約27×22×20 mmの囊胞性病変を認めた。外傷直後には認めていない所見で、ドプラで囊胞性病変の内部に血流信号は確認できないため、胆汁性肝囊胞が疑われた。

🌱 Point 🌱

- 日本外傷学会による肝損傷分類は図1[1]のとおりである。
- 最も問題となるのは肝被膜の断裂の有無で、被膜が保たれていれば肝内出血はタンポナーデ効果をもって止血される可能性が高いが、被膜断裂がある場合は腹腔内への大量出血の可能性がある。そのため、肝被膜外の混濁した血性腹水の有無やその量については常に注意しながら検査をすすめる必要がある。

図1　肝損傷分類[1]

肝損傷	Ⅰ型	Ⅱ型	Ⅲ型
	被膜下損傷 a. 被膜下血腫 b. 実質内血腫	表在性損傷 （創の深さが3 cm 未満）	深在性損傷 a. 単純深在性損傷 b. 複雑深在性損傷

Ⅰa型：被膜下血腫

Ⅱ型：表在性損傷

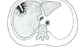

Ⅲa型：単純深在性損傷

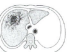

Ⅰb型：実質内血腫

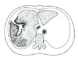

Ⅲb型：複雑深在性損傷

疾患別超音波検査

2. 脾損傷

- 交通外傷、転落、転倒、殴打等の外傷によって脾臓に損傷を受けた状態を脾損傷という。脾臓は血液を多く含む臓器であり、脾損傷は外傷による腹腔内出血死亡原因の上位に相当する危険な外傷である。
- 脾臓自体の損傷に加え、脾門部の脈管に損傷を伴っている場合がある。
- 脾損傷の場合、他の臓器と比較して遅発性合併症の頻度が高い傾向にあり、経過観察も重要である。
- 遅発性の合併症として遅発性出血、遅発性脾破裂、仮性動脈瘤形成等がある。

超音波所見

- 脾被膜下や被膜外の混濁した液体貯留（血腫、血性腹水）
- 脾損傷部の不均質化
  （損傷部位の超音波所見は経過観察とともに変化を認める）

遅発性合併症
- 遅発性出血
- 仮性動脈瘤

CT 画像と US 画像の対比

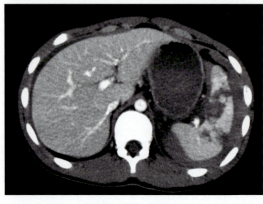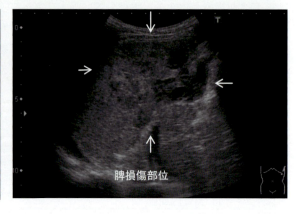

14歳　男児　脾損傷（Ⅲb型）

　脾損傷の場合、損傷部の脾臓実質は不均質に描出されることが多い。脾臓被膜が保たれている場合はタンポナーデ効果による止血が期待できるが、被膜断裂を伴っている場合は腹腔内出血がしばしば問題となる。USでは被膜の断裂が直接評価できない場合も少なくないが、脾臓周囲に血性腹水を認める場合は被膜断裂を疑う。また、損傷が脾門部に及んでいる場合は脾損傷に加え、脾動脈、脾静脈の脈管損傷を伴っている可能性があり、後に仮性動脈瘤を形成し破裂する可能性もある。また、脾臓は腹腔内臓器の中でも遅発性出血の頻度が高い臓器として知られているため、USでは脾実質の損傷部の変化、遅発性出血の有無、脾動静脈の形態評価等について注意深く評価を行う必要がある。

検査の進め方

FAST を施行する
外傷直後に超音波検査を施行する場合、必ず最初に FAST を施行する。FAST 陽性であった場合は直ちに超音波検査は終了とする。

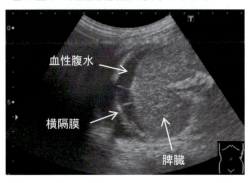

10歳　男児　脾損傷（Ⅲb型）
脾臓と横隔膜の間に血性腹水を認め、FAST 陽性である。脾損傷の場合は左側腹腔内とダグラス窩に液体貯留を認めることが多い。

脾損傷の範囲、脾門部周辺の損傷の有無を評価する
脾損傷部位は脾実質の不均質化を認めることが多い。脾臓は遅発性出血の頻度が少なくないため、損傷部位の範囲を把握しておくことが重要である。

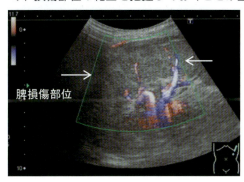

10歳　男児　脾損傷（Ⅲb型）
脾損傷が脾門部周辺まで達している場合は、ドプラを用いて脾門部から損傷部にかけての脈管形態を把握し、仮性動脈瘤の形成を念頭において検査をすすめる必要がある。

遅発性合併症について評価を行う
脾損傷における経過観察では既存の損傷部位の変化に加え、損傷を認めていた領域を中心に新規血腫や仮性動脈瘤の出現の有無を評価する。

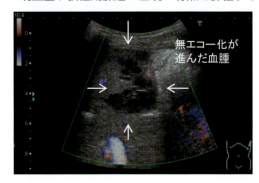

14歳　男児　脾損傷（Ⅲb型）
画像は脾損傷後2週間の画像である。損傷部は徐々に無エコーに変化し、退縮するのが一般的である。無エコー領域の内部に出血を示唆する混濁が出現した場合や、新規液体貯留を認めた場合は遅発性出血を考慮する。

実際の症例

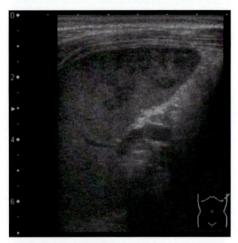

8歳　男児　脾損傷（Ⅲb型）

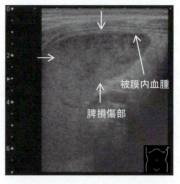

学校で遊んでいて転倒、造影CTでⅢb損傷と診断されている。USでは被膜内に少量の液体貯留を認めるものの、被膜損傷や被膜外血腫は確認できなかった。

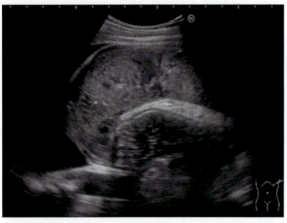

10歳　男児　脾損傷（Ⅲb型）

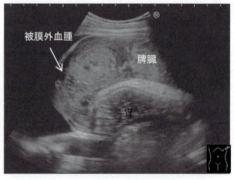

脾臓は全体的に不均質で周囲に液体貯留を伴っており、脾損傷に伴う被膜外血腫が疑われる。不均質な領域は脾門部まで達している様子が確認できる。

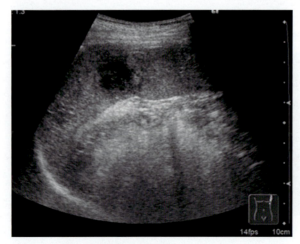

10歳　男児　脾損傷（Ⅲb型）

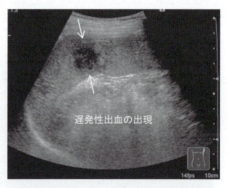

上記と同症例。約2週間後の経過観察中、突如左側腹部痛を訴え施行したUSで脾内に内部の流動が確認できる不均質な領域の出現を認めた。造影CTでも遅発性出血が疑われTAEが施行された。

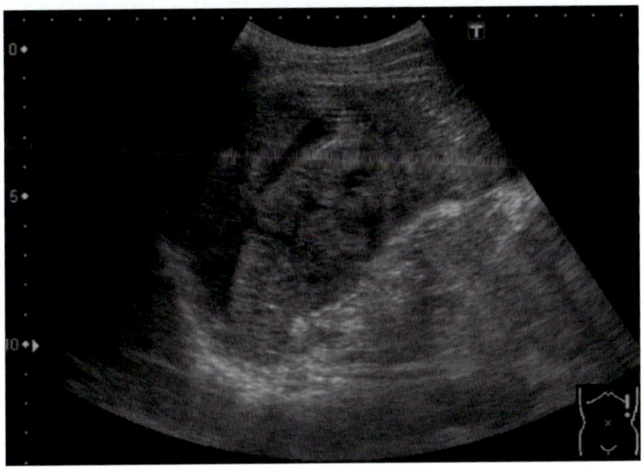

15歳　男児　脾損傷（Ⅲb型＋HV）

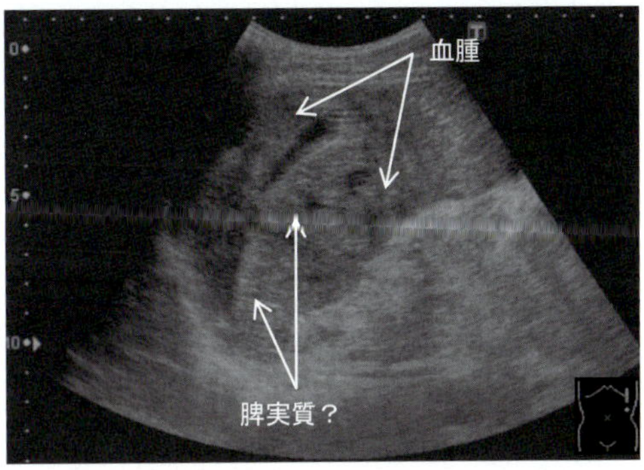

FASTとして左腹腔内を観察した際、一部で脾実質と思われる部分を認める以外は流動を伴う不均質な領域で描出され、血腫を疑った。造影CTで脾破裂と診断され緊急手術が施行された。

🖝 Point 🖝

- 日本外傷学会による脾損傷分類は図1[1]のとおりである。
- 受傷後数日から数週後に遅発性脾破裂が生じることがあり、注意深い経過観察が必要である。
- 脾外傷の遅発性合併症としてsplenosisがある。外傷や手術による脾損傷によって脾組織の一部が自家移植を起こしたもので、異所性に類円形の脾組織を認める。腹腔内腫瘤との鑑別が問題となるため、脾損傷の既往がある場合はsplenosisも念頭において鑑別をすすめる。

図1　脾損傷分類[1]

脾損傷	Ⅰ型	Ⅱ型	Ⅲ型
	被膜下損傷 a. 被膜下血腫 b. 実質内血腫	表在性損傷	深在性損傷 a. 単純深在性損傷 b. 複雑深在性損傷

※脾損傷に合併した脾門部血管損傷はHVとして表記する。

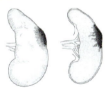
Ⅰa型：被膜下血腫

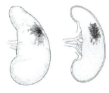
Ⅰb型：実質内血腫

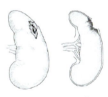
Ⅱ型：表在性損傷

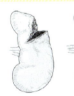
Ⅲa型：単純深在性損傷

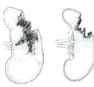
Ⅲb型：複雑深在性損傷

Ⅲa+HV型
：脾損傷を合併した脾門部血管損傷

疾患別超音波検査

3. 膵損傷

- 交通外傷、転落、転倒、殴行等の外傷によって膵に損傷を受けた状態を膵損傷といい、膵損傷の場合、その腹側に存在する十二指腸等の消化管、大網、腸間膜等の損傷を伴っている可能性がある。
- 自転車のハンドル損傷においては膵損傷の可能性がある。
- 外傷直後は出血の状態に加え、主膵管の損傷や膵液の腹腔内への漏出の有無を把握することが重要である。また遅発性の合併症として膵仮性嚢胞の形成や膵滲出液に伴う周囲組織への合併症の出現の可能性があり、経過観察も重要である。

超音波所見

- 膵周囲、前腎傍腔内の液体貯留（腹腔内に貯留が及ぶ場合がある）
- 膵損傷部の不均質化
  （損傷部位の超音波所見は経過観察とともに変化を認める）

遅発性合併症
- 仮性膵嚢胞

CT画像とUS画像の対比

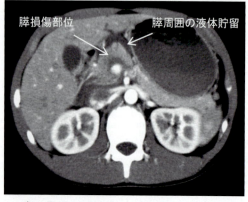 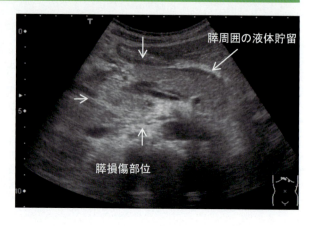

11歳　男児　膵損傷（Ⅲa型）

　膵損傷の場合、損傷部の膵実質は不均質に描出されることが多く、この不均質な領域が主膵管に及んでいないか確認する必要がある。明らかな主膵管の断裂がなくとも損傷部から遅発性に仮性膵嚢胞が出現する可能性がある。膵が存在する前腎傍腔内では、損傷に伴い膵周囲の液体貯留を認めることが多く、損傷の程度が激しい例では液体貯留が腹腔内に及ぶ場合もある。膵は後腹膜臓器であり、腹側には消化管や大網が存在しているため、膵損傷を認める場合は消化管や大網、腸間膜にも損傷が存在する可能性がある。

検査の進め方

✓ FASTを施行する

外傷直後に超音波検査を施行する場合、必ず最初にFASTを施行する。FAST陽性であった場合は直ちに超音波検査は終了とする。

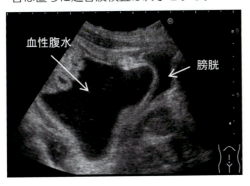

18歳　男性　膵損傷（Ⅲb型）
ハンドル外傷、膵損傷が疑われていた。FASTを施行するとダグラス窩に著明な血性腹水を認めたため、詳細な評価は行わず、造影CT検査に移行した。後日、血行動態が安定している状態で超音波検査を施行、詳細に膵の評価を行った。

✓ 膵損傷の範囲、主膵管断裂の有無を評価する

損傷部の膵実質は不均質に描出されることが多く、この範囲を把握し主膵管に損傷が及んでいないか確認する。また、膵周囲に液体貯留を認めることが多く、その量や存在する範囲を確認する。

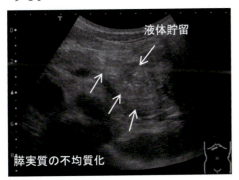

6歳　男児　膵損傷（Ⅲa型）
膵体部から尾部にかけて損傷に伴う不均質な領域を認め、膵周囲には液体貯留も伴っていた。主膵管の明らかな断裂は確認できなかったが、主膵管周囲まで不均質な領域が存在していることが確認できた。

✓ 遅発性合併症について評価を行う

膵損傷では遅発性に仮性膵嚢胞を形成することがある。経過観察では既存の液体貯留や損傷部位の変化に加え、主膵管の走行、嚢胞性病変の有無について評価を行う。

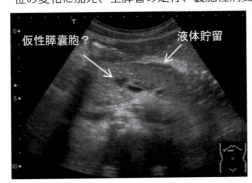

11歳　男児　膵損傷（Ⅲa型）
外傷後1週間後の超音波検査にて、膵頭部の損傷部に一致して嚢胞性病変の出現が確認できた。ドプラでは血流信号は確認できず、仮性膵嚢胞を疑った。

実際の症例

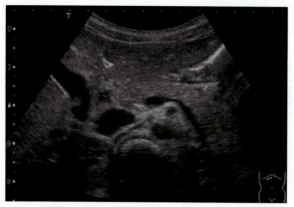

6歳　男児　膵損傷（Ⅰ型）

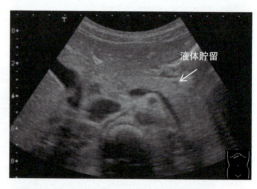

膵実質は均質に描出されUS上は膵に明らかな損傷部位は確認できなかった。しかし、膵の腹側に少量の液体貯留を認め、膵損傷に伴う変化と考えた。

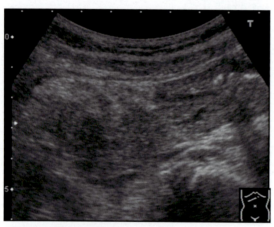

11歳　女児　膵損傷（Ⅲb型）

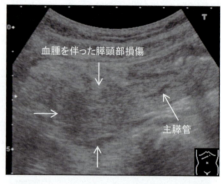

自転車ハンドル外傷。膵頭部は不均質で境界が認識できず、膵頭部損傷と周囲の血腫による所見と考えた。造影CT検査でも膵頭部破裂が疑われ、緊急手術となった。

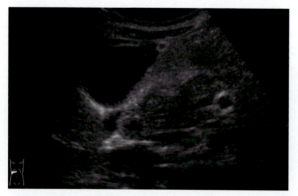

10歳　男児　膵損傷（Ⅱ型）＋大網損傷

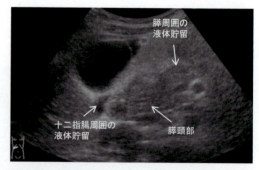

膵実質は均質であったが、膵周囲や十二指腸周囲に少量の液体貯留が確認でき、膵損傷はあるものと考えられた。

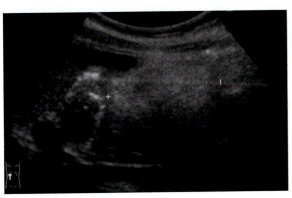
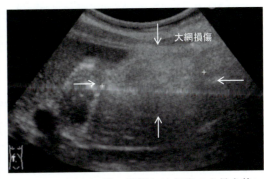

10歳　男児　膵損傷（Ⅱ型）＋大網損傷

上記と同症例。膵の腹側には輝度の上昇を伴い不均質に描出される領域を認めた。用手的圧迫でも不均質な領域の形態の変化は認めず、大網損傷に伴う所見と考えた。

> ## Point
>
> - 日本外傷学会による膵損傷分類は図1[1]のとおりである。
> - 最も問題となるのは主膵管の損傷の有無で、主膵管の損傷がある場合は一般的に緊急外科的治療の対象となる。
> - ハンドルに身体を打撲して受傷する外傷をハンドル損傷と呼び、小児の場合は特に自転車のハンドル損傷が多い。ハンドル外傷部に外圧が集中することにより臓器損傷を引き起こしやすく、椎体と挟まれ膵損傷や大網損傷を引き起こすことがある。
> - 膵損傷を認めた場合は、消化管にも損傷が存在する可能性がある。USで消化管全体を評価することは困難であるが、消化管損傷も念頭において腹腔内遊離ガス像の有無を確認しておくことも重要である。
>
> 図1　膵損傷分類[1]
>
> | 膵損傷 | Ⅰ型 | Ⅱ型 | Ⅲ型 |
> |---|---|---|---|
> | | 被膜下損傷 | 表在性損傷 | 深在性損傷
a. 単純深在性損傷
b. 複雑深在性損傷 |
>
> Ⅰ型：膵被膜の連続性が保たれて、膵液の腹腔内漏出がない。
> Ⅱ型：被膜が損傷され、実質損傷の深さは実質径の1/2未満、主膵管の損傷を伴わない。
> Ⅲa型：膵実質径の1/2以上の損傷があるが、主膵管損傷を伴わない。
> Ⅲb型：膵損傷の程度に関わらず、主膵管損傷を生じたもの。

4. 腎損傷

- 交通外傷、転落、転倒、殴行等の外傷によって腎に損傷を受けた状態をいい、小児の外傷のほとんどは鈍的外傷である。
- 腎は後腹膜臓器であり、腹膜、腸管、脊椎、筋肉で保護されているため、比較的損傷を受けにくい臓器とされるが、損傷を受けると血流豊富な実質臓器であるため出血をきたしやすい。
- 腎単独損傷よりも多臓器の合併損傷を有する例が多い。
- 外傷直後は腎損傷や脈管損傷による出血の状態を把握することが重要である。また遅発性の合併症として高血圧、尿漏（尿貯留腫）、尿管狭窄、水腎症、血管損傷による仮性動脈瘤形成等があり、経過観察も重要である。

超音波所見

- 腎被膜下や被膜外の混濁した液体貯留（血腫、尿漏）
- 腎損傷部の不均質化
  （損傷部位の超音波所見は経過観察とともに変化を認める）

遅発性合併症
- 尿漏
- 尿管狭窄、水腎症
- 仮性動脈瘤

CT画像とUS画像の対比

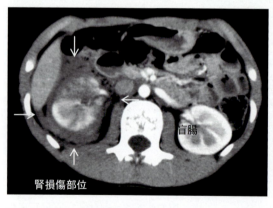
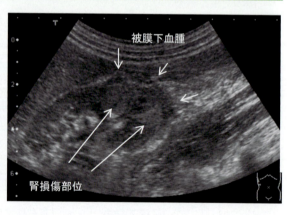

8歳　女児　腎損傷（Ⅲb型）

　腎実質はもともと不均質に描出される実質臓器であり、明瞭な腎損傷部以外は認識し辛い場合が多い。また腎損傷では腎周囲の後腹膜腔内に液体貯留を認めることが多いが、外傷直後の血腫は混濁し無エコーでは描出されないため、注意深い観察が必要になる。加えて腎損傷の場合は尿路の損傷に伴う尿漏が問題となる。尿漏は造影CTの後血管相にて造影剤の尿路外への漏れによって確認されるが、USでは血腫と尿漏の区別はできない。尿漏は感染や膿瘍形成を引き起こすと尿管狭窄、水腎症を合併する可能性があるため、経過観察では新規液体貯留の有無に加え、水腎症や尿管拡張の有無を確認する。損傷が腎門部周辺に及んでいる場合は脈管損傷に伴う仮性動脈瘤の形成の有無も評価する必要がある。

検査の進め方

FAST を施行する
外傷直後に超音波検査を施行する場合、必ず最初に FAST を施行する。FAST 陽性であった場合は直ちに超音波検査は終了とする。

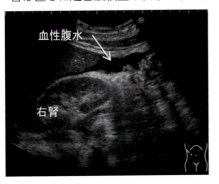

10歳　男児　右腎損傷（Ⅰb型）
画像ではモリソン窩に液体貯留を認めFAST陽性である。画像はⅠb型右腎損傷例であるが、肝損傷、右副腎損傷を伴う複合損傷例であったために腹腔内に液体貯留を認めたと考えられる。

腎損傷の範囲、血腫の有無を評価する
腎周囲の後腹膜腔に液体貯留を認める場合は腎損傷が疑われる。腎損傷部自体は不均質で認識が難しいため、注意深く腎の形態や実質の輝度の変化を観察する。また、腎損傷を認めた場合は腎周囲の臓器についても損傷の有無を確認する。

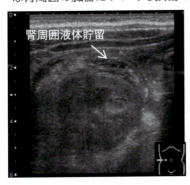

8歳　女児　右腎損傷（Ⅲb型）
腎周囲に血腫を疑う液体貯留を認め、腎損傷が疑われる。実質損傷部の詳細な把握は困難であるが、液体貯留の状態、水腎症、腎門部損傷や脈管損傷の有無等の現状を把握することが重要である。

遅発性合併症について評価を行う
出血以外にも尿漏、尿管狭窄、水腎症が遅発性に出現する可能性を念頭において検査を行う。経過観察の際には、既存の液体貯留や損傷部位の変化、遅発性合併症の有無について評価を行う。

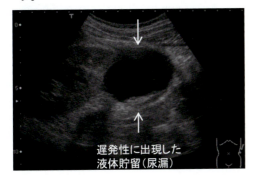

14歳　男児　左腎損傷（Ⅲb型）
外傷後5日で遅発性に液体貯留が出現した。血腫の可能性もあるが内部は比較的無エコーで描出され尿漏の可能性があると考えた。直後に施行された造影CTにて造影剤の流出が確認され、手術が施行された。

実際の症例

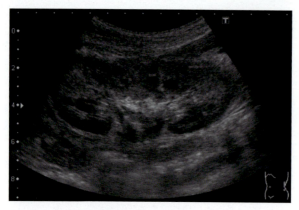

11歳　女児　左腎損傷（Ⅲb型）

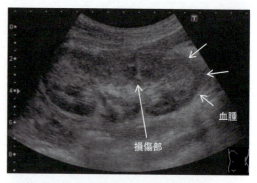

交通外傷翌日にUS施行。左腎周囲に血腫と思われる液体貯留を認め、実質にも不均質な損傷部位と思われる領域が確認できたが、それ以外の異常所見は認めなかった。

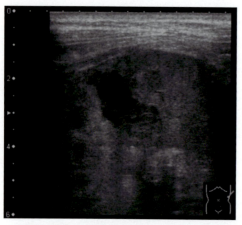

11歳　女児　左腎損傷（Ⅲb型）

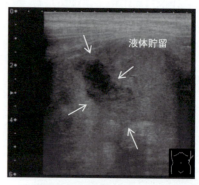

上記と同症例。受傷後6日目の経過観察で腎実質内に無エコーで描出される液体貯留を認めた。遅発性血腫、尿漏、仮性動脈瘤が鑑別にあがり施行した造影CT検査で尿漏が確認された。

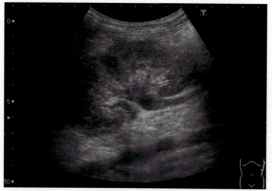

11歳　女児　左腎損傷（Ⅲb型）

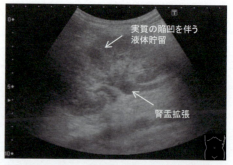

上記と同症例。受傷後10日目の経過観察で尿漏部分の腎実質の萎縮と軽度の水腎症が出現している。この後受傷後2か月程度まで軽度の水腎症は確認できていたが、その後水腎症は改善した。

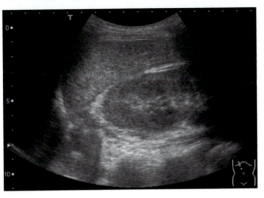

8歳　男児　腎損傷（Ⅲa型）

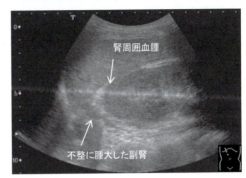

一輪車から転倒、外傷後翌日のUS画像である。腎周囲に液体貯留を認め腎損傷と考えるが腎実質の損傷部位は確認困難であった。その他、副腎の腫大も確認でき、副腎損傷に伴う変化と考えられる。

Point

- 日本外傷学会による腎損傷分類は図1[1)]のとおりである。
- 腎外傷による動脈性高血圧は稀で発症率5％以下とされ、発症してもほとんど自然治癒する。
- 腎外傷における血尿の程度は必ずしも重症度に相関しない。

図1　腎損傷分類[1)]

腎損傷	Ⅰ型	Ⅱ型	Ⅲ型
	被膜下損傷 a. 被膜下血腫 b. 実質内血腫	表在性損傷 （創の深さが3cm未満）	深在性損傷 a. 単純深在性損傷 b. 複雑深在性損傷

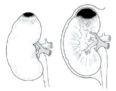

Ⅰa型：被膜下血腫

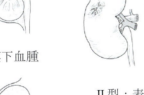

Ⅱ型：表在性損傷

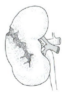

Ⅲa型：単純深在性損傷

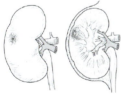

Ⅰb型：実質内血腫

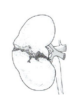

Ⅲb型：複雑深在性損傷

II 検査各論 ⑨ 外傷・FAST 参考文献

1) 外傷初期診療ガイドライン JATEC. 改訂第4版. へるす出版, 2012.
2) 亀田徹, ほか:外傷性気胸の超音波診断 − FAST から EFAST へ −. 日救急医会誌, vol.23:131-141, 2012.
3) 廣瀬智也, ほか:小児自転車ハンドル外傷の特徴に関する検討. 日救急医会誌, vol.24, 933-940, 2013.
4) 中目和彦, ほか:脾外傷に対する非手術療法. 小児外科, vol.40, 1375-1379, 2008.
5) 中島陽介:腎尿管外傷 − 特集 泌尿器科救急の実際 −. 救急医学 36, 1804-1811, 2012.

10 その他

本書では臓器別、領域別に疾患を分類し記載しているが、疾患によっては特徴的病変や超音波所見が多臓器、多領域にわたって存在するものや、特異的な部位に限局するものがある。
US検査では検査前にこれらの特徴的病変の出現する部位や評価方法を検査者が把握していないとその疾患の評価ができないため、検査前に予めこれらの評価方法を理解して検査に臨む必要がある。

この項では臓器別、領域別に分類できないが、US検査が有効で評価すべきポイントを把握しておくべき疾患について記載する。

1. ナットクラッカー症候群（現象）

- 左腎静脈は腹部大動脈と上腸間膜動脈の間を走行するが、2つの動脈の間隙が狭い場合に左腎静脈を圧排し、狭窄が生じ、左腎静脈と左腎に鬱血をきたす症候群をナットクラッカー症候群（ナットクラッカー現象）という。
- 血尿が生じる機序として左腎静脈圧の上昇により腎杯で薄い静脈壁の微小破綻をきたすことや拡張した静脈洞と近傍の腎杯とが交通することなどが推測されている。
- 左腎静脈の鬱滞により性腺静脈（精索静脈、卵巣静脈）の静脈瘤を引き起こすことがある。
- 鬱血により静脈内圧が高まり圧較差3 mmHgを超えるとナットクラッカー症候群と診断される。
- 無症候性血尿、肉眼的血尿、蛋白尿の原因となる。
- 内臓脂肪が少ない痩せ型の児に多い。

超音波所見

- 狭窄部位における急峻な腎静脈径の変化
- 狭窄部の流速上昇（圧較差3 mmHg以上）
- 左腎静脈の鬱滞・拡張、性腺静脈の静脈瘤

典型例画像

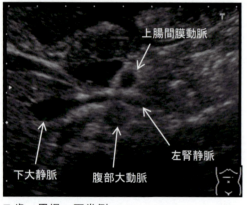

7歳　男児　正常例

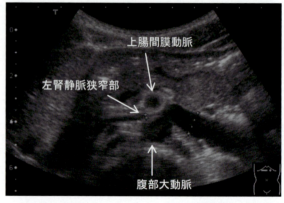

15歳　男児　ナットクラッカー症候群

　ナットクラッカー症候群の診断には血管撮影による腎静脈の圧測定が有用であるが、侵襲性の高い検査であるため初期評価として超音波検査で左腎静脈のPSV（peak sistolic velocity）を計測し、得られたPSVから簡易ベルヌーイの式より圧較差を算出・推定する。

　　簡易ベルヌーイの式：圧較差（mmHg）＝ 4× PSV^2 （m/s）

　左腎静脈の圧較差が3 mmHgを超える場合はナットクラッカー症候群が疑われる。
　逆算すると圧較差3 mmHgを超えるPSVは0.9 m/s程度であり、覚えておくと検査中に便利である。左腎静脈の鬱血により左腎静脈へと流入する性腺静脈（男児は左精索静脈、女児は左卵巣静脈）も鬱血し、静脈瘤や側副血行路の形成を認めることがある。

検査の進め方

✓ 腹部大動脈と上腸間膜動脈の間を走行する左腎静脈を同定する

腹部正中横断面で腹部大動脈から上腸間膜動脈が分枝する部位を確認し、そのすぐ足側を走行する左腎静脈を検索する。左腎静脈が確認できたら最も太い部分と最も細い部分を計測する。

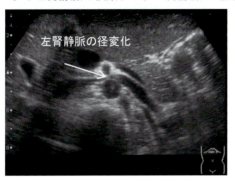

11歳　男児　正常例
腹部大動脈と上腸間膜動脈の間を走行し、下大静脈へと流入する左腎静脈が描出されている。左腎静脈の径の変化を認めているがドプラで流速上昇は確認できなかった。正常例でも画像のような静脈径の変化を認めることがある。

✓ 狭窄部の血流波形から PSV を計測する。

腹部大動脈と上腸間膜動脈に挟まれ、径が細くなる位置でパルスドプラを計測、PSV を計測する。流速の単位を m/s に変換し簡易ベルヌーイの式により圧較差を算出する。

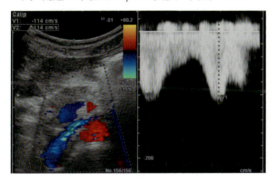

10歳　女児　ナットクラッカー症候群
画像では左腎静脈の狭窄部位で PSV は 114 cm/s と算出されている。簡易ベルヌーイの式により、
$4 \times 1.14 \times 1.14 = 5.2$ mmHg > 3 mmHg
でありナットクラッカー症候群を疑う。

✓ 側副血行路や性腺静脈の静脈瘤の有無を確認する

ナットクラッカー症候群を疑う左腎静脈の PSV 上昇を認めたら左側腹部から左下腹部に側副血行路や静脈瘤を検索する。鬱血により腹痛を訴えることがあり、その場合は疼痛部周辺を検査する。

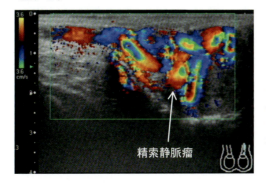

12歳　男児　ナットクラッカー症候群
流速 194 cm/s　圧較差 15.1 mmHg と明らかな左腎静脈の流速上昇を認めた。左鼠径部に違和感を訴えていたので、鼠径部も観察してみると著明な精索静脈瘤を認め、ナットクラッカー症候群に伴う変化を疑った。

実際の症例

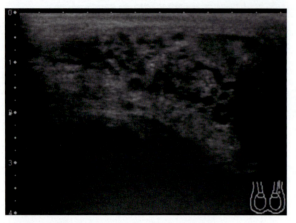

13歳　男児　ナットクラッカー症候群

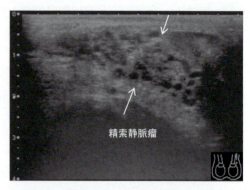

鼠径部から陰嚢にかけて軽度の痛みが持続し来院。精巣US検査で左精索静脈瘤を認めた。静脈瘤は骨盤腔内まで連続し、ナットクラッカー症候群の可能性があると判断した。

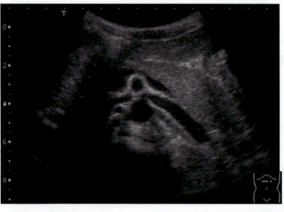

13歳　男児　ナットクラッカー症候群

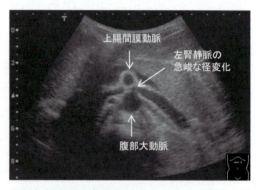

上記と同症例。左腎静脈を描出すると腹部大動脈と上腸間膜動脈に挟まれる部位に限局して、静脈の急峻な径の変化を認めた。左腎静脈最大径12 mm、最小径1.4 mmであった。

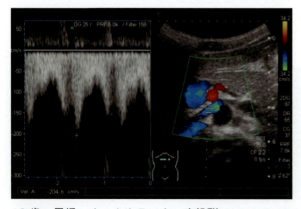

13歳　男児　ナットクラッカー症候群

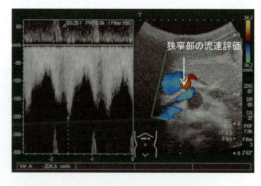

上記と同症例。狭窄部におけるPSV 204.6 cm/sであり、圧較差は $4 \times 2.046 \times 2.046 = 16.7$ mmHgと高くナットクラッカー症候群を疑った。

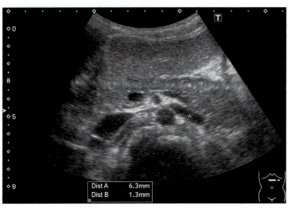

11歳　男児　ナットクラッカー症候群

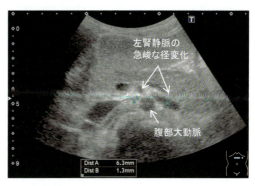

半年前から繰り返す血尿を主訴に来院、両側腎、膀胱に異常は指摘できなかった。左腎静脈は腹部大動脈と上腸間膜動脈に挟まれる位置で急峻な径の変化を認めている。

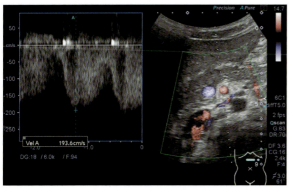

11歳　男児　ナットクラッカー症候群

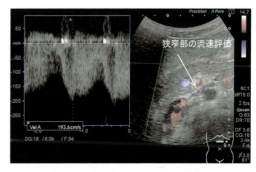

上記と同症例。狭窄部でのPSVは193.6 cm/s 圧較差は $4 \times 1.936 \times 1.936 \times 4 = 14.9$ mmHgと算出されナットクラッカー症候群を疑う。左側腹部を検索したが側副血行路は確認できなかった。

☞ Point ☞

- 正常例であっても径の変化を認めることがあり、径の変化だけではナットクラッカー症候群とは判断できない。また、体位によって径の変化を認め血流が保たれている例もある。
- 左腎静脈の鬱血により側副血行路を形成することがあり、側副血行路が十分に機能すると左腎静脈の拡張は解消される場合がある。
- 体厚が薄い場合や消化管ガスの影響が強い等の理由によりプローブの圧迫を強めた状態で評価すると、圧迫により狭窄を強めた状態になり流速を過大評価する可能性がある。
- 左腎静脈の周囲には太く流速の早い脈管が複数存在しているため、ドプラの流速レンジを15〜30 cm/s程度にあげて観察すると、細かい血流情報が描出されず脈管形態を把握しやすい。

疾患別超音波検査

2. 上腸間膜動脈（SMA）症候群

- 十二指腸水平部が腹側から上腸間膜動脈（SMA）、背側から腹部大動脈や脊椎により圧迫され、十二指腸に狭窄や閉塞をきたす病態をいう。
- 消化管の通過障害に伴い腹部膨満感、食思不振、悪心、胆汁性嘔吐、腹痛等を認め、これらの症状は摂食により増悪を認める。
- 飢餓、高位十二指腸、外傷、長期臥床等による急激な体重減少や十二指腸周囲脂肪織の減少が主な原因と考えられているが、小児の場合は神経性無食欲症や重症心身障害児の合併症としても知られている。
- 発症年齢は10歳代に多く、痩せ型の女性に好発する。

超音波所見

- 胃、十二指腸水平部までの拡張、食物残渣の貯留
- 十二指腸より肛門側消化管の虚脱
- Aorta-SMA angleが20°以下
- Aorta-SMA distanceが8 mm以下

典型例画像

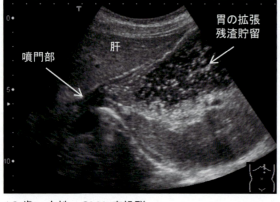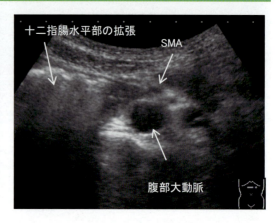

16歳　女性　SMA症候群

　SMA症候群では十二指腸水平部に物理的な通過障害を認める。胃から十二指腸下行部にかけて消化管の拡張や食物残渣の貯留を認めない場合はSMA症候群は否定的である。腹部大動脈とSMA分枝部の角度：Aorta-SMA angleは正常例では38°〜65°程度でSMA症候群では20°以下、十二指腸水平部が挟まれる位置での腹部大動脈からSMAまでの距離：Aorta-SMA distanceは正常例では10〜28 mm程度でSMA症候群では8 mm以下と報告されているが、この2つを満たしていても通過障害をきたしていない場合もある。SMA症候群では容易に通過障害の改善を認めることが少ないため、Aorta-SMA angle、Aorta-SMA distanceの両方が条件を満たし、かつ胃から十二指腸にかけて消化管拡張や食物残渣貯留を認める場合にSMA症候群を疑う。

検査の進め方

胃、十二指腸の拡張の有無を確認する

SMA症候群では十二指腸水平部に狭窄が存在し、胃から十二指腸水平部にかけて消化管拡張や食物残渣の貯留を認める。十二指腸水平部が腹部大動脈をのりこえた位置から肛門側の消化管が虚脱していることが確認できればSMA症候群の可能性が高い。

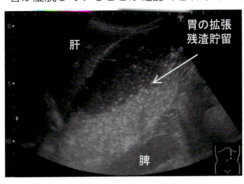

9歳　男児　SMA症候群
肝左葉外側区の背側に著明に拡張した胃が描出され、内部には食物残渣が貯留している様子が確認できる。消化管の通過障害を疑う所見で、十二指腸水平部での狭窄が存在するか確認する必要がある。

Aorta-SMA angle を計測する

腹部大動脈から分枝する上腸間膜動脈の起始部の角度を計測する。SMA症候群ではAorta-SMA angleが20°以下であることが多い。

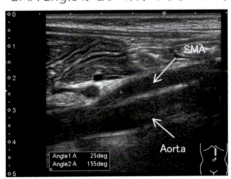

11歳　女児　正常例
腹部大動脈と上腸間膜動脈の起始部について角度を計測している。Aorta-SMA angleは25°と算出されており、SMA症候群は否定的である。

Aorta-SMA distance を計測する

腹部大動脈と上腸間膜動脈の間で十二指腸水平部が通る位置で、腹部大動脈と上腸間膜動脈の間を計測する。SMA症候群ではAorta-SMA distanceが8mm以下であることが多い。

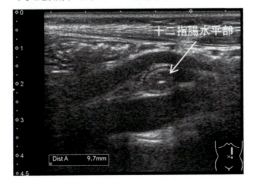

11歳　女児　正常例
十二指腸水平部の走行を確認して、腹部大動脈とSMAの間の径を計測している。算出されるAorta-SMA distanceは9.7mmであり、SMA症候群は否定的である。

実際の症例

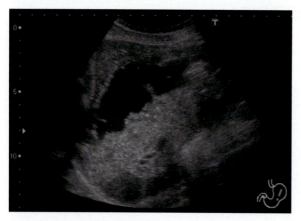

9歳　女児　SMA症候群

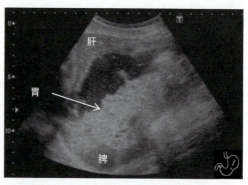

心窩部縦走査にて胃を観察している。胃は著明な拡張を認め、内腔には多量の食物残渣が貯留している様子が確認できた。

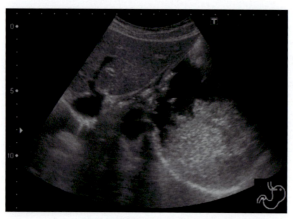

9歳　女児　SMA症候群

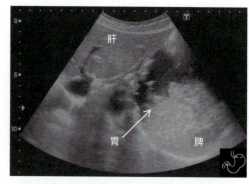

上記と同症例。消化管拡張は胃全体に及んでいるため、胃壁は全体的に伸展していた。胃壁は層構造が保たれ肥厚がないことが確認できた。

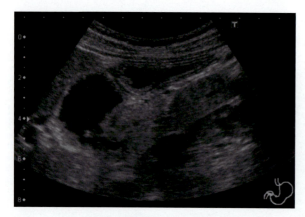

9歳　女児　SMA症候群

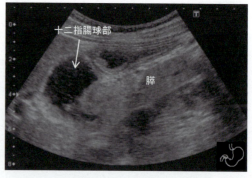

上記と同症例。さらに肛門側へと観察をすすめ、胃、十二指腸球部へと拡張が連続している。十二指腸の蠕動運動は良好に観察された。

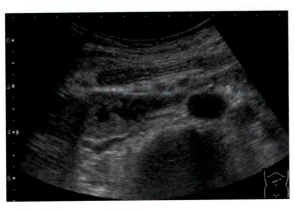

9歳　女児　SMA症候群

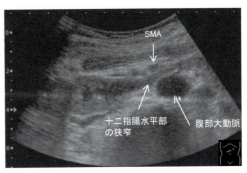

上記と同症例。さらに肛門側へと観察をすすめると、腹部大動脈とSMAに挟まれる十二指腸水平部で狭窄を認め、それより肛門側では消化管の虚脱を認めた。

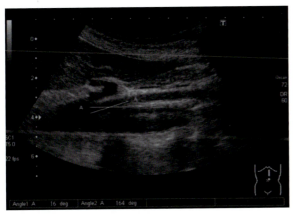

9歳　女児　SMA症候群

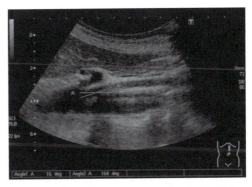

上記と同症例。Aorta-SMA angleは16°、Aorta-SMA distanceは約7 mmであったため、SMA症候群を強く疑った。

☞ Point ☞

- 1927年にWilkieが多数例をまとめた総説を初めて著したことからWilkie症候群とも呼ばれる。
- 重篤化した症例では低栄養、電解質異常をきたす場合がある。
- SMA症候群では栄養状態が改善することで十二指腸周囲の脂肪組織が回復し、上腸間膜動脈の圧迫緩和することが期待できる。つまり、体重増加に伴い自然緩解が期待できる。
- US検査時に強く圧迫を加えた状態で評価を行うと、Aorta-SMA angleやAorta-SMA distanceが実際よりも小さく計測され、適切な評価にならない可能性がある。

疾患別超音波検査

3. 思春期早発症

- 暦年齢に比して二次性徴が早期に出現・進行する疾患の総称を思春期早発症と呼ぶ。
- 思春期早発症は大きく分けて下垂体性ゴナトロンピンの分泌増加に起因するGnRH（ゴナトロンピン放出ホルモン）依存性思春期早発症、性腺や副腎から性ステロイド分泌が亢進し発症するGnRH非依存性思春期早発症、部分的思春期早発症の3つに分類される。
- 画像検査の目的は頭蓋内病変の有無、精巣や子宮、卵巣の発育状態の把握、機能性卵胞や腫瘤性病変の有無等を把握することである。

超音波所見

- 精巣（男児）、子宮、卵巣（女児）の腫大
- 8歳未満（女児）における子宮内膜出現
- 卵巣嚢腫（女児）
- 7歳未満における早発乳房（女児）、女性化乳房（男児）
- 腹部腫瘤性病変

典型例画像

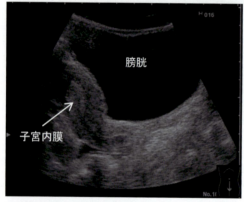

8歳　女児　思春期早発症
（子宮腫大、子宮内膜形成）

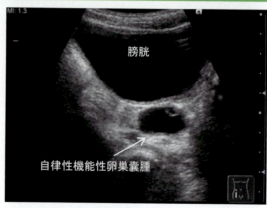

6歳　女児　思春期早発症
（自律性機能性卵巣嚢腫）

　思春期早発症では精巣、子宮、卵巣が暦年齢よりも大きくなる傾向にある。二次性徴により精巣の体積は4 ml程度となるため、精巣の大きさについては縦×横×奥行×$\pi/6$で容積を算出し、年齢が9歳未満で精巣容積が4 mlを超える場合は本症が疑われる。女児の場合、二次性徴以前では子宮内膜は確認できないため、8歳未満において子宮内膜が確認できる場合や、そのほかにも卵巣嚢腫を認める場合は自律性機能性卵巣嚢腫の可能性があるため、これらの所見を認める場合は本症が疑われる。性腺以外でも腫瘤性病変を認める場合は分泌能を有し本症の原因となっている可能性がある。男児では女性化乳房から本症が疑われる場合があり、女児では7歳未満で早発乳房が確認できる場合に本症が疑われる。

検査の進め方

 男児では精巣、女児では子宮、卵巣の大きさを確認する

思春期早発症では精巣、子宮、卵巣が暦年齢よりも大きくなる傾向にある。いずれも二次性徴には個人差が大きいため、正常値よりも大きく離れた大きさの場合は異常と考える。

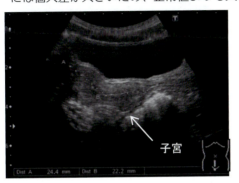

5歳　女児　思春期早発症
子宮長径は約 4.7 cm と計測され、5歳正常値と比較すると明らかに長い。内膜を疑う線状の高エコーを伴っていることからも思春期早発症を疑うことができる。

 女児の場合は子宮内膜の有無や、卵巣の嚢胞性病変を検索する

正常子宮では 8 歳以降に子宮内膜が出現するが、これ以前に子宮内膜が確認できる場合は思春期早発症を疑う。また卵巣に正常卵胞と異なる嚢胞性病変を認める場合は、自律性機能性卵巣嚢腫による思春期早発症の可能性がある。

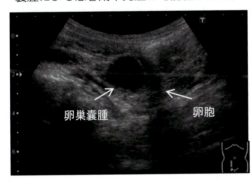

6歳　女児　思春期早発症
左右卵巣には正常な卵胞と思われる約 5 mm の無エコー領域が確認できた。さらに右卵巣に約 20×18×18 mm の嚢胞性病変を認め、卵巣嚢腫を疑う所見で、自律性機能性卵巣嚢腫としても矛盾しない。

 腫瘤性病変を検索する

腹部に存在する腫瘤性病変が思春期早発症の原因となる場合があるため、可能であれば腹部全体を検索し、腫瘤性病変の有無について評価を行う。

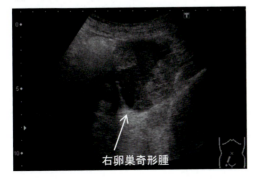

9歳　女児　思春期早発症
9歳で初経発来、早発陰毛を認めており思春期早発症が疑われ US 施行。右卵巣に腫瘤性病変を認め、本症の原因となっている可能性も考えられたため摘出術施行、成熟卵巣奇形腫と診断された。

実際の症例

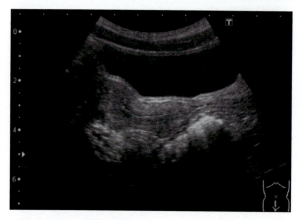

5歳 女児 思春期早発症

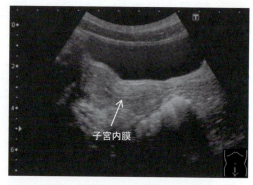

5歳で早発陰毛を認めた。施行したUSにて子宮長径は約4.7 cmであり、5歳正常値と比較して明らかに長く計測された。子宮は洋ナシ状の形態を示し、内膜も確認できている。

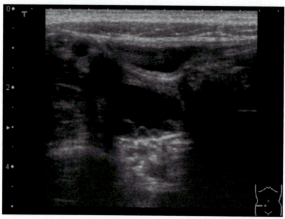

5歳 女児 思春期早発症

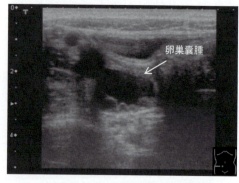

上記と同症例。右卵巣には約23×18×17 mmの嚢胞性病変を認め、卵巣嚢腫と考えられた。子宮腫大、内膜形成に加え、自律性機能性卵巣嚢腫の可能性もあり、思春期早発症を疑った。

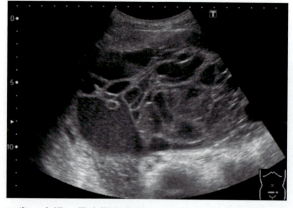

7歳 女児 思春期早発症

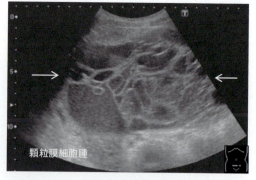

思春期早発症を発症し施行したUSで、下腹部に巨大な隔壁構造や充実性領域を伴った嚢胞性病変を認めた。卵巣腫瘍を疑い、悪性腫瘍の可能性もあると判断され摘出術が施行された。顆粒膜細胞腫はエストロゲンを産生する代表的な卵巣腫瘍として知られている。

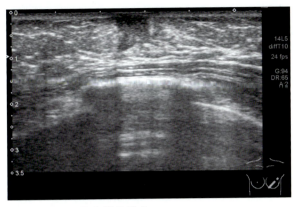

6歳　女児　思春期早発症

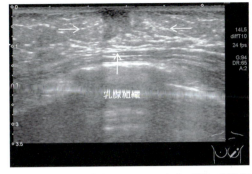

早発乳房を認め施行したUSで左右両側に乳腺組織が確認できた。早発乳房や女性化乳房では乳頭直下に乳腺組織を反映した高エコー領域や乳腺間質の増生を反映した低エコー領域が描出される。

表1　思春期早発症の分類[11]

```
1. GnRH依存性思春期早発症
  1) 突発性思春期早発症
  2) 器質性思春期早発症
    ①中枢神経腫瘍：視床下部過誤腫、視神経膠腫、星状細胞腫、頭蓋咽頭腫
    ②中枢神経系障害：脳炎、髄膜炎、水頭症、奇形、くも膜嚢胞、頭部損傷、放射線照射
      脳性麻痺、先天性副腎皮質過形成症、甲状腺機能低下症
  3) 染色体異常・遺伝子変異に伴う思春期早発症
      GPR54活性型変異、Williams症候群、性染色体異常（47, XXY, 48, XXXY）
2. GnRH非依存性思春期早発症
  1) 両性
      McCune-Albright症候群
  2) 男子
    ①hCG産生腫瘍：中枢神経系腫瘍（絨毛上皮腫、胚細胞腫、奇形腫）、中枢神経以外の腫瘍（肝
      芽腫、絨毛上皮腫、奇形腫）
    ②副腎・精巣からのアンドロゲン過剰分泌：先天性副腎皮質過形成症、男性化副腎腫瘍
      Leydig細胞腺腫、家族性男性思春期早発症、アンドロゲン含有薬剤の摂取
  3) 女子
      自立性機能性卵巣嚢腫、エストロゲン産生副腎腫瘍、卵巣腫瘍、Peutz-Jeghers症候群
      エストロゲン含有薬剤の摂取
  4) 異性思春期早発症
    ①男子の女性化：エストロゲン産生腫瘍、アロマターゼ過剰症候群、外因性エストロゲン曝露
    ②女子の男性化：男性化先天性副腎皮質過形成症、アンドロゲン産生腫瘍（副腎・卵巣）、
      アロマターゼ欠損症、外因性アンドロゲン曝露
3. 部分的思春期早発症
    早発乳房、早発陰毛、早発月経、女性化乳房
```

Point

- 超音波検査では精巣、子宮、卵巣、の大きさや形態の評価に加え、上記表の思春期早発症の原因のうち腫瘤性病変や嚢胞性病変の検索を行う。

疾患別超音波検査

4. 結節性硬化症

- 結節性硬化症は皮膚、中枢神経系、目、腎、心、肺等、あらゆる部位に良性腫瘍を形成する全身性疾患で、常染色体優勢遺伝性疾患であるが突然変異でも生じることがある。
- 発症時期や臨床症状は症例ごとにばらつきが多く、存在する腫瘍の数、位置、大きさ等によってその生命予後も大きく異なる。
- 確定診断は遺伝子検査で行われるが、臨床診断の診断基準も設けられており、大症状、小症状のいくつかの条件を満たすことで臨床診断される。
- 結節性硬化症により生じる腫瘍で代表的なものとして、網膜過誤腫、大脳皮質結節、上衣下結節、心臓横紋筋腫、腎臓血管筋脂肪腫、多発性腎嚢腫、皮膚血管線維腫、肺リンパ管腫症等が知られている。

超音波所見

- 心臓横紋筋腫
- 腎血管筋脂肪腫
- 複数の腎嚢胞
- 肝にも血管筋脂肪腫や嚢胞等の良性腫瘍を認めることがある

典型例画像

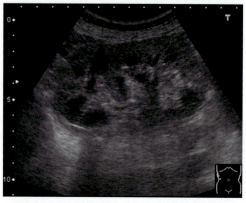

14歳　女児　正常例

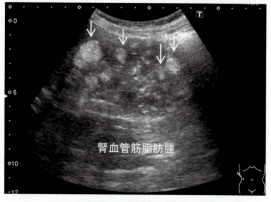

13歳　女児　右腎血管筋脂肪腫（結節性硬化症）

　心臓の横紋筋腫、腎臓の血管筋脂肪腫、嚢胞を認める場合は結節性硬化症の可能性があり、中枢神経系の腫瘍によるてんかんや知的障害、家族歴に結節性硬化症がある場合は結節性硬化症が強く疑われる。結節性硬化症は 2012 年に臨床診断基準が改訂され心臓の横紋筋腫、腎血管筋脂肪腫は大症状、腎多発性嚢腫は小症状に分類されており、疾患の鑑別に重要である。結節性硬化症の発症時期は症例ごとに異なるが、胎児期に発症する例では高率に心臓横紋筋腫を認める。横紋筋腫は心筋よりも輝度の高い境界明瞭で類円形の腫瘤として描出され、多発性にみられることが多い。心臓横紋筋腫自体が血行動態に影響していない場合は生命予後は比較的良く、長期経過観察で縮小傾向を認めることが多い。腎臓の血管筋脂肪腫や多発性嚢腫は経過観察とともに徐々に増加、増大する場合があり、慢性腎不全や高血圧を合併する可能性がある。

検査の進め方

✓ 両側腎に腫瘤性病変、嚢胞性病変を検索する

両側腎に血管筋脂肪腫や腎嚢胞を疑う腫瘤を検索する。血管筋脂肪腫は境界明瞭で腎実質よりも高輝度な腫瘤性病変で明らかな被膜は認めない。血管筋脂肪腫も嚢胞も多発して観察されることが多い。

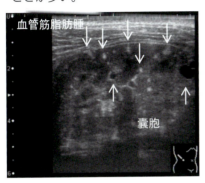

3歳　女児　腎血管筋脂肪腫、腎嚢胞
以前よりてんかん発作があり、MRIにより結節性硬化症が疑われた。腹部超音波検査では両側腎臓に無数の高エコー結節と嚢胞を認めた。結節は最大でも4 mm程度であり、高周波プローブによる観察が有効であった。

✓ 肝等の腹腔内臓器にも腫瘤性病変を認めないか確認する

臨床的には特に問題となることは少ないが、肝内に血管筋脂肪腫や、嚢胞などの良性腫瘍を認めることがある。腎に加え肝等にも腫瘍を認める場合は結節性硬化症が強く疑われる。

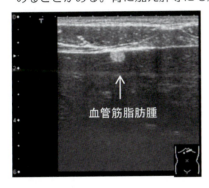

12歳　女児　肝血管筋脂肪腫
既に結節性硬化症と診断され、経過観察を行っている症例。これまでは両側腎に血管筋脂肪腫と嚢胞を認めるのみであったが、あらたに肝内にも高輝度結節が出現し、血管筋脂肪腫が疑われた。

✓ 心臓内に腫瘤性病変を検索する

心臓内に横紋筋腫の有無を確認する。心横紋筋腫は境界明瞭で心筋よりも輝度の高い類円形の腫瘤として描出されることが多い。腹部検査で腎や肝等に腫瘍を認めた場合、心エコーが推奨されるが、腹部検査のついでにコンベックスプローブで心を確認してもよい。

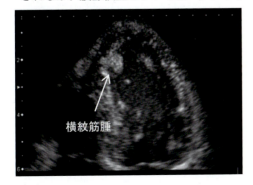

3歳　女児　心横紋筋腫
結節性硬化症が疑われ、スクリーニング目的で施行したUSにて左室前壁中隔に約18×18 mmの高輝度結節を認め、心横紋筋腫を疑った。腫瘤による弁膜症や心腔内血栓の有無について評価する必要がある。

実際の症例

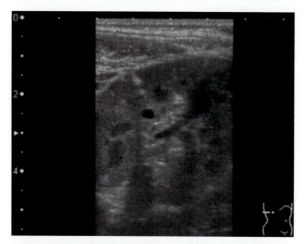

1歳　女児　腎血管筋脂肪腫、腎嚢胞

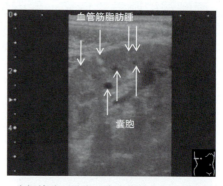

1歳児検診で発育不良を指摘され、施行した腹部超音波検査で両側腎に多数の血管筋脂肪腫を疑う結節と嚢胞を認めた。後日施行されたMRIにて大脳皮質結節、上衣下結節も確認され、結節性硬化症と臨床診断された症例。

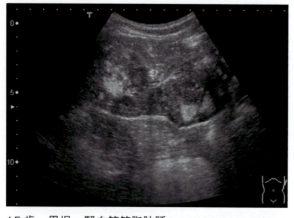

15歳　男児　腎血管筋脂肪腫

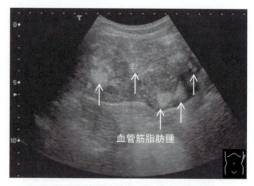

遺伝子検査により結節性硬化症と診断されている症例。経過観察において両側腎の血管筋脂肪腫は徐々に増大していた。5歳時に最大4 mmであった血管筋脂肪腫は15歳で最大12 mm程度まで増大している。

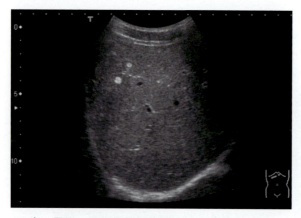

15歳　男児　腎血管筋脂肪腫

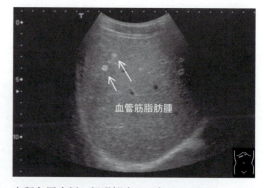

上記と同症例。経過観察は1年に1回のペースで行われており、前回までは肝臓に異常所見は指摘されていなかったが、15歳時に肝に約4 mmと3 mmの高輝度結節が出現した。いずれも結節性硬化症による血管筋脂肪腫と考えた。

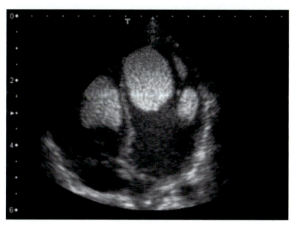

日齢2日　女児　心横紋筋腫

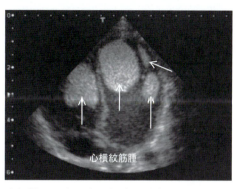

胎児期から心臓内に複数の腫瘤性病変を指摘されていた。出生後の心エコーで心腔内に少なくても5つの腫瘤を認め、いずれも均質で心筋よりも輝度が高く、境界明瞭、類円形で横紋筋腫が疑われた。

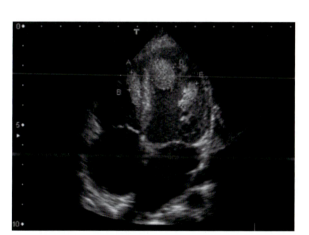

2歳　女児　心横紋筋腫

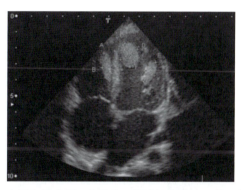

上記と同症例。心腔内の腫瘤性病変はいずれも著明な縮小傾向を認めている。左室に観察される最も大きい腫瘤は初回約 23×20×18 mm であったものが、2歳で約 15×13×13 mm 程度まで縮小していた。

🖝 Point 🖝

- 結節性硬化症の臨床診断基準では大症状が2つ確認できる場合、または大症状が1つと小症状が2つ確認できる場合は結節性硬化症と診断される。
- 胎児期に心臓横紋筋腫を認める例の50〜80%程度が結節性硬化症であるといわれている。
- 結節性硬化症の治療は対症療法のみであり、心臓腫瘍や腎腫瘍を認める場合はその経過観察が重要である。腎血管筋脂肪腫や嚢胞は非常に小さい場合もあり、可能な限り高周波リニアプローブも用いて検索を行う。
- 消化管（口腔、大腸）、肝臓、歯、骨等にも病変が生じうるが、無症状の例が多く、治療を要する症例は稀である。

疾患別超音波検査

5. 鼠径ヘルニア

- 腹腔内構造物が内鼠径輪から脱出する病態を鼠径ヘルニアという。
- 小児の場合の鼠径ヘルニアはほとんどが外鼠径ヘルニアで、頻度が高い疾患である。
- 外鼠径ヘルニアは本来は胎生期に閉じられるはずの腹膜鞘状突起（女児においてはNuck管）が開存することでヘルニア嚢を形成し、内鼠径輪から陰嚢、陰唇までのヘルニアを起こす。
- 消化管（主に小腸）、大網、子宮付属器、子宮等がヘルニア内容となる可能性がある。
- 腹圧が加わった時などでみられる鼠径部や陰嚢部の膨隆として発見されることが多い。
- ヘルニアは脱出した構造物が腹腔内へと戻る還納性ヘルニアと、戻らない非還納性ヘルニアに分けられる。ヘルニア内容の血流障害を伴う病態を嵌頓といい、消化管の場合では腸管壊死や精巣萎縮を合併する危険性がある。

超音波所見

- 腹腔内容の内鼠径輪からの脱出

消化管の鼠径ヘルニア
- 内容に消化管層構造、蠕動運動、腸液、空気が存在する
- 嵌頓に伴い消化管壁層構造の不明瞭化、蠕動運動の停止、を認めることがある

大網の鼠径ヘルニア
- 内容は大網に付着する脂肪組織を反映した高エコー領域として描出される

典型例画像

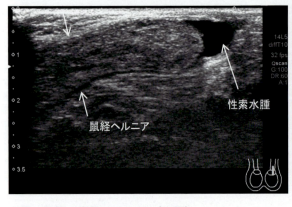

4歳　男児　鼠径ヘルニア（大網）

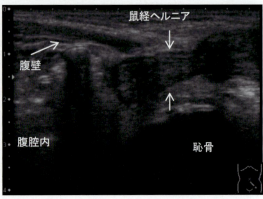

10歳　男児　鼠径ヘルニア（小腸）

　鼠径ヘルニアでは消化管（主に小腸）、大網、子宮付属器、子宮等がヘルニア内容となりうるが、子宮付属器、子宮のヘルニアについては別頁で記載しここでは消化管と大網のヘルニアを中心に解説する。鼠径部を観察する際、プローブによる圧迫でヘルニア内容が還納してしまう場合がある。そのため、圧力がかからないように、できれば腹圧をかけた状態で観察するのが理想的である。下腹部縦断像で腹壁を意識しながら鼠径部を観察すると、ヘルニア内容が腹腔内から内鼠径輪へと連続する様子が確認しやすい。ヘルニアが確認できた場合は、ヘルニア内容が何であるかを評価すると同時に、今度は用手的に圧迫を加え還納性か非還納性かを評価する。消化管で非還納性の場合は嵌頓の可能性もあり、その場合は緊急処置の対象となるため慎重に評価を行う。

検査の進め方

✅ 鼠径部の腹腔内容の脱出を検索する

鼠径ヘルニアである場合はその様子を確認することは比較的容易であるが、正常の鼠径管は描出が難しい。還納性ヘルニアの可能性も考慮し、可能であれば体位変換や啼泣等の腹圧が高い状態での評価を行う。

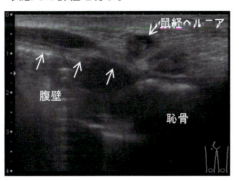

1か月　女児　鼠径ヘルニア（小腸）
画像は縦断像で鼠径部を観察している。腹腔内も観察できる高さで腹壁を意識しながら左右にプローブを動かし、内鼠径輪から突出する構造物を検索するとヘルニア嚢に気付きやすい。

✅ ヘルニア内容が何であるかを評価する

ヘルニアを認める場合は、その内容が何であるかを確認する。内容物に層構造、蠕動運動、腸液、消化管ガス等を認めれば消化管の可能性が高く、可動性に富む脂肪組織と同等な高エコーで描出されれば大網の可能性が高い。女児の場合は子宮付属器や子宮の可能性も考慮する。

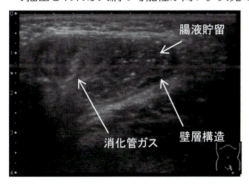

2歳　男児　鼠径ヘルニア（小腸）
ヘルニア内容に壁層構造、液体貯留、空気、蠕動運動を認める場合は消化管と考えられる。大網の場合は大網上に存在する脂肪組織が確認できるため、ヘルニア内容全体が脂肪組織に類似した所見で描出される。

✅ ヘルニア内容の可動性を確認する

用手的に圧迫を加えヘルニア内容が腹腔内へと還納する様子を確認する。非還納性ヘルニアである場合、特に消化管では嵌頓による穿孔を合併する可能性があるため層構造の不明瞭化、蠕動運動消失等により血流障害の有無についても評価を行う。

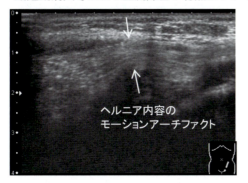

5歳　男児　鼠径ヘルニア（大網）
ヘルニア内容に対して用手的圧迫を加え、腹腔内へ還納する途中で撮像した静止画である。大網がモーションアーチファクトを伴い、可動性に富む様子が確認できる。

実際の症例

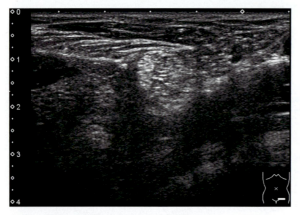

8歳 男児 鼠径ヘルニア（大網）

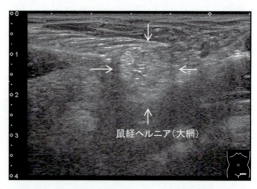

鼠径部を横断像で観察すると、腹腔内から鼠径管へと連続する高エコーな領域を認めた。短径は約 19×17 mm で、圧迫による可動性が確認できた。

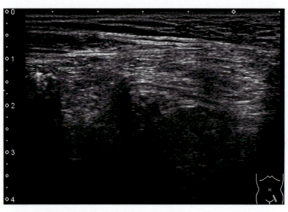

8歳 男児 鼠径ヘルニア（大網）

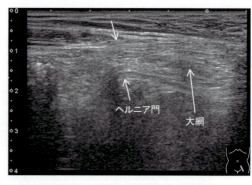

上記と同症例。鼠径部を縦断像で観察すると腹腔内から高エコー領域が連続している様子が確認でき、ヘルニア内容は大網と考えられた。大網はドプラで乏血性に描出される。

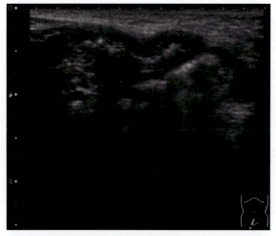

2歳 男児 鼠径ヘルニア（小腸）

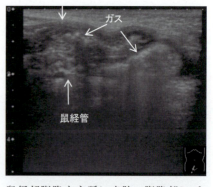

鼠径部膨隆を主訴に来院。膨隆部にプローブをあてると鼠径管内で消化管が蠕動している様子が確認でき、ヘルニア内容は小腸であると判断できた。蠕動運動が良好に観察されていることから血流障害も否定的であった。

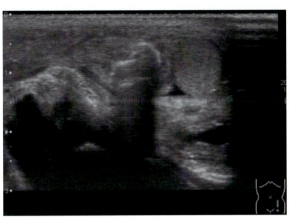

0歳7か月　男児　鼠径ヘルニア（小腸）

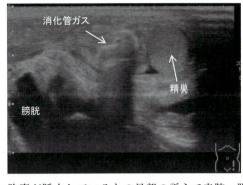

陰嚢が腫大しているとの母親の訴えで来院、陰嚢内を観察すると空気を含む構造物が確認でき鼠径管へと連続しており、鼠径ヘルニアと考えられた。小腸の蠕動は良好に観察され、精索動静脈血流も良好に観察された。

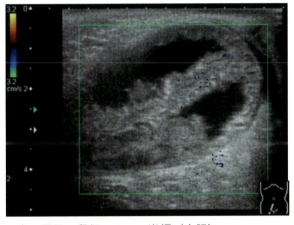

7歳　男児　鼠径ヘルニア嵌頓（小腸）

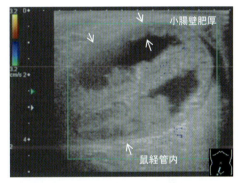

右鼠径部の膨隆と疼痛を主訴に来院、超音波検査で鼠径管内に小腸が確認できた。蠕動運動は乏しく、消化管壁はやや肥厚し、ドプラでも明らかな血流信号が確認できなかった。嵌頓の可能性があるとして速やかに造影CT検査へ移行し、小腸ヘルニア嵌頓と診断された。

☞ Point ☞

- 触診において下腹部を圧迫して鼠径部の膨隆を確認する手法をpumping testをいう。超音波検査の際も、ヘルニアが確認できない場合は下腹部を圧迫して観察してみるのも一つの方法である。また、立位で確認することも有効である。
- ヘルニア内容が大網の場合、鼠径部の皮下脂肪組織と大網の脂肪組織の超音波所見が類似してヘルニアに気付きにくい場合がある。乳幼児では横断像の一断面で左右両側の鼠径部が描出できることが多く、左右差を比較しながら観察するとヘルニアに気付きやすい。
- 消化管の非還納性ヘルニアの場合は嵌頓であるか否かの評価が重要になるが、超音波検査だけで評価が難しい場合は、超音波検査で無理に判断せず速やかに造影CT検査へ移行する。
- 消化管の非還納性ヘルニアの場合、鼠径ヘルニアによって通過障害が起こり口側の消化管で腸閉塞となっている場合があるため、腹腔内の消化管についても評価を行う。

6. ヌック水腫・卵巣滑脱型ヘルニア

- 女児においては子宮円索により腹膜鞘状突起に相当するNuck管が形成され、Nuck管の形成不全に伴いヘルニア嚢が形成される。
- Nuck管に水腫を伴った状態をNuck水腫といい、腹腔内構造物の脱出を認める場合に鼠径ヘルニアと呼ぶ。
- 男児と同様に小腸や大網がヘルニア内容物となりうるが、さらに女児の場合は卵巣がヘルニア内容物となる場合があり、これを卵巣滑脱型ヘルニアという。
- 卵巣滑脱型ヘルニアでは卵巣が鼠径部にオリーブ様の硬い腫瘤として触知できることが多い。
- 稀に両側卵巣の滑脱を認める例や子宮の滑脱を認めることもある。

超音波所見

- Nuck管に脱出した卵巣
- 腹腔内から連続する卵巣動静脈
- 子宮の病側への変位

典型例画像

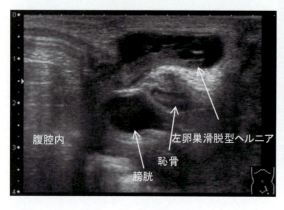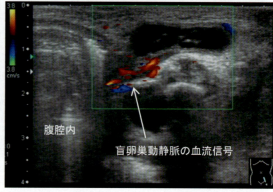

0歳1か月　女児　左卵巣滑脱型ヘルニア

　女児は新生児期や、乳児期に鼠径部にNuck水腫を認めることが少なくない。Nuck水腫自体の病的意義は乏しいが、立位や啼泣等によって腹圧が上昇した状態でも観察を行い、還納性のヘルニアが存在しないか確認する。

　卵巣滑脱型ヘルニアでは外鼠径ヘルニアのヘルニア内容物として卵巣が描出される。卵巣は境界明瞭で内部均質な低エコー腫瘤として描出され、内部に無エコーで描出される複数の卵胞を伴っているのが特徴的な所見である。卵巣捻転を合併し虚血に伴い卵巣壊死を引き起こすことがあるため、卵巣滑脱型ヘルニアを認めた場合はドプラにて卵巣動静脈や卵巣内の血流信号を確認する。

検査の進め方

✓ 鼠径部に水腫やヘルニアを検索する

鼠径部、鼠径靱帯周辺にヘルニア嚢を検索する。女児において腹腔内から連続する囊胞性病変を認める場合は Nuck 水腫である可能性が高い。還納性ヘルニアが存在する可能性があるため、啼泣等により腹圧が上昇した状態で腹腔内容物の脱出がないか確認する。

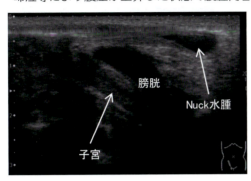

0歳1か月　女児　Nuck 水腫
右鼠径部で膀胱より尾側のレベルに囊胞性病変を認め、Nuck 水腫を疑った。囊胞性病変の尾側は盲端で終わっているが、頭側は先細り、腹腔内へと連続する索状物の存在が疑われる。

✓ ヘルニア内容物の内部に卵胞を検索する

ヘルニア内容物が卵巣である場合は境界明瞭な低エコーの実質部分が描出され、内部に無エコーで描出される複数の卵胞が確認できる。卵巣滑脱型ヘルニアを疑った場合は腹腔内から連続する卵巣動静脈や卵巣の血流状態を確認し、捻転の可能性について評価を行う。

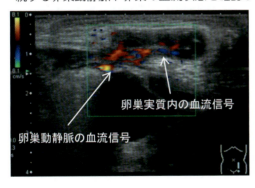

0歳1か月　女児　左卵巣滑脱型ヘルニア
鼠径ヘルニア内容物は充実性で複数の卵胞と思われる無エコーが確認でき、卵巣滑脱型ヘルニアを疑う所見である。ドプラにて卵巣動静脈、卵巣実質内に明瞭な血流信号が確認でき、血流障害は否定的である。

✓ 子宮や反対側の卵巣を確認する

稀に同時に両側の卵巣や子宮がヘルニア内容物となることがあるため、子宮と反対側の卵巣が骨盤腔内に存在していることを確認する。片側の卵巣滑脱型ヘルニアでは、子宮が正中よりも卵巣滑脱を認める側に変位していることがある。

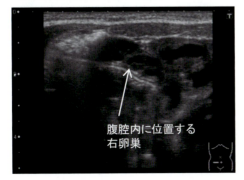

0歳1か月　女児　左卵巣滑脱型ヘルニア
左側に卵巣滑脱型ヘルニアを認めたため、子宮と右卵巣の検索を行った。骨盤腔内に右卵巣が確認でき正常であることが確認できた。この後、子宮も正常であることを確認した。

実際の症例

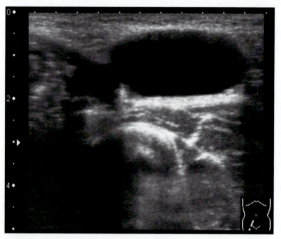

0歳1か月　女児　Nuck水腫

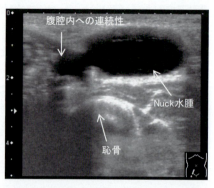

おむつを交換する際に右鼠径部の膨隆部に母親が気付き来院。膨隆部に一致して腹腔外に囊胞性病変を認め、一部で腹腔内と連続しているように描出されNuck水腫と判断した。

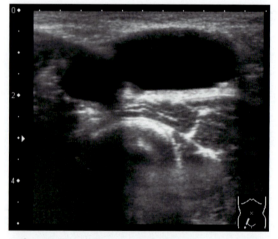

0歳1か月　女児　Nuck水腫

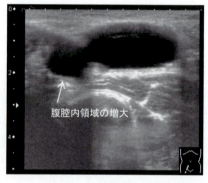

上記と同症例。母親に抱いてもらったり啼泣下でも観察を行ったが、腹腔内との交通性が確認できるものの、腹腔内容物のNuck水腫への脱出は確認できなかった。

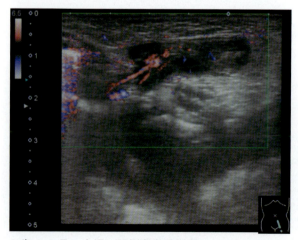

0歳2か月　女児　両側卵巣滑脱型ヘルニア

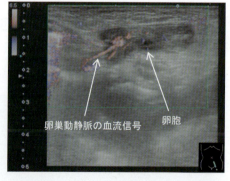

左鼠径部にヘルニアを認めた。ヘルニア内容物は楕円形の低エコーで、卵胞と思われる無エコー領域を伴っていた。腹腔内からヘルニア内容物へと連続する動静脈も確認でき、卵巣滑脱型ヘルニアを疑った。

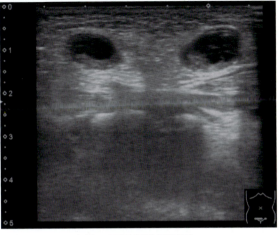

0歳2か月　女児　両側卵巣滑脱型ヘルニア

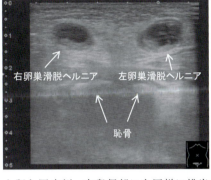

上記と同症例。右鼠径部にも同様に描出されるヘルニアが確認でき、骨盤腔内に正常な右卵巣が確認できないことからも、両側同時発生の卵巣滑脱型ヘルニアと考えた。

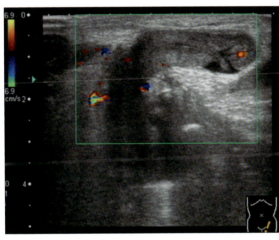

0歳3か月　女児　左卵巣＋子宮滑脱型ヘルニア

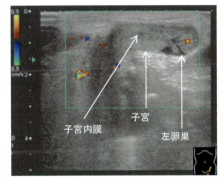

子宮は左側へと変位し、子宮体部は左鼠径ヘルニアの内容物となっていた。子宮よりも尾側に不均質な構造物が描出されており、骨盤腔内に左卵巣が確認できないことから、左卵巣と子宮の滑脱型ヘルニアと判断した。

☞ Point ☞

- 卵巣滑脱ヘルニアは胎生期に Nuck 管を形成する腹膜が卵巣や卵管を被覆した状態でヘルニア内容として脱出すると考えられている。
- Nuck 管の多くは出生前から生後1〜2年で消失するといわれている。そのため、Nuck 水腫を認めても病的意義が低い場合も多く、経過観察されることが多い。
- 骨盤腔内に子宮と左右卵巣が存在することを確認できれば、卵巣滑脱ヘルニアは除外することができる。

Ⅱ 検査各論 ⑩ その他 参考文献

1) 竹村司, ほか：ナットクラッカー症候群と起立性調節障害. 小児科臨床, 60 (5) :883-887, 2007.
2) 内田広夫：幽門狭窄症. 小児科診療, 74 (4) 669-672. 2011.
3) 高橋泰生, ほか：小児期慢性疲労症候群と左腎静脈ナットクラッカー現象の関連性. 小児科, 42 (8) : 1264-1271, 2001.
4) 酒井信子, ほか：著明な起立性蛋白尿を呈したナットクラッカー症候群の1男児例. 小児科臨床, vol.62 No.6: 1099-1103, 2009.
5) 青木岳也, ほか：神経性食思不振症が疑われた身体疾患性嘔吐の2例. 精神科治療学 15 (1) : 73-76, 2000.
6) 五味明：小児の症候群, 消化管 上腸間膜動脈症候群. 小児科診療, 72 (増刊) : 300, 2009.
7) Merrett ND, et al: J Gastrointest Surg. 13: 287-292, 2009.
8) Mathenge N, et al: Superior mesenteric artery syndrome and its associated gastrointestinal implications. Ctin Anat (27) : 1244-52, 2014.
9) 日本小児内分泌学会 編：思春期発来異常をきたす疾患. 小児内分泌学 診断と治療社, 272-283, 2009.
10) 久住浩美, ほか：性早熟（思春期早発症）. 小児科診療, 68 supple: 103-110, 2005.
11) 綾部琢哉：早発思春期. 産と婦, 80 supple: 176-181, 2013.
12) International Tuberous Sclerosis Complex Consensus Group: Tuberous sclerosis complex diagnostic criteria update. Recommendations of the 2012 International Tuberous Sclerosis Complex Consensus Conference. Pediatr Neurol. 49 (4) : 243-254, 2013.
13) 金田眞理, ほか：結節性硬化症の診断基準および治療ガイドライン. 日皮会誌, 118: 1667-1676, 2008.
14) 難病情報センター：結節性硬化症（http://www.nanbyou.or.jp/entry/4385）.
15) 米倉竹夫：鼠径ヘルニア：発生機序から治療法まで. 日本医事新報, No.4805: 24-31, 2016.
16) 森川信行, ほか：鼠径ヘルニア, 精巣水瘤. 小児科診療, 75 (2) : 225-229, 2012.
17) 千葉庸夫：鼠径ヘルニア手術の時期や自然治癒に関する検討. 小児科, 48: 490-492, 2007.
18) Andersen CC, et al: Hydrocele of the canal of Nuck: Ultrasound appearance. Am surg 61: 959-961, 1995.

付録・各臓器の正常値

1　肝臓の大きさ

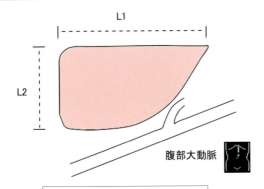

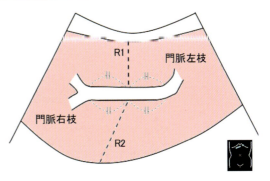

肝左葉の大きさ：L（mm）
L = L1 + L2

肝右葉の大きさ：R（mm）
R = R1 + R2

年齢（男女共通）	L（mm）	R（mm）
0〜1か月	71.5 ± 8.6	55.7 ± 6.9
2〜5か月	75.4 ± 9.4	60.9 ± 5.3
6〜11か月	82.8 ± 8.2	65.0 ± 8.5
1歳	91.9 ± 11.1	75.5 ± 7.8
2歳	100.1 ± 11.1	81.4 ± 6.8
3歳	108.0 ± 9.7	88.1 ± 7.4
4歳	110.2 ± 9.2	84.7 ± 4.9
5歳	114.9 ± 9.5	91.5 ± 7.4
6歳	121.8 ± 8.3	93.5 ± 6.6
7歳	125.0 ± 7.3	94.1 ± 7.4
8歳	121.8 ± 8.3	99.4 ± 6.1
男児	L（mm）	R（mm）
9歳	133.6 ± 7.8	99.1 ± 9.5
10歳	128.4 ± 10.7	103.0 ± 6.8
11歳	132.5 ± 11.7	108.9 ± 7.3
12歳	138.6 ± 9.4	111.0 ± 10.9
13歳	144.0 ± 7.0	115.9 ± 9.3
14〜15歳	144.2 ± 17.0	125.6 ± 6.9
女児	L（mm）	R（mm）
9歳	121.2 ± 9.0	99.7 ± 8.8
10歳	129.1 ± 10.0	107.8 ± 10.4
11歳	131.8 ± 16.0	103.2 ± 12.4
12歳	134.9 ± 9.4	113.2 ± 8.7
13歳	135.6 ± 7.8	111.8 ± 10.7
14〜15歳	135.2 ± 12.2	110.0 ± 9.1

2　胆嚢の大きさ

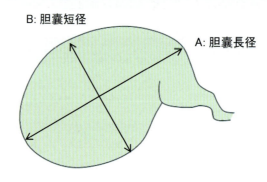

	A：胆嚢長径	B：胆嚢短径
新生児〜乳幼児	1.3〜3.4 cm（平均 2.5 cm）	0.5〜1.2 cm（平均 0.9 cm）
2〜16歳	2.9〜8.0 cm（平均 5.0 cm）	1.0〜3.2 cm（平均 1.8 cm）

超音波検査による肝外胆管拡張の年齢別参考値

年齢	基準値	上限値	拡張の診断
0歳	1.5 mm	3.0 mm	3.1 mm以上
1歳	1.7 mm	3.2 mm	3.3 mm以上
2歳	1.9 mm	3.3 mm	3.4 mm以上
3歳	2.1 mm	3.5 mm	3.6 mm以上
4歳	2.3 mm	3.7 mm	3.8 mm以上
5歳	2.4 mm	3.9 mm	4.0 mm以上
6歳	2.5 mm	4.0 mm	4.1 mm以上
7歳	2.7 mm	4.2 mm	4.3 mm以上
8歳	2.9 mm	4.3 mm	4.4 mm以上
9歳	3.1 mm	4.4 mm	4.5 mm以上
10歳	3.2 mm	4.5 mm	4.6 mm以上
11歳	3.3 mm	4.6 mm	4.7 mm以上
12歳	3.4 mm	4.7 mm	4.8 mm以上
13歳	3.5 mm	4.8 mm	4.9 mm以上
14歳	3.6 mm	4.9 mm	5.0 mm以上
15歳	3.7 mm	5.0 mm	5.1 mm以上
16歳	3.7 mm	5.1 mm	5.2 mm以上
17歳	3.7 mm	5.2 mm	5.3 mm以上
18歳	3.8 mm	5.3 mm	5.4 mm以上
19歳	3.8 mm	5.4 mm	5.5 mm以上
20歳代	3.9 mm	5.9 mm	6.0 mm以上
30歳代	3.9 mm	6.3 mm	6.4 mm以上
40歳代	4.3 mm	6.7 mm	6.8 mm以上
50歳代	4.6 mm	7.2 mm	7.3 mm以上
60歳代	4.9 mm	7.7 mm	7.8 mm以上
70歳代以上	5.3 mm	8.5 mm	8.6 mm以上

3　膵臓の大きさ

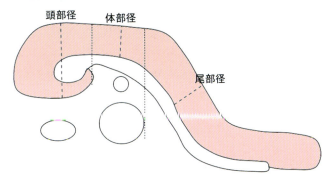

年齢	頭部（cm）		体部（cm）		尾部（cm）	
	±2SD 範囲	平均	±2SD 範囲	平均	±2SD 範囲	平均
1か月未満	0.2〜1.8	1.0	0.2〜1.0	0.6	0.2〜1.8	1.0
1か月〜1歳	0.5〜2.5	1.5	0.2〜1.4	0.8	0.4〜2.0	1.2
1〜5歳	1.1〜2.3	1.7	0.6〜1.4	1.0	1.0〜2.6	1.8
5〜10歳	0.8〜2.4	1.6	0.4〜1.6	1.0	1.0〜2.6	1.8
10〜19歳	1.0〜3.0	2.0	0.7〜1.9	1.3	1.2〜2.8	2.0

4　脾臓の大きさ

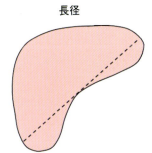

年齢	男児	女児
0〜3か月	4.4 ± 1.14	4.6 ± 1.68
3〜6か月	5.2 ± 0.94	4.8 ± 1.30
6〜12か月	6.3 ± 1.36	6.4 ± 1.58
1〜2歳	6.3 ± 1.78	6.8 ± 1.44
2〜4歳	7.5 ± 1.66	7.6 ± 2.14
4〜6歳	8.0 ± 1.48	8.1 ± 2.02
6〜8歳	8.2 ± 1.98	8.9 ± 1.82
8〜10歳	8.7 ± 1.84	9.0 ± 2.04
10〜12歳	9.1 ± 2.18	9.8 ± 2.10
12〜14歳	9.8 ± 2.04	10.2 ± 1.62
14〜17歳	10.3 ± 1.78	10.7 ± 1.80

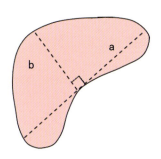

spleen index = a × b (cm)

年齢	spleen index
0〜1か月	9.4 ± 3.4
3〜4か月	11.1 ± 4.0
5〜11か月	12.9 ± 5.2
1歳	15.4 ± 3.8
2歳	18.2 ± 3.4
3歳	19.1 ± 7.6
4歳	19.1 ± 7.6
5歳	19.6 ± 5.8

年齢	男児	女児
6〜8歳	24.9 ± 4.0	23.9 ± 8.4
9〜11歳	29.4 ± 11.8	26.1 ± 10.2
12〜14歳	34.9 ± 7.1	33.0 ± 12.8

5 腎臓の大きさ

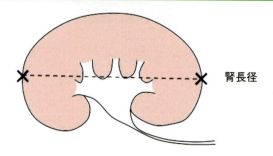
腎長径

年齢	平均（cm）	±2SD 範囲（cm）
0〜1 週	4.48	3.86 〜 5.10
1 週〜4 か月	5.28	3.90 〜 6.60
4 か月〜8 か月	6.15	4.81 〜 7.49
8 か月〜1 歳	6.23	4.97 〜 7.49
1 歳〜2 歳	6.65	5.57 〜 7.73
2 歳〜3 歳	7.36	6.28 〜 8.44
3 歳〜4 歳	7.36	6.08 〜 8.64
4 歳〜5 歳	7.87	6.87 〜 8.87
5 歳〜6 歳	8.09	7.01 〜 9.17
6 歳〜7 歳	7.83	6.39 〜 9.27
7 歳〜8 歳	8.33	7.31 〜 9.35
8 歳〜9 歳	8.90	7.14 〜 10.66
9 歳〜10 歳	9.20	7.40 〜 11.0
10 歳〜11 歳	9.17	7.53 〜 10.81
11 歳〜12 歳	9.60	8.32 〜 10.88
12 歳〜13 歳	10.42	8.68 〜 12.16
13 歳〜14 歳	9.79	8.29 〜 11.29
14 歳〜15 歳	10.05	8.81 〜 11.29
15 歳〜16 歳	10.93	9.41 〜 12.45
16 歳〜17 歳	10.04	8.32 〜 11.76
17 歳〜18 歳	10.53	9.95 〜 11.11
18 歳〜19 歳	10.81	8.55 〜 13.07

6　消化管壁肥厚

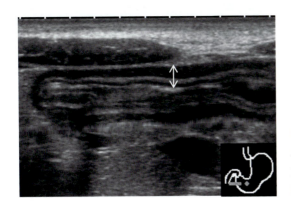

胃　　5 mm
小腸　4 mm
大腸　3 mm
直腸　6 mm

7　子宮の大きさ

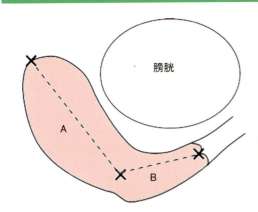

子宮長径（cm）= 子宮頸部径（B）+ 子宮体部径（A）

年齢	長径（cm）	子宮体部前後径（cm）	子宮頸部前後径（cm）
2歳	3.3 ± 0.8	0.7 ± 0.6	0.8 ± 0.4
3歳	3.4 ± 0.8	0.6 ± 0.2	0.8 ± 0.4
4歳	3.3 ± 0.6	0.6 ± 0.4	0.9 ± 0.4
5歳	3.3 ± 1.2	0.8 ± 0.6	0.8 ± 0.4
6歳	3.2 ± 0.8	0.7 ± 0.6	0.8 ± 0.4
7歳	3.2 ± 0.8	0.8 ± 0.4	0.8 ± 0.6
8歳	3.6 ± 1.4	0.9 ± 0.6	0.8 ± 0.4
9歳	3.7 ± 0.8	1.0 ± 0.6	0.9 ± 0.4
10歳	4.0 ± 1.2	1.3 ± 1.0	1.1 ± 0.6
11歳	4.2 ± 1.0	1.3 ± 0.6	1.1 ± 0.6
12歳	5.4 ± 1.6	1.7 ± 1.0	1.4 ± 1.2
13歳	5.4 ± 2.2	1.6 ± 1.0	1.5 ± 0.4

8　卵巣の大きさ

$$卵巣体積（cm^3）= 卵巣縦経（cm）\times 卵巣横径（cm）\times 卵巣厚経（cm）\times \frac{\pi}{6}$$

年齢	平均 ± 2SD 範囲（cm³）
〜3か月歳	1.1 ± 2.0
4か月〜1歳未満	1.1 ± 1.4
1歳	0.7 ± 0.8
2歳	0.8 ± 0.8
3歳	0.7 ± 0.4
4歳	0.8 ± 0.8
5歳	0.9 ± 0.4
6歳	1.2 ± 0.8
7歳	1.3 ± 1.2
8歳	1.1 ± 1.0
9歳	2.0 ± 1.6
10歳	2.2 ± 1.4
11歳	2.5 ± 2.6
12歳	3.8 ± 2.8
13歳	4.2 ± 4.6
初経後	9.8 ± 1.2

索引

あ

アレルギー性紫斑病	240
異形成腎	147
異所性膵組織	239
胃体部	220
遺伝性球状赤血球症	75、76
エルシニア腸炎	256
炎症性腸疾患	275
円盤腎	157
横行結腸	228
黄体出血	320
オリーブ様腫瘤	236、238
音響陰影	13
音響増強	13

か

塊状腎	157
外側陰影	14
回腸	224
回盲部	225
下行結腸	228
仮性膵囊胞	352
仮性動脈瘤	344、348、356
下大静脈	19、20
カラーエリア	8
カラーゲイン	9
カラードプラ法	7
簡易ベルヌーイの式	362
肝外胆管	65、69
肝管	65
肝左葉外側区	23
肝腎コントラスト	28
肝損傷分類	347
肝内胆管	65
機械性腸閉塞	292
偽胆石	70
キャンピロバクター腸炎	253、254
弓状子宮	311
穹窿部	220
鏡面現象	12
空腸	223
クラッタノイズ	9
結節性硬化症	186
結腸膨起	227
血流イメージング法	7
ケルクリング襞	223
高輝度肝	28
後腎傍腔	200
骨盤腎	154、157
コメットエコー	11
固有肝動脈	65
コンベックスプローブ	5、6

さ

臍腸管囊胞	247
臍腸管閉塞	247
臍腸瘻	247
臍洞	247
サイドローブ	11
臍ポリープ	247
鎖陰	312
左葉外側区	20、21
左葉内側区	20
サルモネラ腸炎	255
子宮頸部	302
子宮体部	302
子宮留血腫	315
思春期早発症の分類	373
シトリン欠損症	30
縦走潰瘍	272
十二指腸下行部	222
十二指腸球部	222
十二指腸上行部	223
十二指腸水平部	223
重複子宮	308、311
終末回腸	225
漿液性囊胞性腫瘍	328
消化管の5層構造	230
消化管壁層構造	230
上行結腸	224、227
常染色体優性多発性囊胞腎	182
常染色体劣性多発性囊胞腎	153
小網囊腫	280
女性化乳房	370
腎異形成	146
腎盂	144
神経芽細胞腫	206
神経節芽細胞腫	206
神経節細胞腫	206
腎周囲腔	200
腎損傷分類	359
心囊	340
腎杯	144
心房内臓錯位症候群	126
膵仮性囊胞	100
膵損傷	355
膵損傷分類	355
スライス幅によるアーチファクト	14
成熟奇形腫	216、330
染色体劣性遺伝性多発性囊胞腎	182
前腎傍腔	200
前庭部	221
蠕動運動	231
双角子宮	308、311
総胆管	65
早発乳房	370
粗大石灰化	214、330

393

た

大網損傷 …………………………………… 355
大網嚢腫 …………………………………… 280
ダグラス窩 ………………………………… 342
多重反射 ……………………………………… 11
多嚢胞性異形成腎 ………………………… 185
多発性嚢胞腎 ……………………………… 182
単角子宮 …………………………… 308、311
胆汁性嚢胞 ………………………………… 344
胆嚢管 ………………………………………… 65
中隔子宮 …………………………… 308、311
中肝静脈 …………………………… 19、21、22
中心部高エコー像 ………………………… 166
虫垂 ………………………………………… 226
直腸 ………………………………………… 230
低形成腎 …………………………………… 147
戸谷分類 ……………………………… 90、93
突発性腸重積 ……………………………… 249

な

日本小児泌尿器科学会水腎症分類（案）… 161
日本小児泌尿器科学会分類 ……………… 158
尿溢流 ……………………………………… 170
尿管異所性開口 …………………………… 168
尿性腹水 …………………………………… 170
尿膜管開存 ………………………………… 177
尿膜管臍瘻 ………………………………… 177
尿膜管性膀胱憩室 ………………………… 177
尿膜管嚢胞 ………………………………… 177
尿漏 ………………………………………… 356
粘液性嚢胞性腫瘍 ………………………… 328
嚢胞性神経芽細胞腫 ……………………… 202

は

ハウストラ ………………………………… 227
播種性カンジダ症 ………………………… 124
馬蹄腎 ……………………………… 154、156
パルスドプラ法 ……………………………… 7、8
パワードプラ法 ……………………………… 7
ハンドル損傷 ……………………… 352、355
非アルコール性脂肪肝 ……………………… 28
非アルコール性脂肪性肝炎 ………………… 28
肥厚性幽門狭窄症 ………………………… 236
尾状葉 ……………………………………… 24
皮髄境界 …………………………………… 143
脾損傷分類 ………………………………… 351
左肝静脈 …………………………………… 21
左胸腔 ……………………………………… 341

腹腔 ………………………………………… 200
副腎褐色細胞腫 …………………………… 209
腹部食道 …………………………………… 219
腹部大動脈 ………………………………… 23
腹膜鞘状突起 ……………………………… 378
フレームレート ……………………………… 8、9
プロテインプラグ …………………………… 86
糞石 ………………………………………… 258
ヘモクロマトーシス ………………………… 32
膀胱尿管逆流 ……………………………… 150
膀胱尿管逆流症 …………………………… 173
傍神経節腫 ………………………………… 209

ま

麻痺性イレウス …………………………… 292
右肝静脈 …………………………… 20、21、22
右胸腔 ……………………………………… 340
未熟奇形腫 ………………………… 216、330
ミラーイメージ ……………………………… 12
無形性腎 …………………………………… 147
メインローブ ………………………………… 11
メッケル憩室 ……………………………… 247
盲腸 ………………………………… 224、227
網嚢 ………………………………………… 200
毛髪 ………………………………… 214、330
モリソン窩 ………………………………… 341
門脈左枝臍部 ……………………………… 21
門脈水平部 ………………………………… 22

や

薬剤性腸炎 ………………………………… 264
融合性下方変位腎 ………………………… 157
融合性上方変位腎 ………………………… 157
幽門部 ……………………………………… 221
癒合腎 ……………………………………… 154
腰部腎 ……………………………… 154、157

ら

卵巣 ………………………………………… 307
卵巣腫瘍のエコーパターン分類 ………… 324
卵胞 ………………………………………… 307
卵胞出血 …………………………………… 320
リニアプローブ ……………………………… 5、6
流速レンジ ………………………………… 10
類皮嚢胞腫 ………………………………… 330
連続波ドプラ法 ……………………………… 7、8
ロタウイルス腸炎 ………………………… 255

A
ADPKD ······ 182
AGML ······ 232
alternating sinus ······ 177
ARPKD ······ 153、182

B
basket pattern ······ 58
beak sign ······ 188、201、209、211
biloma ······ 344
Blichert-Toft らの分類 ······ 174、177
bright liver ······ 28
bright loop pattern ······ 61

C
CEC ······ 166
chameleon sign ······ 46
Clostridium difficile：CD ······ 267
comet echo ······ 343

D
daughter cyst sign ······ 326
debris ······ 70、76、87
dermoid cyst ······ 330
disappearing sign ······ 46
doughnuts sign ······ 236、238

E
extended FAST：EFAST ······ 343

F
FAST ······ 339
Fox らの分類 ······ 247

H
Henoch-Schonlein purpura：HSP ······ 240
Herlyn-Werner 症候群 ······ 316、319
HPS ······ 236

I
inflammatory bowel disease：IBD ······ 275
isolation sign ······ 258

K
keyboard sign ······ 292

L
lung sliding sign ······ 343
L 型腎 ······ 157

M
marginal strong echo ······ 46、48
MCDK ······ 185
mosaic pattern ······ 58
multiple concentric ring sign ······ 248
muscular rim sign ······ 284

N
NAFLD ······ 28
NASH ······ 28
nodule in nodule ······ 58
Nuck 管 ······ 378

O
O-157 腸炎 ······ 256
OHVIRA 症候群 ······ 316、319

P
pleural line ······ 343
polycystic kidney disease：PKD ······ 182
PRETEXT 分類 ······ 54、57
pumping test ······ 381

S
segmental MCDK ······ 150
SFU 分類 ······ 158、161
skip lesion ······ 272
sludge ······ 70、76、87、142
SMV rotation sign ······ 288、290
Society for Fetal Urology ······ 158
sonographic Murphy's sign ······ 76、74
spleen index ······ 111
splenosis ······ 351
S 型腎 ······ 157
S 状結腸 ······ 229

T
target sign ······ 248
to and fro movement ······ 292
triangular cord sign ······ 82、84
tumor in tumor ······ 58
twinkling artifact ······ 15

U
ulserrative colitis：UC ······ 268

V
VUR ······ 150

W
wax and wane sign ······ 46、49
whirlpool sign ······ 288、291
Wilkie 症候群 ······ 369
Wilson 病 ······ 32
Wunderlich 症候群 ······ 316、319

数字
I 型糖原病 ······ 32

小児超音波検査法 ── 腹部編
価格はカバーに表示してあります

2018年 5月 28日　第一版 第1刷 発行

監編著　岡村　隆徳　ⓒ
　　　　（おかむら　たかのり）
発行人　古屋敷　信一
発行所　株式会社 医療科学社
　　　　〒113-0033　東京都文京区本郷 3 − 11 − 9
　　　　TEL 03（3818）9821　　FAX 03（3818）9371
　　　　ホームページ　http://www.iryokagaku.co.jp
　　　　郵便振替　00170-7-656570

ISBN978-4-86003-102-2　　　　（乱丁・落丁はお取り替えいたします）

本書の複製権・翻訳権・上映権・譲渡権・公衆送信権（送信可能化権を含む）は（株）医療科学社が保有します。

JCOPY ＜（社）出版者著作権管理機構　委託出版物＞

本書の無断複写は著作権法上での例外を除き，禁じられています。
複写される場合は，そのつど事前に（社）出版者著作権管理機構
（電話 03-3513-6969，FAX 03-3513-6979，e-mail: info@jcopy.or.jp）の
許諾を得てください。